E. ALBERT-WEIL

Manuel d'Électrothérapie et d'Électrodiagnostic

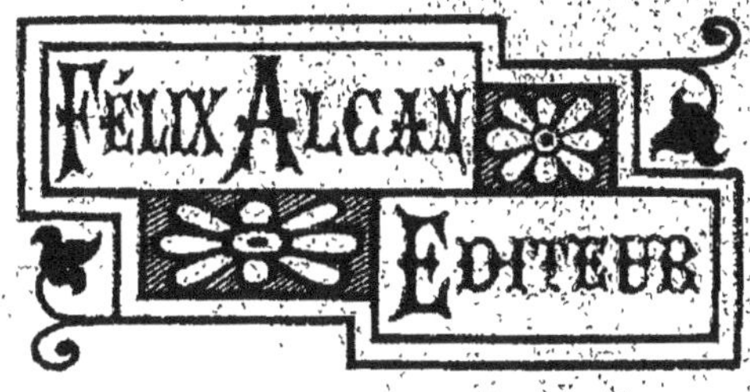

MANUEL

D'ÉLECTROTHÉRAPIE

ET

D'ÉLECTRODIAGNOSTIC

DU MÊME AUTEUR

Guide pratique d'électrothérapie gynécologique, 1 vol. in-12
 (J.-B. BAILLIÈRE).
Le courant continu en gynécologie, 1 vol. in-8 (STEINHEIL).

MANUEL

D'ÉLECTROTHÉRAPIE

ET

D'ÉLECTRODIAGNOSTIC

PAR

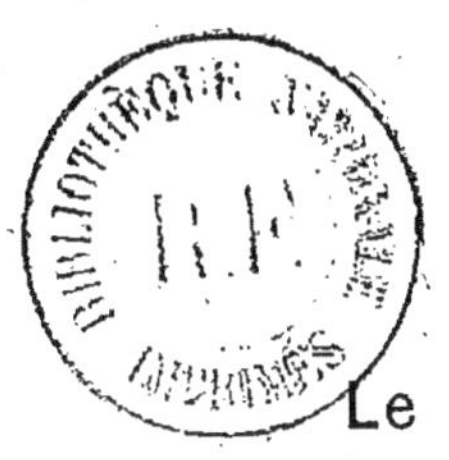

Le Dr E. ALBERT-WEIL

Chargé du service d'électrothérapie de la clinique chirurgicale infantile
(Hôpital Trousseau).

Avec 80 figures dans le texte.

PARIS

FÉLIX ALCAN, ÉDITEUR

ANCIENNE LIBRAIRIE GERMER BAILLIÈRE ET Cⁱᵉ

108, BOULEVARD SAINT-GERMAIN, 108

1902

MANUEL D'ÉLECTROTHÉRAPIE ET D'ÉLECTRODIAGNOSTIC

PREMIÈRE PARTIE

LES MOYENS D'ACTION DE L'ÉLECTROTHÉRAPIE

CHAPITRE PREMIER

L'INSTRUMENTATION DE L'ÉLECTROTHÉRAPIE

§ 1. — *Définition de l'électrothérapie.*

L'électrothérapie est l'application à la médecine des diverses formes de l'énergie électrique ; c'est une science basée sur des phénomènes physiques, des expériences physiologiques et des observations cliniques.

Elle ne vient pas s'opposer aux autres méthodes thérapeutiques et constituer une panacée merveilleuse : ceux qui l'ont présentée ainsi ont légitimé toutes les préventions dont elle a été l'objet, alors surtout que ses moyens d'action étaient purement empiriques, que les connaissances de physique étaient moins développées et qu'on parlait couramment de l'électricité comme d'un fluide mystérieux.

Il n'existe en médecine ni panacée ni mystère : les agents médicamenteux, les interventions chirurgicales, les agents physiques ne s'excluent point entre eux ; ils ont, les uns et les autres, leurs indications dans *l'art de guérir* et dans *l'art de connaître*. Prétendre qu'il existe une méthode thérapeutique unique est le fait d'ignorants ou de charlatans.

De tous les agents physiques, les modalités électriques sont ceux dont les applications médicales sont les plus nombreuses et les plus efficaces. « Naturellement, dit avec raison Erb[1], on ne peut exiger que tout médecin praticien s'occupe d'électrothérapie ; un médecin est généralement trop chargé d'autres occupations pour pouvoir se faire électrothérapeutiste. Tout ce qu'on peut exiger de lui, c'est qu'il soit familiarisé avec les principales propriétés de cette médication, qu'il la conseille en temps opportun et qu'il sache indiquer à ses malades la bonne voie comme cela est en usage en ophtalmologie. » Malheureusement ces modestes connaissances sont ignorées dé nombre de médecins, ils savent bien qu'en certains cas, l'on doit appliquer « l'électricité », mais ils sont incapables de préciser à quelle modalité il faut recourir. Or, à notre époque, il n'est plus permis de se cantonner dans une terminologie aussi vague, car les formes de l'énergie électrique utilisées en médecine sont très nombreuses.

Ces formes sont les courants galvaniques, les courants faradiques, les courants galvanofaradiques, les courants alternatifs sinusoïdaux, les courants ondulatoires, les courants frankliniques, les courants frankliniques induits, les courants de haute fréquence et de haute tension de MM. Tesla et d'Arsonval, les effluves ozonés, les rayons X, les radiations lumineuses et calorifiques des lampes à incandescence, les radiations chimiques des lampes à arc, les aimants.

Ce manuel n'a d'autre but que de faire connaître la manière de les appliquer à l'organisme humain, le bénéfice qu'on peut en retirer pour le diagnostic ou pour la thérapeutique.

(1) Erb. *Traité d'électrothérapie*. Traduction Rueff, p. 277.

§ 2. — *Courant galvanique ou continu.*

APPAREILS PRODUCTEURS. — Les sources de courant con-

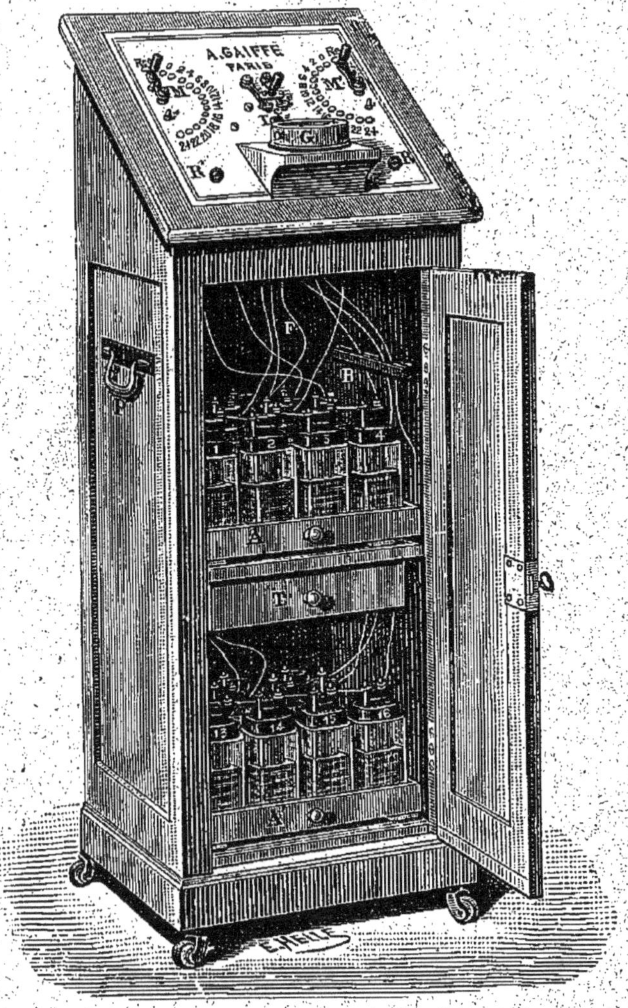

Fig. 1. — Meuble de cabinet : batterie de piles avec galvanomètre, renverseur et double collecteur.

tinu utilisées en électrothérapie sont les piles, les accumulateurs et les machines dynamos.

Les piles employées doivent être montées en série, car

on demande au courant qu'elles fournissent de traverser
une grande résistance, le corps humain. Elles doivent, de
plus, avoir une résistance intérieure faible et se polariser
très lentement. Elles peuvent être utilisées soit comme
postes fixes, soit comme appareils portatifs. Une batterie

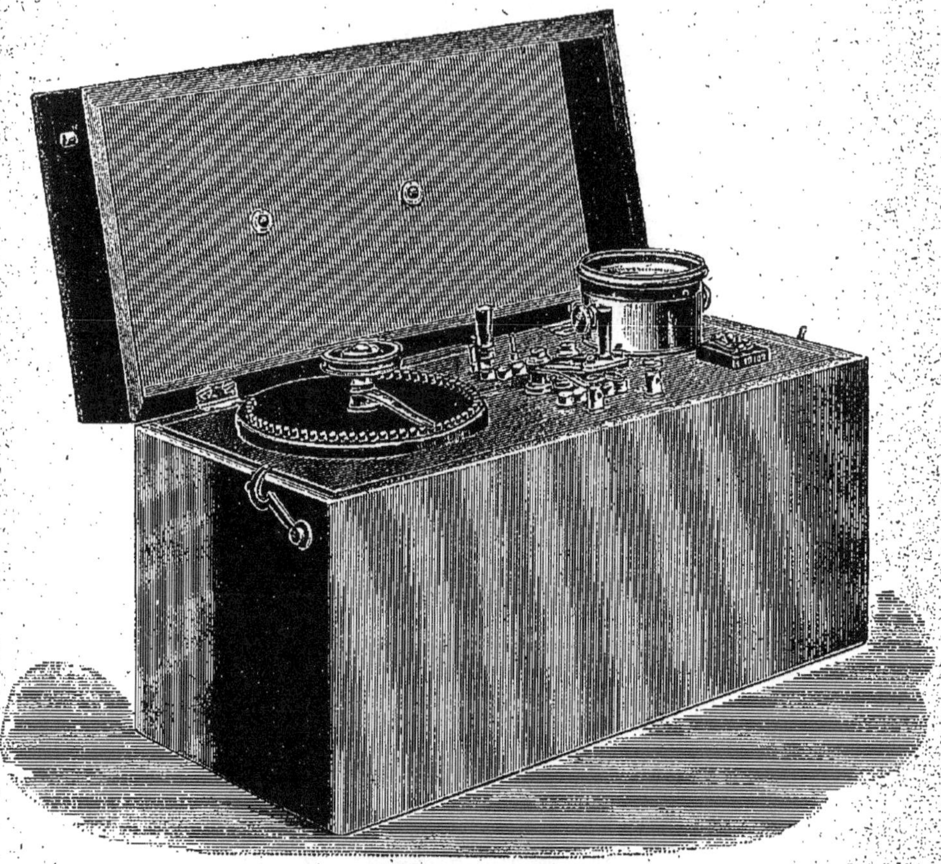

Fig. 2. — Appareil transportable : batterie de piles avec galvanomètre, renverseur et collecteur.

de couples Gaiffe au chlorure de zinc avec bioxyde de manganèse comme dépolarisant (fig. 1), composée de 36 couples de 10 centimètres de côté sur 10 centimètres de haut
est un excellent poste fixe. Une batterie Gianoli et Lacoste
de 30 éléments à liquide immobilisé est un excellent appareil portatif (fig. 2).

Les accumulateurs, d'emploi pratique dans les villes où il existe des postes de charge ou des constructeurs électriciens, doivent être également réunis en série. Ils peuvent servir à la galvanisation et en même temps à la mise en marche de toute une installation d'électrothérapie, s'ils sont en grand nombre et de grande surface, des systèmes Tudor, Blot, Peyrusson, etc., par exemple. Si on ne leur demande que de servir à la galvanisation, de petits modèles peuvent convenir; la meilleure batterie est dans ce cas, celle que M. le Dr Chanoz (de Lyon) vient de recommander tout récemment; elle est fabriquée à Charlottenbourg, mais il en existe un dépôt à la maison d'Applications électriques de Lyon. Elle a un très petit volume, ce qui permet de l'isoler très facilement; elle ne pèse que 10 kilogrammes, elle mesure 42 centimètres de large, 11 de haut et peut donc aussi bien constituer un poste fixe qu'un appareil portatif; elle fournit normalement un courant de 100 milliampères.

Les dynamos sont utilisées pour produire les courants continus ou alternatifs qui circulent dans les secteurs de ville.

Le courant continu des secteurs de ville est distribué en général sous 110 volts; pour l'appliquer à la thérapeutique, on abaisse son voltage soit au moyen de rhéostats, soit au moyen de réducteurs de potentiel. En tout cas, son usage est absolument sans danger quoi qu'on en ait dit; il en est ainsi, du moins, quand les canalisations sont souterraines et bien construites comme à Paris et quand on prend certaines précautions. La plus importante de toutes est de bien isoler le malade et de ne le mettre en communication ni avec une conduite de gaz, ni avec une conduite d'eau qui pourrait établir un contact avec le sol; c'est ce que j'ai réalisé, chez moi et à l'hôpital Trousseau, en faisant recouvrir les pièces où j'utilise directement le courant, d'un linoléum incrusté fort épais[1].

(1) A Trousseau, la dynamo génératrice est à l'hôpital même; elle ne marche que la nuit et sert à charger une batterie d'accumulateurs dont on distribue le courant pendant la journée.

Le courant alternatif des secteurs de ville traversant le transformateur rotatif Gianoli et Lacoste (fig. 3), qui se compose de deux dynanos à collecteurs particuliers associés, est transformé en un courant continu dont on peut faire varier le voltage en faisant varier la vitesse de la première dynamo. Le transformateur Gianoli et Lacoste

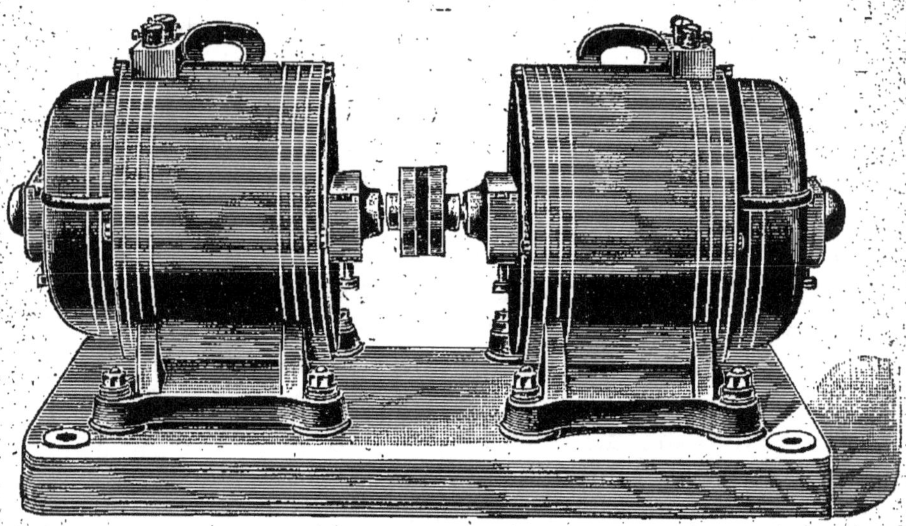

Fig. 3. — Transformateur de courant alternatif en courant
continu.

constitue donc un appareil de galvanisation dans les cas où l'on a à sa disposition le courant alternatif d'un secteur de ville.

Appareils graduateurs. — Pour graduer le courant de piles ou d'accumulateurs on peut se servir de collecteurs, de rhéostats ou de réducteurs de potentiels.

Les collecteurs sont des appareils permettant, grâce au déplacement d'un curseur ou d'une manette, l'introduction des sources galvaniques une à une dans le circuit. Les collecteurs doubles permettent d'employer un segment quelconque d'une série de piles; ils ont l'avantage de pouvoir répartir le travail de façon à éviter l'usure exclusive des mêmes éléments. Dans certains usages des piles, le collecteur est un excellent instrument, car il rend inu-tile l'interposition de ré-sistances dans le circuit ; ce fait peut être d'impor-tance[1] car, l'application d'un courant dont la dif-férence de potentiel à l'origine est petite et l'application, avec l'in-terposition d'une résis-tance considérable, d'un courant dont la diffé-rence de potentiel à la source est très grande ne produisent pas tou-jours des effets identi-ques, même quand l'in-tensité est la même dans les deux cas.

Dans certaines recher-ches précises, et surtout chez les malades très sensibles, il faut absolu-ment éviter les variations brusques qui se produi-sent dans un courant, avec un collecteur, à l'introduction de chaque nouvel élément dans le circuit ; il faut utiliser des rhéostats ou bien plutôt des réducteurs de potentiel.

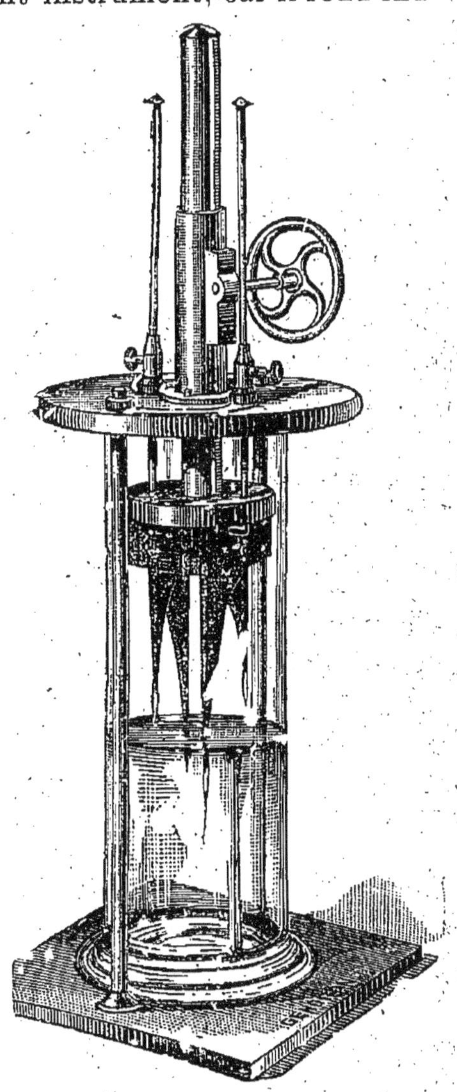

Fig. 4. — Rhéostat du professeur Bergonié.

Les rhéostats sont des résistances placées en tension dans le circuit à courant constant, ils permettent de faire

(1) Onanoff. *Société de biologie*, 25 avril 1891.

varier le courant de zéro jusqu'à l'ampérage maximum
supportable. Un des meilleurs rhéostats pour la galvani-

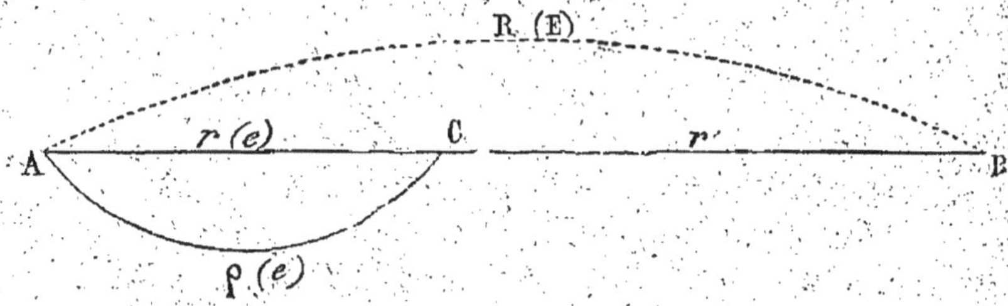

Fig. 5. — Schéma d'un réducteur de potentiel.

sation est le rhéostat à liquide du professeur Bergonié
(fig. 4). Sa résistance varie, grâce à la plus ou moins

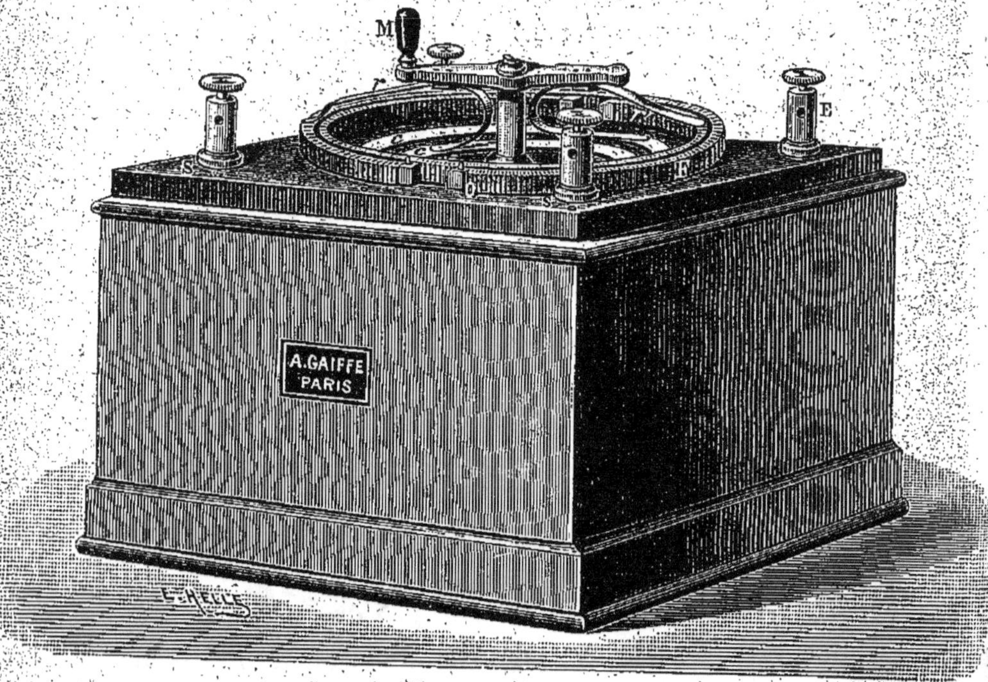

Fig. 6. — Réducteur de potentiel.

grande plongée dans un liquide acidulé, des lames de
charbon aminci suivant une courbe parabolique, qui le
constituent.

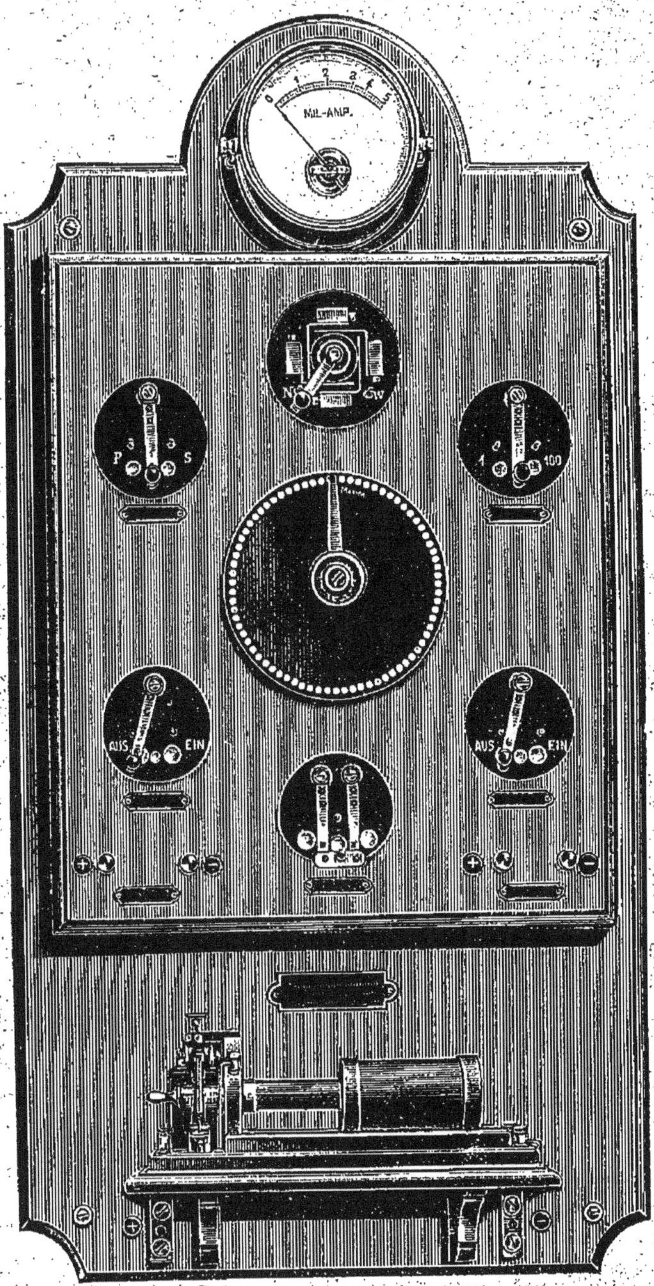

Fig. 7. — Tableau mural fonctionnant sur secteur de ville à courant continu pour galvanisation, faradisation, galvanofaradisation et lumière.

Avec les puissantes batteries de piles ou avec les batteries d'accumulateurs, il est préférable de se servir de réducteurs de potentiel. Le principe de ces appareils est le suivant :

Supposons une résistance R (fig. 5), parcourue par le courant dont on veut faire varier le potentiel. Ses extrémités A et B sont respectivement reliées à chaque pôle de la source électrique. Si, sur cette résistance représentée schématiquement par un fil tendu en ligne droite, se meuvent deux curseurs entre lesquels est compris le circuit d'utilisation ρ, on comprend, que la différence de potentiel aux bornes des curseurs est nulle lorsque la résistance r comprise entre eux est nulle, et que cette différence de potentiel croît de 0 au maximum lorsque, les curseurs s'éloignant l'un de l'autre, la résistance r croît de 0 à K.

En pratique, la résistance K est enroulée (fig. 6); les curseurs frottent sur une partie dénudée du fil et le nombre de spires est assez considérable pour que le réglage du courant soit extrêmement régulier.

Un tel réducteur de potentiel, pourvu que sa résistance soit calculée à cet effet, peut être directement utilisé sur le circuit du courant continu d'éclairage. Mais, en général, on préfère abaisser le voltage en faisant traverser, au préalable, au courant continu de la ville une ou deux lampes à incandescence et en plaçant seulement ensuite un réducteur de potentiel moins considérable en dérivation ; c'est ce que réalisent les constructeurs dans les tableaux qu'ils construisent pour galvanisation, faradisation et lumière, etc., (fig. 7).

APPAREILS INTERRUPTEURS. — Quelle que soit la source de courant constant, il faut en général interposer, sur le trajet des fils qui vont aux malades, un interrupteur ou plutôt un interrupteur-renverseur. L'interrupteur peut être quelconque : un simple interrupteur à deux directions, pour sonneries électriques, peut parfaitement convenir.

Un interrupteur-renverseur doit réunir trois conditions pour être un bon instrument, comme le dit M. Debédat : il doit avoir une résistance électrique négligeable, avoir des contacts parfaits et une grande rapidité d'action. Parmi les meilleurs instruments répondant à ce programme, il faut citer l'interrupteur-renverseur Debédat, la clé de Courtade, le système formé de deux clés de Morse avec cames fixatrices.

Il est à remarquer que si, avec certains interrupteurs-renverseurs, quand la manette est à l'interruption, le malade se trouve dans un circuit ouvert ; avec certains autres au contraire, le malade est dans ce cas, dans un circuit fermé ; il en est ainsi quand l'interrupteur est la double clé de Morse ; quand les clés sont dans les positions inverses l'une de l'autre CA et C′ B′ (fig. 8) le courant est interrompu, mais le malade est inclus dans le circuit fermé MCA B′C′M. Il est utile de connaître ce fait car, dans les recherches d'électrodiagnostic, il peut être de quelque importance.

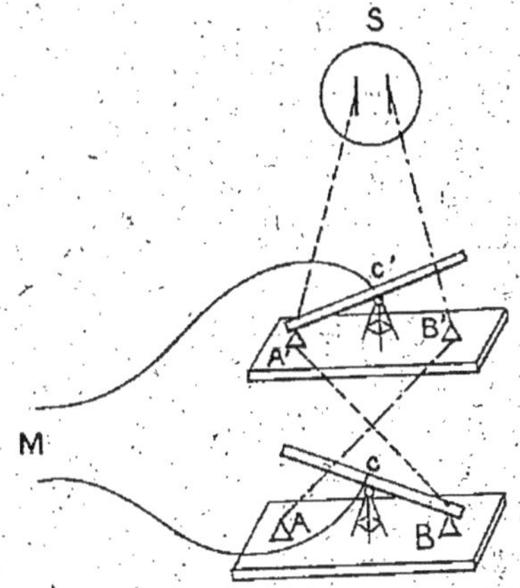

Fig. 8. — Schéma du circuit galvanique interrompu quand on prend comme interrupteur-renverseur deux clés de Morse associées.

Pour réaliser une série d'interruptions et de renversements rythmiques, un interrupteur ordinaire ne saurait suffire ; on se lasserait vite d'effectuer à la main un mouvement de va et vient. On se sert d'interrupteurs automatiques, le plus parfait est le métronome de M. Bergonié, modifié par M. Huet, qui permet dans le circuit où il est placé, d'utiliser le passage continu du courant, les intermittences ou les renversements successifs.

Appareils de mesure. — Pour mesurer l'intensité du courant dans un circuit, on y place en tension un galvanomètre (fig. 9); pour mesurer le voltage entre les points d'entrée

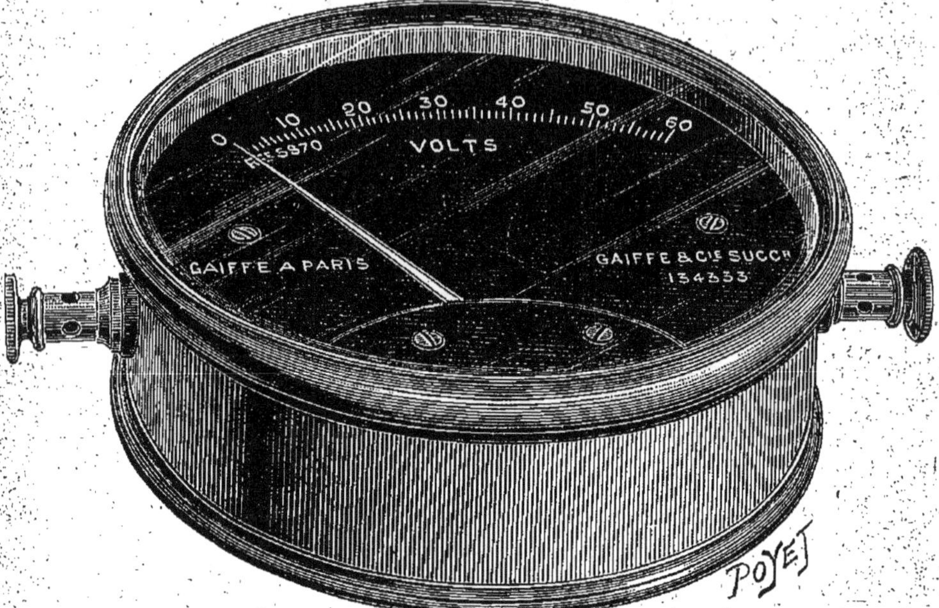

Fig. 9. — Galvanomètre apériodique.

et de sortie du courant dans l'organisme, on place, pendant un court instant, en dérivation entre ces deux points, un voltmètre.

§ 3. — *Courants faradiques.*

Appareils producteurs. — Tous les appareils faradiques se composent d'une bobine primaire renfermant un noyau de fer doux, d'un interrupteur placé en tension dans le circuit de faible force électromotrice dont fait partie la bobine primaire, et d'une série de bobines induites. Ils diffèrent par la grandeur des bobines, la longueur et la section des fils, les limites de l'emploi des interrupteurs.

Un bon appareil de cabinet est l'appareil Tripier-Gaiffe

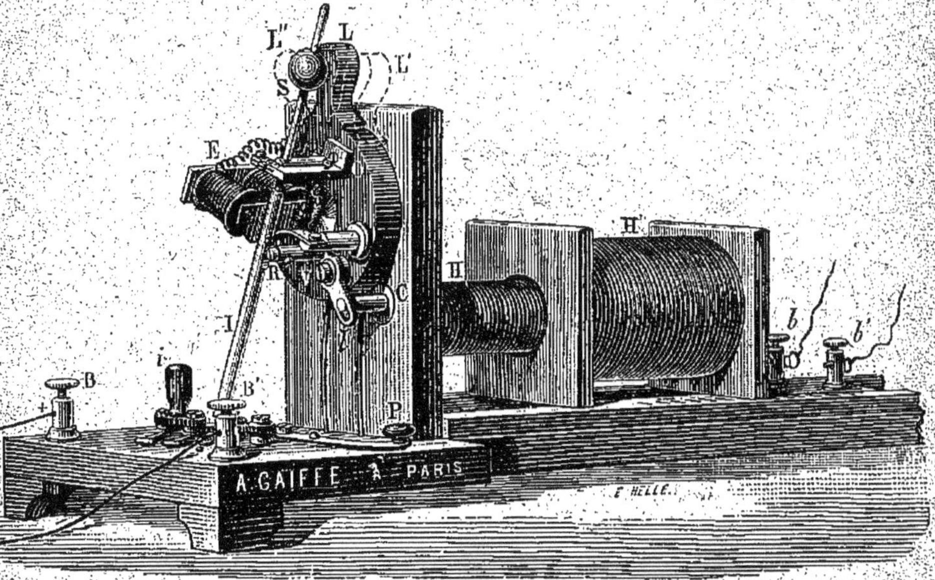

Fig. 10. — Appareil faradique de cabinet.

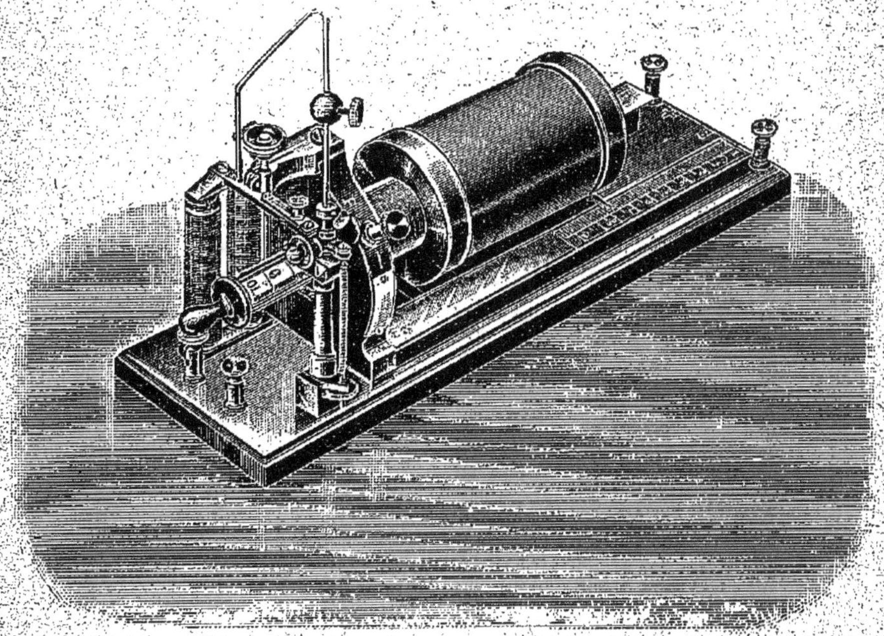

Fig. 11. — Appareil faradique transportable.

(fig. 10). Il est muni de deux interrupteurs. L'un peut donner de 300 à 600 intermittences par minute, l'autre de 120 à 3000 pendant le même temps ; il comprend de plus des bobines induites en nombre variable permettant de recueillir des courants induits de diverses tensions. Le primaire peut être alimenté par une dérivation prise sur le courant du secteur à courant continu en abaissant le voltage, grâce à une résistance intercalée, ou par trois piles Gaiffe au bioxyde de manganèse, grand modèle.

Un excellent appareil portatif est l'appareil à chariot de Gianoli et Lacoste (fig. 11) muni de deux bobines (l'une à gros fil, l'autre a fil fin) et actionné par une pile sèche.

Il faut absolument proscrire les petits appareils faradiques à interrupteurs rapides, à bobines secondaires de fil très fin fixes, que l'on vend couramment aux malades pour soigner eux-mêmes leurs membres paralysés ; de pareils appareils, loin de pouvoir déterminer des effets curatifs, ne sont bons qu'à occasionner de vives douleurs et à causer nombre de contractures.

Appareils graduateurs. — Pour graduer le courant faradique, faire varier le flux d'induction de zéro à son maximum, le procédé le plus employé consiste à faire mouvoir l'induit le long d'une règle graduée jusqu'à ce qu'il recouvre complètement la bobine inductrice. On peut aussi donner d'emblée à l'induit la position pour laquelle le flux est maximum et faire traverser au courant faradique un rhéostat quelconque dont on fait varier la résistance avant de le conduire au malade ; ou bien, suivant la pratique de Duchenne de Boulogne, interposer, entre la bobine primaire et la bobine secondaire, un cylindre de cuivre qu'on enfonce plus ou moins, pour intercepter ainsi le flux d'induction ; mais ces procédés sont très peu utilisés actuellement.

Pour graduer l'extra-courant, dans les bobines qui permettent de le recueillir, on enfonce plus ou moins le cylindre de fer doux dans la bobine primaire.

APPAREILS DE MESURE. — Il n'existe pas, à l'heure actuelle, d'appareil précis de mesure des courants faradiques ; l'électrodynamomètre de Giltay (*Arch. d'élect. médic.*, 1896, p. 360) a été indiqué comme pouvant convenir à cet effet ; mais c'est un appareil de maniement délicat et il ne saurait être employé que dans un laboratoire de recherches. Aussi, pour mesurer les courants, se contente-t-on d'évaluer la distance entre la bobine inductrice et la bobine induite ; c'est une mesure tout empirique qui ne permet la comparaison que des courants faradiques fournis par le même appareil, quand la fréquence de l'interrupteur, la résistance du circuit n'ont pas varié.

Il serait désirable que les constructeurs établissent des appareils faradiques avec des bobines de longueurs et de sections de fils fixées une fois pour toutes : au Congrès des électriciens en 1881, l'on a tenté d'établir les caractéristiques d'un appareil type, sans succès d'ailleurs, les fabricants d'appareils ne l'ayant pas adopté.

§ 4. — *Courants galvano-faradiques.*

APPAREILS PRODUCTEURS. — Les appareils producteurs des courants galvano-faradiques sont une source galvanique, une source faradique et un combinateur spécial qui permet de lancer dans les fils qui se rendent au patient la combinaison des deux courants.

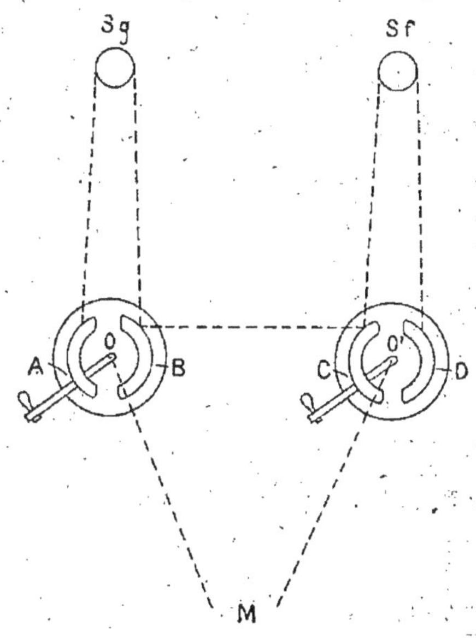

Fig. 12. — Combinateur pour galvanisation, faradisation et galvano-faradisation.

Sg, source galvanique ; Sf, source faradique ; O A B et O' C D interrupteurs à manette, à deux directions ; M. malade.

Le combinateur employé est généralement le combinateur de Watteville ; mais l'on peut en réaliser un plus simple et moins cher en utilisant, ainsi que je l'ai fait sur ma table d'électrothérapie à l'hôpital Trousseau, deux interrupteurs à manettes à deux directions que fabriquent les anciens établissements Grivolas et Sage à Paris. Le schéma ci-joint (fig. 12) montre très clairement les connexions ; quand les deux manettes sont en OA et O'C on recueille le courant galvanique ; quand elles sont en OB et O'D on recueille le courant faradique ; quand elles sont en OA et O'D on recueille le courant galvano-faradique ; quand elles sont en OB et O'C le courant ne passe pas.

Appareils graduateurs. — Les appareils graduateurs sont ceux qui servent à graduer les courants galvaniques et les courants faradiques.

§5. — *Courants alternatifs sinusoïdaux.*

Appareils producteurs. — Un courant alternatif sinusoïdal est un courant tel que, si l'on inscrit ses variations par rapport à deux axes rectangulaires, en comptant sur la ligne horizontale les temps, sur la ligne verticale les intensités, on remarque que l'intensité partant de zéro passe par un maximun, revient à zéro et refait le même cycle en sens inverse quand le courant a changé de sens, et que ses variations sont reliées aux temps par une formule qui est précisément la formule d'une courbe appelée sinusoïde.

La plupart des appareils à courants alternatifs sinusoïdaux sont du type de celui dont M. d'Arsonval[1] a décrit ainsi le principe :

Soit *cc* un anneau Gramme (fig. 13) portant d'un côté de l'axe le collecteur ordinaire avec ses balais BB' et de l'autre côté deux bagues métalliques isolées communiquant respectivement avec chaque moitié de l'anneau par deux prises

(1) D'Arsonval. *Archives d'électricité médicale,* 1893, p. 213.

de courant situées sur l'induit à 180°. L'anneau tourne dans un champ magnétique, créé par un courant indépendant traversant l'inducteur I par les fils marqués + et —. Si l'on met l'anneau en mouvement par une force mécanique extérieure, on recueillera aux balais BB' un courant continu et aux frotteurs KK' un courant alternatif à variations sinusoïdales..... En amenant un courant continu, provenant

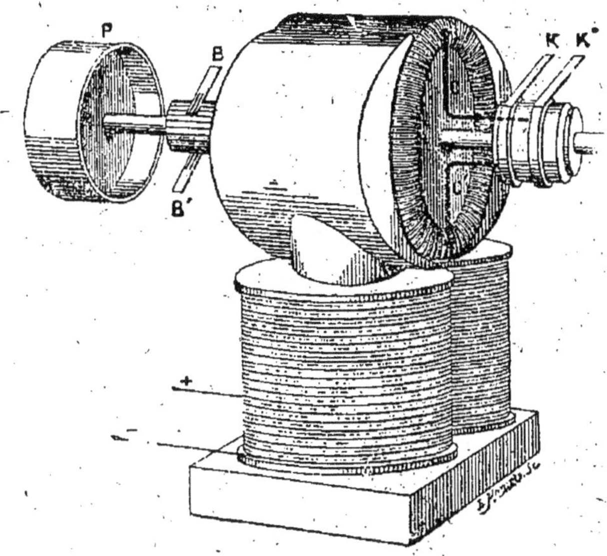

Fig. 13. — Schéma d'un appareil producteur de courant alternatif sinusoïdal.

d'une pile par exemple, aux balais BB', on recueillera en KK' un courant sinusoïdal. En mettant BB' en communication avec un réseau à 110 volts continu, et en intercalant un rhéostat convenable, on recueillera en KK' des courants sinusoïdaux dont le voltage pourra varier de 110 à 120 volts par exemple et avoir ainsi une installation très simple. »

Un des plus parfaits modèles est celui de la maison Gaiffe qui permet de recueillir en même temps le courant ondulatoire (voir p. 21).

Si l'on ne veut utiliser qu'un courant à peu près sinusoïdal, on peut prendre une instrumentation moins compli-

quée et employer tout simplement une dynamo, actionnée
par le courant continu de la ville ou par le courant d'accumulateurs, et portant, outre son collecteur ordinaire, un
système de deux bagues communiquant respectivement
à chaque moitié de l'anneau par deux prises à 180°;

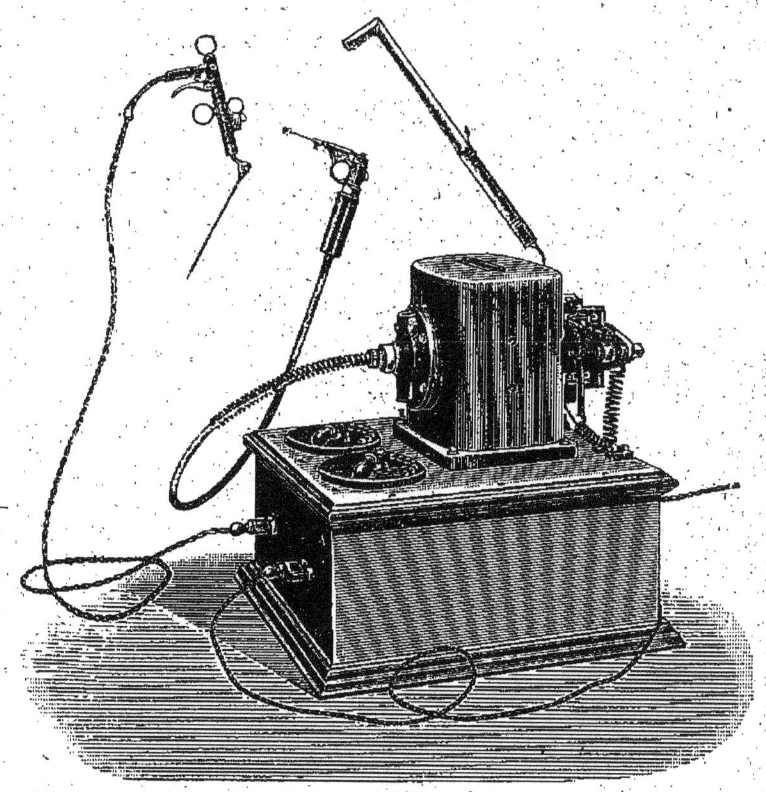

Fig. 14. — Appareil à courants alternatifs sinusoïdaux fonctionnant
sur secteur de ville à courant continu, pouvant être utilisé pour
massage, cautère et lumière.

des balais frottant sur ces deux bagues, reliés à un
circuit fermé où on peut intercaler le malade, sont traversés par un courant alternatif sinusoïdal; c'est, en somme,
l'appareil d'Arsonval, où le champ inducteur est produit
par le courant qui fait tourner le moteur.

Cet appareil a été réalisé d'une façon fort élégante par
MM. Gianoli et Lacoste (fig. 14), il donne l'alternatif sinu-

soïdal et en même temps, la lumière, le cautère, le massage vibratoire, etc.

Pour graduer l'alternatif sinusoïdal ainsi produit, il suffit de le faire passer dans le secondaire d'un chariot d'induction sans interrupteur. L'ensemble de la bobine primaire et de la bobine secondaire constitue un transfor-

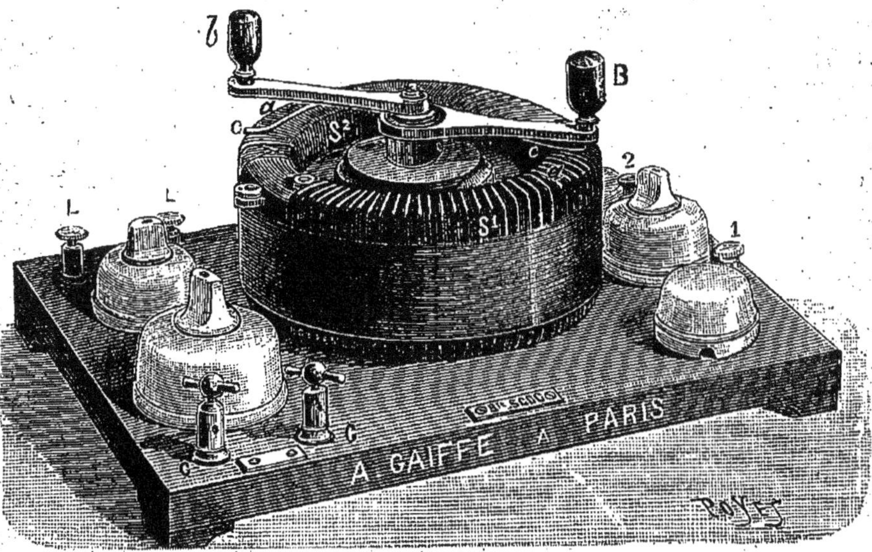

Fig. 15. — Appareil à courants alternatifs sinusoïdaux fonctionnant sur secteur de ville à courant alternatif pouvant être utilisé pour lumière et cautère.

mateur ; aux bornes du primaire on recueille un courant sinusoïdal alternatif dont le voltage est au voltage du courant du seconaire dans le même rapport que les tours de fils des deux bobines.

Lorsque l'on a à sa disposition une prise de courant alternatif à 110 volts, le transformateur universel de Gaiffe (fig. 15) pour lumière, cautère et sinusoïdal est un appareil qui permet de recueillir un courant sinusoïdal sous voltage variable, sans l'interposition d'un transformateur à chariot. Il se compose d'un noyau annulaire qui constitue un circuit magnétique fermé sur lequel sont enroulés deux secondaires S_1 et S_2, sur lesquels, à l'aide des manettes B et b, on peut prendre le nombre de spires dont on a besoin. Il donne avec facilité un courant de 100 milliampères sous 20 volts qui est la limite de ce que l'organisme peut supporter, quand on le fait traverser par un courant alternatif sinusoïdal.

APPARIELS GRADUATEURS. — Dans l'appareil de M. d'Arsonval, pour graduer le courant, on peut faire varier, à l'aide du rhéostat, la vitesse de la dynamo : on agit ainsi sur la fréquence ; on peut faire varier le champ magnétique créé par l'électro-aimant en modifiant le courant qui l'actionne, on agit ainsi sur la force électromotrice ; on peut faire varier enfin l'intensité en interposant dans le circuit sinusoïdal alternatif lui-même un rhéostat. Grâce à trois rhéostats l'on peut donc faire varier toutes les caractéristiques du courant produit.

Dans l'appareil Gianoli et Lacoste (fig. 14) le champ est produit par le courant qui fait tourner le moteur ; les variations de la fréquence et du champ inducteur sont donc solidaires et le rhéostat qui règle la fréquence règle aussi le champ inducteur.

Dans l'appareil Gaiffe (fig. 15), la fréquence ne peut varier puisqu'elle est celle du courant alimentant le secteur.

APPAREILS DE MESURE. — Pour connaître les caractérisriques du courant sinusoïdal obtenu avec un appareil de M. d'Arsonval, trois mesures sont nécessaires : la mesure de la fréquence, de la force électromotrice et celle de l'intensité.

Un voltmètre intercalé sur le courant de champ donne la force électromotrice ; un tachymètre placé sur l'axe de la dynamo donne la fréquence et un milliampèremètre placé dans le circuit alternatif sinusoïdal donne l'intensité efficace.

§ 6. — *Courants ondulatoires.*

APPAREILS PRODUCTEURS. — Le courant ondulatoire est un

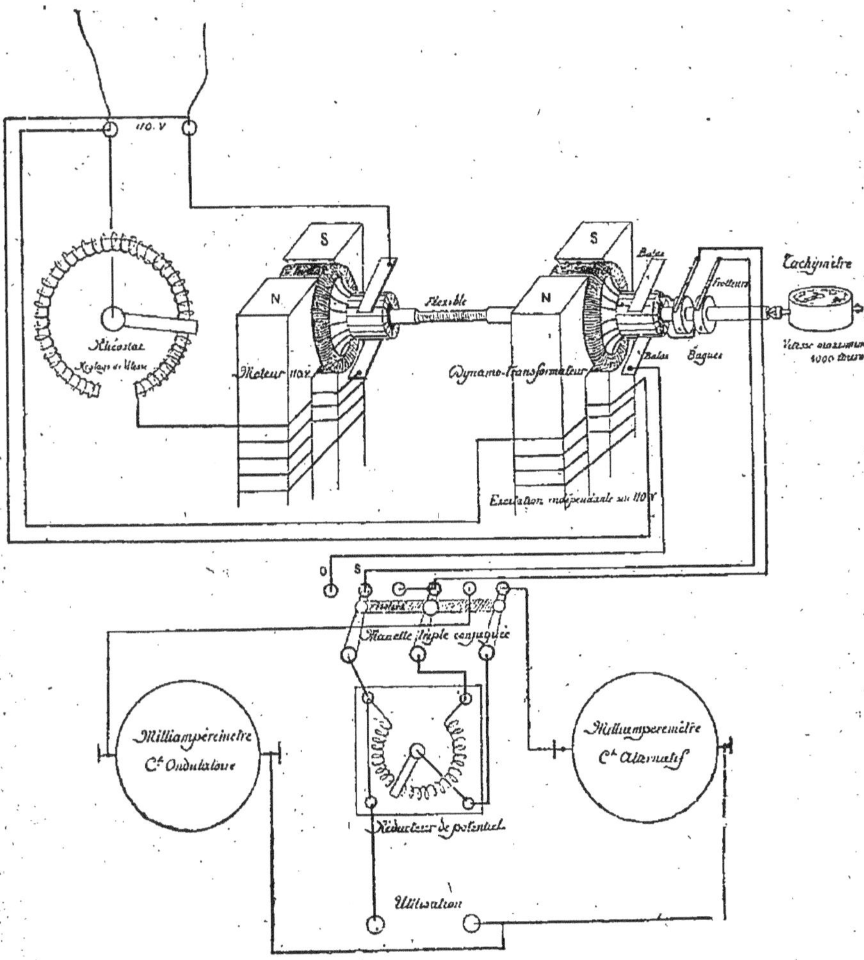

Fig. 16. — Dispositif de M. le D^r d'Arsonval pour la production
des courants sinusoïdaux et ondulatoires.

courant périodique de forme sinusoïdale, mais sans changement de sens. Il va de zéro à un maximum, revient à
zéro pour recommencer ensuite les mêmes variations.

Si, dans l'appareil type de M. d'Arsonval, pour courants alternatifs sinusoïdaux (fig. 13), au lieu de réunir par un circuit extérieur les deux balais à courant continu ou les deux balais à courant alternatif, on relie un balai à courant continu à un balai à courant alternatif, le circuit de liaison est parcouru par un courant ondulatoire.

On obtient d'une façon plus parfaite un courant ondulatoire, dont on peut faire varier toutes les caractéristiques avec le dispositif réalisé par MM. d'Arsonval et Gaiffe ; il permet de recueillir indifféremment, grâce au simple jeu d'une manette, du courant alternatif ou du courant ondulatoire (fig. 16). L'examen de la figure montre la manière de régler, la manière de mesurer les courants produits.

§ 7. — *Courants frankliniques.*

APPAREILS PRODUCTEURS. — Les machines statiques à influence sont les seules actuellement employées. Parmi les meilleures, il faut citer les machines Gaiffe et les machines Bonetti (fig. 17) à plateaux sans secteurs d'étain, ininversibles pendant la marche.

Pour amorcer ces machines, on pose un instant le doigt très sec, enduit ou non d'or mussif, dans l'angle aigu des conducteurs porte-balais ; un bruit particulier ne tarde pas, — quand l'appareil est bien entretenu et n'est pas placé en un endroit humide, — à annoncer que la machine fonctionne. Le pôle positif va se fixer sur le peigne correspondant au sens de la rotation du plateau amorcé.

Un moteur de 10 à 25 kilogrammètres, actionné par des accumulateurs ou bien plutôt par le courant du secteur de ville, est indispensable pour la mise en marche.

APPAREILS GRADUATEURS. — On peut augmenter ou diminuer le débit des machines statiques, en faisant varier la vitesse de rotation des plateaux ; au moteur est adjoint à cet effet un rhéostat de réglage. On peut en plus, pour étendre les limites des variations de vitesse, par un com-

mutateur spécial placer les enroulements de l'électro-
aimant en tension ou en dérivation sur le courant prin-

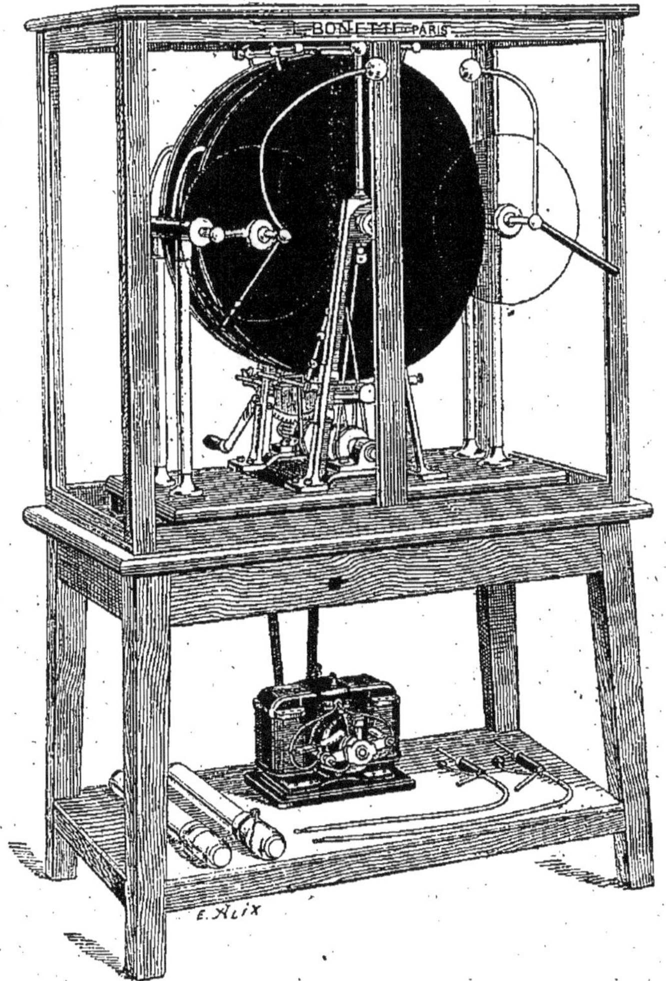

Fig. 17. — Machine statique à six plateaux.

cipal; le moteur est ainsi tantôt un moteur shunt tantôt
un moteur série.

Appareils de mesure. — Un anémomètre, placé en regard
d'une pointe fixée à l'un des pôles, tourne sous l'influence

du vent échappé de cette pointe et sa vitesse est proportionnelle à l'intensité de ce souffle ; par la mesure de la vitesse de rotation l'on peut donc connaître le débit.

La différence de potentiel existante à un moment donné entre les deux pôles est fonction de la longueur maxima de l'étincelle que peut donner la machine à ce moment ; des tables ont été établies par MM. Baille et Blondlot pour faire connaître la différence de potentiel qui correspond à une étincelle déterminée ; la mesure de l'étincelle, la lecture de ces tables fait donc simplement connaître cette différence de potentiel.

§ 8. — *Courants frankliniques induits.*

APPAREILS PRODUCTEURS. — Les courants frankliniques induits sont les courants qui se produisent, dans un circuit très résistant reliant les armatures externes de deux condensateurs suspendus aux deux pôles d'une machine statique, alors qu'une série d'étincelles éclate entre les deux conducteurs reliés à leur armature interne.

Dans la pratique médicale, ce circuit très résistant est constitué par la terre. La chaîne de l'armature externe d'un des condensateurs est reliée à la terre par une conduite d'eau ou de gaz ; la chaîne de l'armature externe de l'autre est reliée à un corps non isolé (fig. 18).

Il existe donc deux courants frankliniques induits suivant qu'on relie à la terre l'armature externe du condensateur suspendu au pôle positif ou celle du condensateur suspendu au pôle négatif. Ces courants sont des courants de haute fréquence et de haute tension analogues mais non identiques aux courants de Tesla. La démonstration en a été faite dès 1893 par M. le professeur Leduc (de Nantes) :

« Dans les courants de M. Tesla », dit-il, « la tension étant obtenue par la rapidité des alternances, ces deux grandeurs varient toujours dans le même sens, tandis que dans les courants produits par les machines statiques, lorsque s'écartent les boules des excitateurs, la tension augmente et le nombre des alternances diminue, ces deux grandeurs variant en sens inverse l'une de l'autre. »

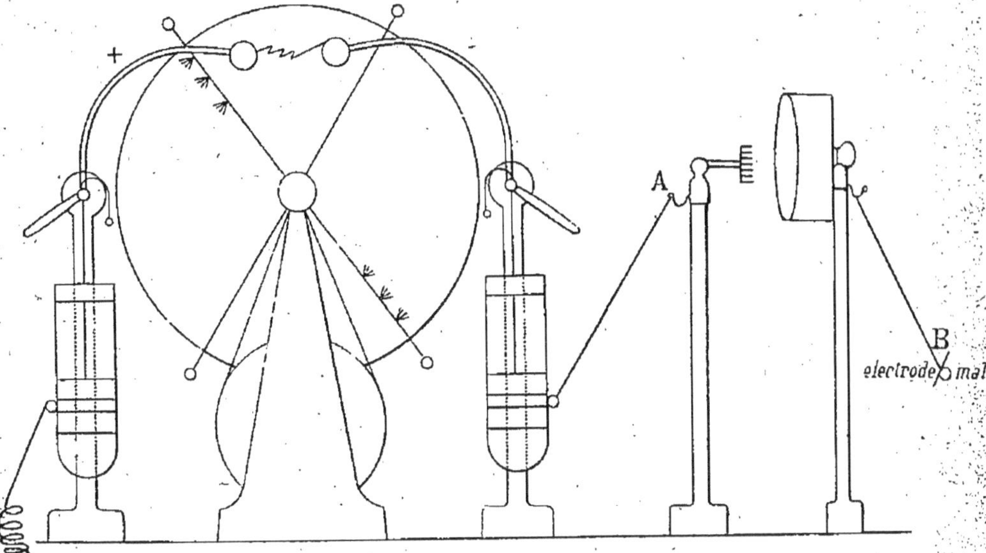

Fig. 18. — Schéma de la production des courants frankliniques induits.

▸ Si l'on n'utilise pas le rhéostat de l'auteur le malade est en A.

Les propriétés du courant développé dans la chaîne du condensateur suspendu au pôle négatif alors que la chaîne de l'autre est au sol, courant qu'on peut appeler, pour la facilité du langage, courant *négatif*, sont dissemblables de celles du courant *positif* ainsi que je l'ai indiqué le premier[1]. De ces chaînes, quand on *les approche d'un corps résistant non isolé, partent toujours* de très beaux effluves ; mais comparativement à l'effluve du courant positif, l'effluve du courant négatif n'est pas très important : l'effluve seul du premier se compose de longues aigrettes très touffues.

(1) Communic. à la Société de Médecine de Paris, 28 janvier 1899, in *France Médicale*, n° 5, 1899.

Les appareils producteurs de courants frankliniques induits sont une machine statique, ininversible pendant le fonctionnement (c'est le cas de la machine sans secteurs) pouvant tourner, grâce à un moteur assez puissant, à très grande vitesse, et deux condensateurs à crochets suspendus à ses pôles.

APPAREILS GRADUATEURS. — Les courants frankliniques induits sont des courants dont les alternances et la haute

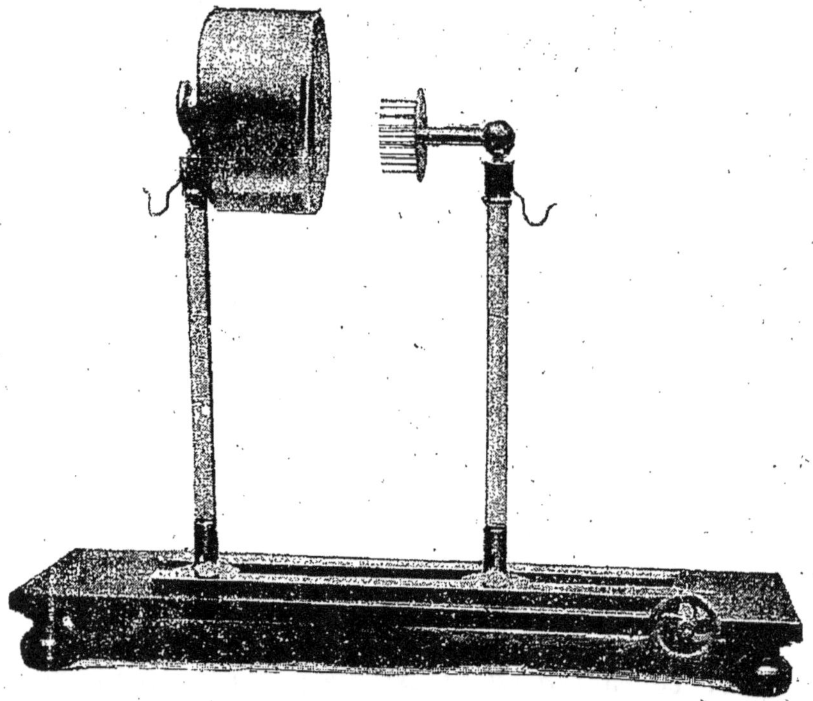

Fig. 19. — Rhéostat de l'auteur servant à la graduation des courants frankliniques induits.

tension dépendent de trois facteurs variables, la vitesse de rotation des plateaux, la longueur de l'étincelle polaire et la capacité des condensateurs.

Pour les graduer on peut donc faire varier la vitesse de la machine statique à l'aide d'un rhéostat interposé sur le circuit du moteur, allonger ou diminuer l'étincelle polaire et enfin faire varier la capacité des condensateurs, en employant soit les condensateurs à capacité variable de M. Truchot[1] ou plutôt les condensateurs à diélectriques d'ébonite de MM. Marie et Cluzet[2].

Mais le procédé le plus pratique — je dirai même le seul pratique — consiste à interposer dans la chaîne de l'armature externe du condensateur relié au corps non isolé, le rhéostat que j'ai imaginé (fig. 19)[3].

Cet instrument remplit son but, en introduisant dans le circuit une grande résistance, composée d'une lame de verre et d'une épaisseur d'air variable, grâce au déplacement de la colonne mobile qui porte le disque à pointes.

§ 9. — *Courants alternatifs de haute fréquence.*

APPAREILS PRODUCTEURS. — Toute installation de courants de haute fréquence comprend un transformateur, dont les pôles du secondaire sont reliés, à la fois, à un éclateur M et aux armatures internes de deux condensateurs, alors que leurs armatures externes sont réunies par un solénoïde S (fig. 20). Deux cas sont à distinguer suivant que le circuit d'alimentation est le courant continu à 110 volts, un courant d'accumulateurs, ou au contraire le courant alternatif du secteur de ville.

Dans le premier cas, le transformateur peut être soit une bobine à galettes bien isolées (modèle Gaiffe, Ducretet, etc., etc.), soit le transformateur vertical Rochefort.

Grâce à la nature pâteuse de l'isolant qui en fait un diélectrique parfait, dans ce dernier transformateur, l'induit peut être rapproché très près de l'inducteur et réduit à une seule galette placée au point où l'induction est la plus forte, si bien que le rendement est de beaucoup

---

(1) *Archives d'électricité médicale,* 1899, p. 333.

(2) *Archives d'électricité médicale,* 1900. p. 553.

(3) *Bull. Société française électrothérapie,* 1899, p. 84.

supérieur à celui qu'on obtient avec d'autres appareils ; un transformateur Rochefort de 50 centimètres d'étincelle

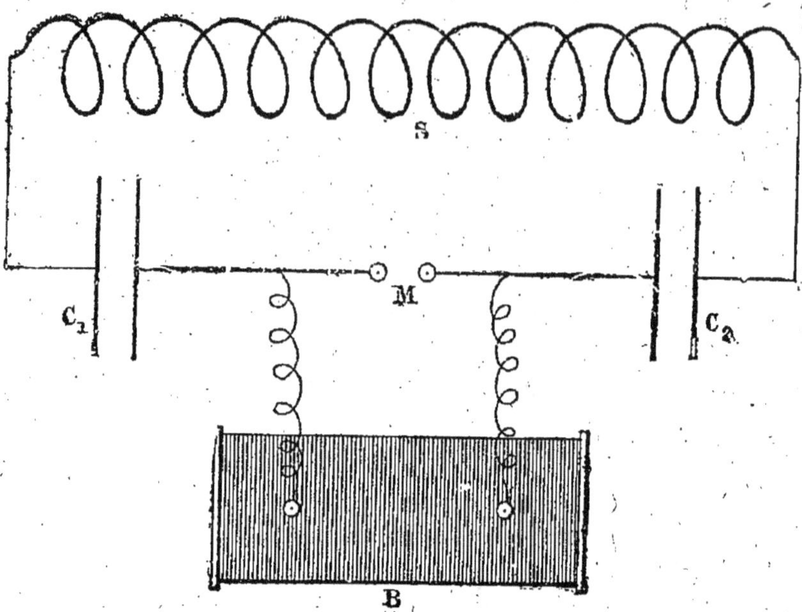

Fig. 20. — Schéma de la production des courants alternatifs de haute fréquence.

fonctionne fort bien avec 5 ou 6 ampères, sous 12 volts (fig. 21).

Dans tous ces transformateurs, le courant est amené après avoir traversé un interrupteur et un rhéostat. Les modèles d'interrupteurs sont très nombreux, ce qui prouve qu'aucun n'est parfait et ne donne des interruptions très fréquentes, sans collage ni arrêt ; parmi les meilleurs il faut citer l'interrupteur Contremoulins-Gaiffe, l'interrupteur Ducretet, l'interrupteur Hirschmann rotatif à jet de mercure, etc.

Avec le transformateur Rochefort il n'est point nécessaire d'avoir un interrupteur aussi rapide que lorsqu'on emploie d'autres bobines ; un interrupteur, genre Foucault, où les interruptions sont produites par le mouvement oscillatoire d'un levier horizontal, portant un flexible qui plonge par une extrémité rigide dans un bain de mercure recouvert de pétrole, suffit parfaitement pour que le flux d'induction soit très considérable, si son fonctionnement

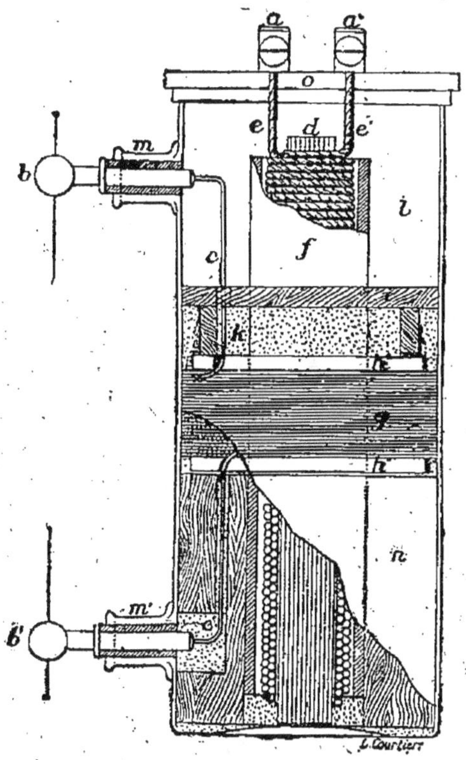

Fig. 21. — Coupe du transformateur vertical Rochefort.

est régulier, — ce qu'on obtient d'ailleurs facilement, grâce à un rhéostat et un condensateur placé en dérivation avec lui.

Dans le deuxième cas, lorsqu'on n'a à sa disposition que le courant alternatif, on peut employer comme transformateurs des bobines, mais il faut user d'interrupteurs particuliers tels que l'interrupteur à diapason de M. Chabaud, ou l'interrupteur Contremoulins-Gaiffe.

On peut avoir des appareils plus puissants en utilisant directement le courant alternatif pour alimenter un alter-

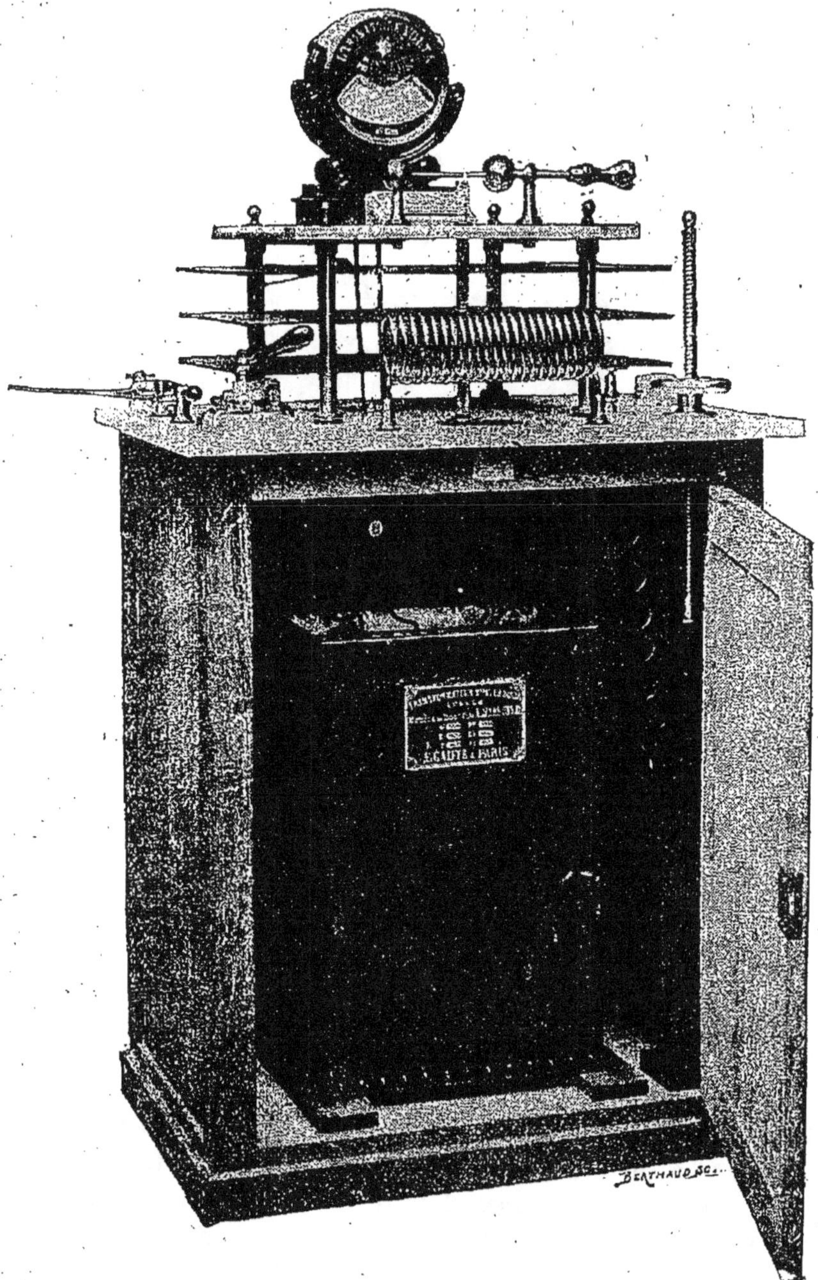

Fig. 22. — Appareil producteur de courants alternatifs de haute
fréquence fonctionnant sur courant alternatif de secteur de ville.

nateur Labour, ainsi que l'a fait M. Gaiffe sur les indications de M. d'Arsonval (fig. 22). L'on peut ainsi recueillir
aux deux bornes du circuit secondaire un courant alternatif de 15000 volts et le conduire aux armatures internes
des condensateurs et à l'éclateur ; mais il est alors nécessaire de munir l'éclateur d'un souffleur d'étincelles, ou plutôt d'animer cet éclateur d'un mouvement tournant (souffleur d'étincelle d'Arsonval-Gaiffe, dernier modèle) car si
l'on n'en faisait rien, entre les deux pôles de l'éclateur on
aurait un véritable arc, phénomène qui n'arrive pas avec
les bobines ou les transformateurs verticaux.

Quelle que soit la nature du courant primaire, quand les

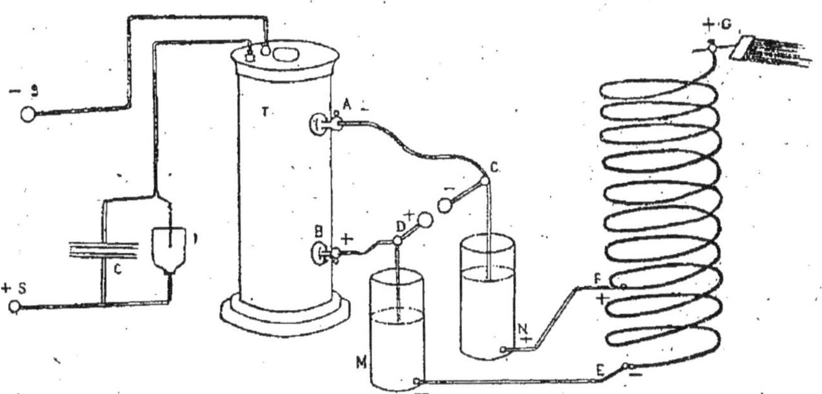

Fig. 23. — Schéma d'un résonateur monopolaire et connexions avec
le transformateur vertical Rochefort.

deux pôles du transformateur (fig. 23), sont réunis aux
armatures internes des deux condensateurs, pendant que
l'étincelle éclate entre C et D, le circuit NFEM est traversé
par un courant de haute fréquence qu'on peut utiliser
pour la thérapeutique, soit en modifiant le circuit FE,
soit en prenant une dérivation sur lui.

Si le solénoïde EF au lieu de s'arrêter en F continue sur
une assez grande hauteur et se termine en G, si F est relié
à un curseur mobile, il peut arriver qu'en faisant varier
la position de ce curseur on lui fasse prendre la position

pour laquelle le circuit de grande fréquence NFEM, a précisément la fréquence que tend, à prendre le circuit GF[1] dans un champ de grande fréquence ; chaque onde produite dans le circuit NFEM frappe alors les ondes induites dans GF dans le même sens ; toutes ces ondes se totalisent, et, en G, on peut recueillir un courant de très haute tension. Le système GFE forme donc un appareil de résonance. C'est le résonateur de M. Oudin ; c'est un appareil monopolaire qui permet d'utiliser pour la thérapeutique un très bel effluve.

M. Rochefort[2] a imaginé un appareil, qui donne deux très beaux effluves en même temps, et qui constitue un véritable résonateur bipolaire, d'effets incontestablement plus puissants que ceux produits par le résonateur monopolaire.

Il se compose (fig. 24) de quatre condensateurs réunis deux par deux. Chaque couple d'armatures internes est relié à la boule d'un éclateur et est mis en communication avec un des pôles du secondaire du transformateur.

L'armature externe L est reliée à la spire inférieure du résonateur A ; l'armature externe D au curseur mobile sur ce même résonateur ; l'armature externe C à la spire inférieure du résonateur B et l'armature externe E au curseur mobile K sur ce résonateur. On voit immédiatement par la figure qu'un tel appareil se compose en réalité de deux résonateurs conjugués. Les effluves puissants qui s'échappent en O et P sont de pôle contraire et s'attirent ; la preuve en est facile à faire : si on reliait, d'autre part, séparément d'une façon pareille les deux résonateurs aux quatre armatures, ce qui se ferait en plaçant à G le fil qui allait à K et à K le fil qui allait à G, toutes choses étant égales, les effluves se repousseraient nettement dans la nuit.

____

(1) Tout circuit placé dans le voisinage d'un appareil de haute fréquence en marche est le siège d'oscillations électriques dont la fréquence ne dépend que de la self-induction et de la capacité propre à ce circuit.

(2) Rochefort. *Bull. Société française électrothérapie*, p. 97, 1900.

Ce résonateur bipolaire actionné par un transformateur de 50 centimètres d'étincelle est le système qui donne la plus haute tension parmi tous les systèmes de haute fré-

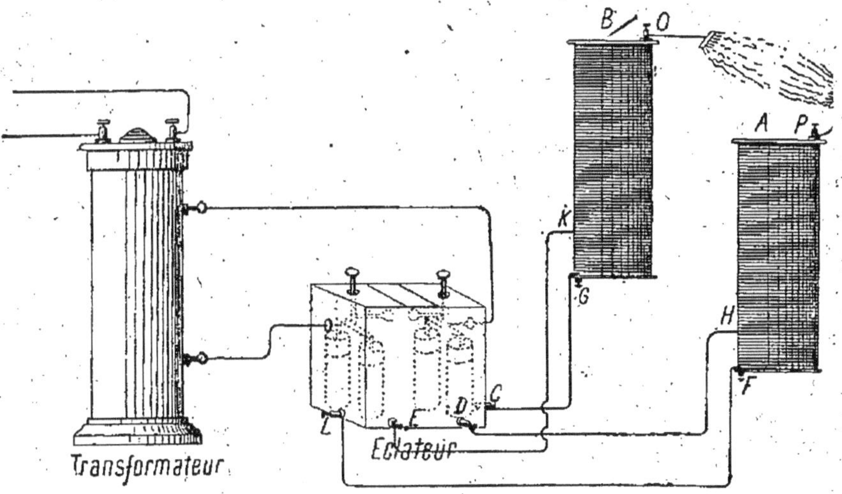

Fig. 24. — Schéma du résonateur bipolaire Rochefort et connexions avec le transformateur vertical.

quence. J'ai pu obtenir avec lui, par un réglage minutieux, dans mon cabinet des effluves très touffus de plus de 70 centimètres de longueur.

APPAREILS GRADUATEURS. — Le voltage et l'ampérage du primaire se règlent à l'aide du rhéostat et à l'aide de l'interrupteur. La vitesse de l'interrupteur se règle d'une façon différente selon le modèle employé.

La tension des courants hertziens produits est modifiée en faisant varier la longueur de l'étincelle de l'éclateur et la position des curseurs mobiles sur les résonateurs. On est averti que l'appareil donne sa tension maxima grâce à l'aspect, dans l'obscurité, des effluves qui s'échappent des conducteurs reliés aux spires supérieures des résonateurs.

Tous les réglages sont solidaires ; la pratique seule permet de les effectuer très rapidement et de faire donner à l'appareil un rendement faible ou un rendement élevé.

Appareils de mesure. — Un ampèremètre et un voltmètre donnent l'intensité et le voltage du primaire du transformateur.

Un milliampèremètre Gaiffe, donnant l'évaluation de la dilatation que le passage du courant produit dans un fil très fin tendu en ligne droite et fixé à ses deux extrémités, permet de mesurer l'intensité moyenne du courant développé dans le circuit de haute tension, quand il est placé en tension dans ce circuit.

Il donne une mesure de la différence du potentiel entre deux points d'un solénoïde placé dans le circuit de haute fréquence, quand il est placé en dérivation entre deux points.

§ 10. — *Ozone.*

Appareils producteurs. — L'ozone est un gaz qui n'est autre qu'une modification allotropique de l'oxygène. Le symbole de l'oxygène étant O, celui de l'ozone est O^3, c'est-à-dire, que l'atome d'ozone se compose de trois atomes d'oxygène condensés en un seul. L'ozone existe en plus ou moins grandes quantités dans l'air, selon l'état atmosphérique, l'altitude, le voisinage de la mer.

Il se forme dans toute manifestation électrique, mais particulièrement autour des conducteurs de haute tension; les aigrettes, l'étincelle sont toujours accompagnés d'ozonisation; mais l'étincelle détermine en plus des réactions plus profondes et la production de composés nitreux : il est donc indispensable de l'éviter dans tous les appareils producteurs d'ozone pour la thérapeutique.

Ces appareils peuvent être divisés en deux catégories ; ceux qui sont destinés à ozoner une pièce, un appartement (les machines statiques ou les appareils de haute fréquence en fonctionnement, les ozoneurs industriels, appareils Otto ou autres), et ceux qui sont destinés à produire de l'ozone pour applications locales.

Les appareils de la deuxième catégorie peuvent être actionnés soit par des bobines d'induction, soit par des machines statiques, soit par des appareils de haute fréquence.

Parmi les appareils actionnés par des bobines d'induction, l'on peut citer l'ozoneur du Dr Labbé et surtout l'ozoneur Chatelain; ce dernier (fig. 25) se compose essentiellement de deux espaces clos, où l'on a fait un vide poussé

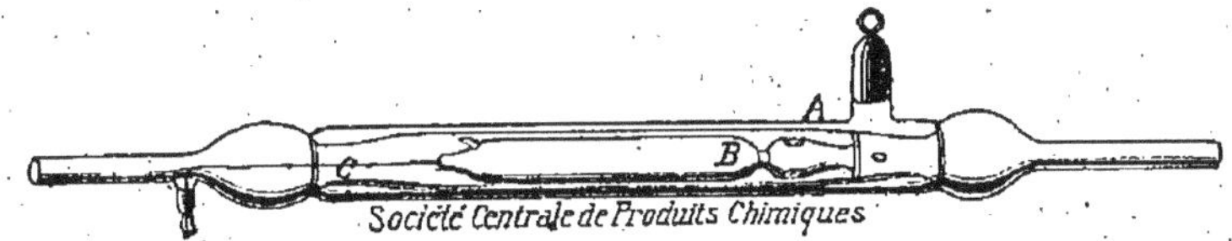

Fig. 25. — Ozoneur Chatelain.

à un très haut degré; ces deux espaces sont reliés à chaque pôle d'une petite bobine de Ruhmkorff et entre eux existe une zone annulaire où l'on fait circuler l'air ou l'oxygène qu'on veut ozoniser.

Une pointe métallique ou un balai de chiendent relié par

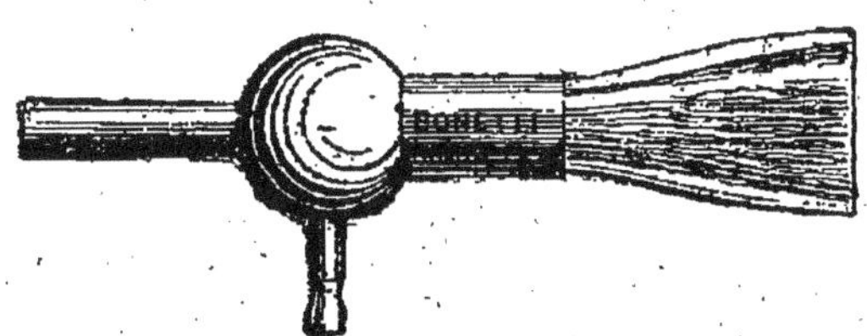

Fig. 26. — Ozoneur du Dr Jennings.

une tige ou une chaîne isolée à l'un des pôles d'une machine statique en fonctionnement constitue l'ozoneur statique le plus simple.

L'ozoneur du Dr Jennings (fig. 26) est formé par un balai de chiendent fixé dans une monture de bois dur et engainé dans un tube de verre, muni d'une chambre à air. On le relie à l'un des pôles de la machine statique et l'on fait passer un courant d'air à travers la chambre à air.

L'ozoneur Bonetti (fig. 27) est constitué par un vase de verre dans lequel sont fixées l'une en face de l'autre deux armatures métalliques. Pour le faire fonctionner, on met en contact la partie de chaque armature, extérieure au vase, avec un des pôles d'une machine statique en fonctionnement.

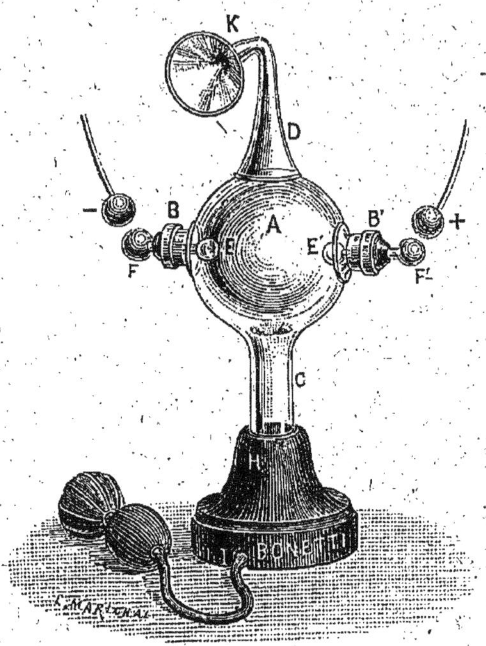

Fig. 27. — Ozoneur Bonetti.

Le meilleur ozoneur électrostatique est incontestablement l'ozoneur que j'ai présenté à l'Académie de médecine dans la séance du 31 janvier 1899 *parce que seul il permet d'obtenir avec une machine statique de grandes quantités d'ozone*; il est basé sur la production d'un très bel effluve touffu autour de la chaîne de l'armature externe d'un condensateur suspendu au pôle négatif d'une machine statique alors qu'on a disposé la machine pour donner des courants frankliniques induits. La figure ci-contre (fig. 28) montre les connexions, avec la machine statique, de l'appareil qui se compose essentiellement d'un tonnelet de verre recouvert à mi-hauteur de papier d'étain, dans lequel plonge une tige hérissée de pointes et terminée par un disque. Une soufflerie mise en marche à la main ou au pied assure la circulation de l'air.

Un balai relié à la spire supérieure d'un résonateur

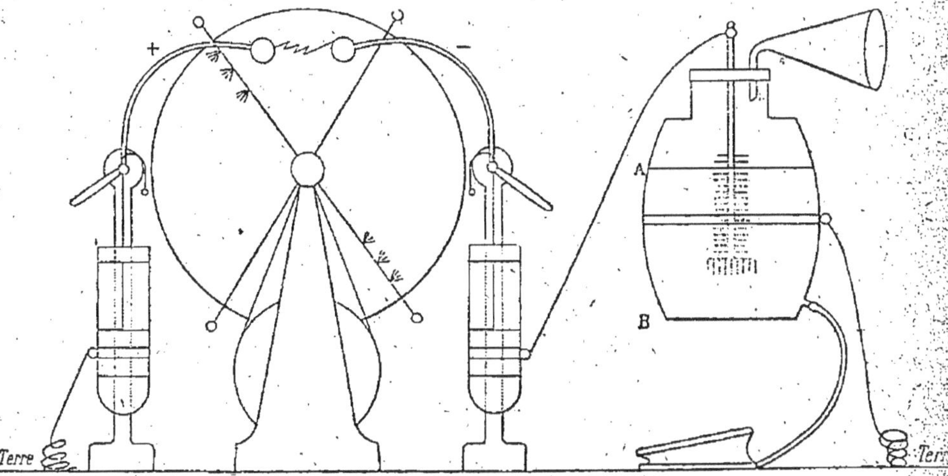

Fig. 28. — Schéma de l'ozoneur de l'auteur et connexions avec la machine statique.

monopolaire de haute fréquence, accordé pour donner son effluve maximum constitue le plus simple de tous les ozoneurs actionnés par les courants de haute fréquence, et *l'un des meilleurs ozoneurs qui existènt.*

DOSAGE DE L'OZONE. — La quantité d'ozone produite par un ozoneur dépend de la valeur de l'énergie dépensée.

Il est utile de savoir quelle quantité d'ozone produit chaque appareil médical en un temps donné ; quelques-uns en donnent une quantité illusoire, d'autres en produisent une dose véritablement toxique, les meilleurs ozoneurs ne sont pas les plus puissants.

Pour doser l'ozone, un bon procédé est celui de M. Houzeau ; il consiste à faire absorber l'ozone par une dissolution neutre d'iodure de potassium, en présence d'une certaine quantité d'acide sulfurique. On le met en pratique en reliant un flacon renfermant la solution absorbante à l'orifice d'aspiration, et en faisant traverser ce système par un courant d'air ou d'oxygène, pendant un temps et avec une vitesse déterminés.

§ 11. — *Rayons X.*

APPAREILS PRODUCTEURS. — L'installation, qui sert à produire des courants alternatifs de haute tension et de haute

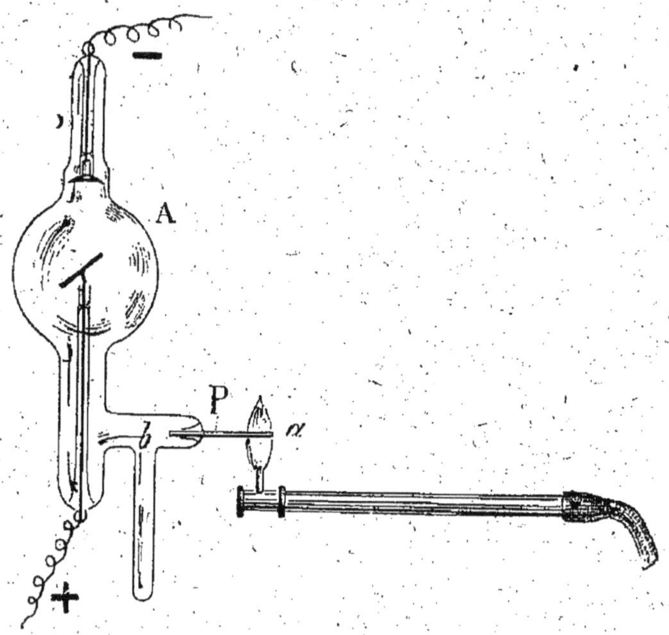

Fig. 29. — Ampoule Chabaud à régulateur de vide.

fréquence, en utilisant comme source primaire le courant continu du secteur de ville ou de quelques accumulateurs peut servir pour assurer le fonctionnement de l'ampoule de Crookes. Au lieu de réunir les bornes du secondaire d'une bobine ou d'un transformateur vertical Rochefort aux armatures internes des condensateurs et à l'éclateur, on réunit le pôle négatif au miroir concave du tube à rayons X ou cathode, le pôle positif à l'autre pôle du tube, c'est-à-dire à l'anode, pôle qui est constitué par un miroir ou par

deux, selon que le tube est dit focus (fig. 29) ou tube bia-
nodique.

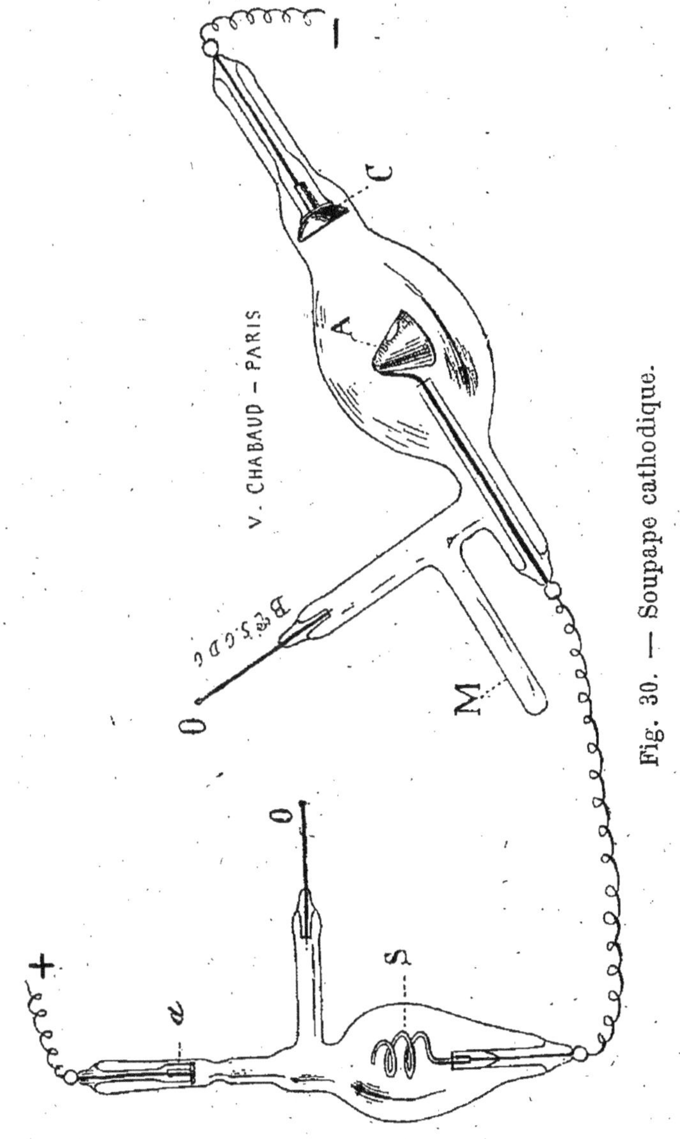

Fig. 30. — Soupape cathodique.

Si la source primaire est le courant alternatif à 110 volts
on peut, après lui avoir fait traverser une résistance convenable, le lancer directement dans le primaire d'un trans-

formateur et utiliser le courant du secondaire pour l'excitation d'un tube de Crookes ; mais il est bon alors d'interposer entre le pôle positif du tube et le pôle positif du transformateur un appareil, appelé par M. Villard, soupape cathodique, qui ne laisse passer qu'une alternance du courant (fig. 30).

Les ampoules qui servent à le radiothérapie peuvent être d'un modèle quelconque ; mais l'on doit au moins en posséder deux, l'une dure, c'est-à-dire à rayons très pénétrants ; l'autre molle, c'est-à-dire à rayons peu pénétrants.

Appareils de mesure. — Un voltmètre et un ampèremètre interposés dans le circuit du primaire donnent le voltage et l'ampèrage utilisés dans le primaire et par suite la mesure de l'énergie utilisée.

La connaissance de cette énergie est des plus importantes pour les applications de la radiothérapie.

Appareils graduateurs. — L'on peut graduer l'énergie utilisée dans le primaire du transformateur à l'aide du rhéostat et de l'interrupteur.

Quand on se sert du tube Chabaud à régulateur de vide, l'on peut à l'aide de l'osmo-régulateur augmenter ou diminuer le vide de l'ampoule et par suite utiliser des rayons plus ou moins pénétrants selon les cas, sans être obligé de changer d'ampoules ; l'on peut de plus régler le tube au cours même d'une application thérapeutique.

§ 12. — *Radiations calorifiques et lumineuses.*

Appareils producteurs. — Quand l'on fait passer dans des corps solides de grande résistance électrique, un courant d'ampèrage suffisamment élevé, ces corps s'échauffent et émettent des radiations calorifiques ; mais ils ne sauraient servir à constituer une source de radiations calorifiques pour la thérapeutique, car les températures élevées qu'ils atteignent y déterminent des phénomènes d'oxydation.

Quand l'on fait traverser par le courant électrique, un grand nombre de lampes à incandescence très éclairantes (16 bougies ou plus), l'on constitue au contraire une

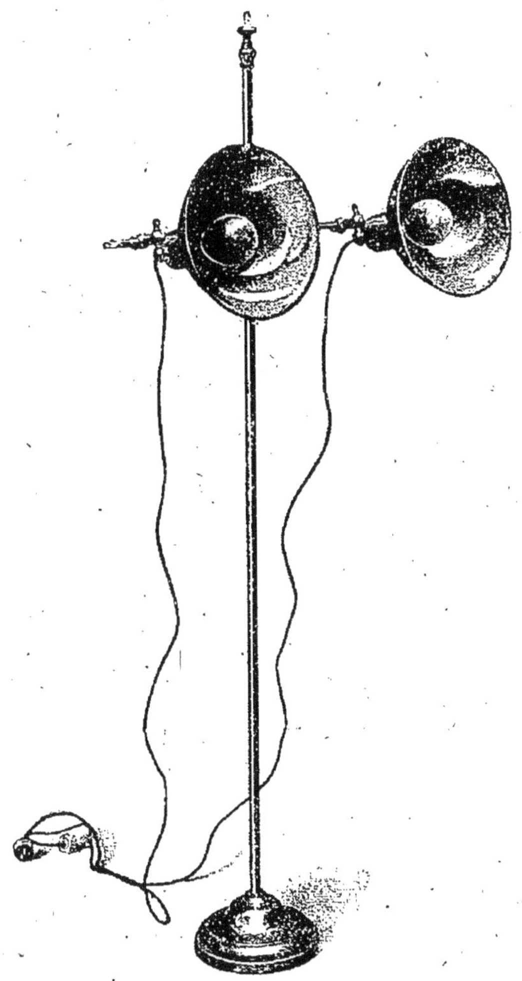

Fig. 31. — Petit radiateur pour bains locaux de chaleur et lumière.

source de chaleur radiante utilisable en médecine. Si ces lampes sont disposées dans une caisse munie de miroirs réfléchissants qui concentrent les radiations, la température intérieure peut être assez élevée ; mais l'inconvénient de ce dispositif est l'impossibilité d'une ventilation autour

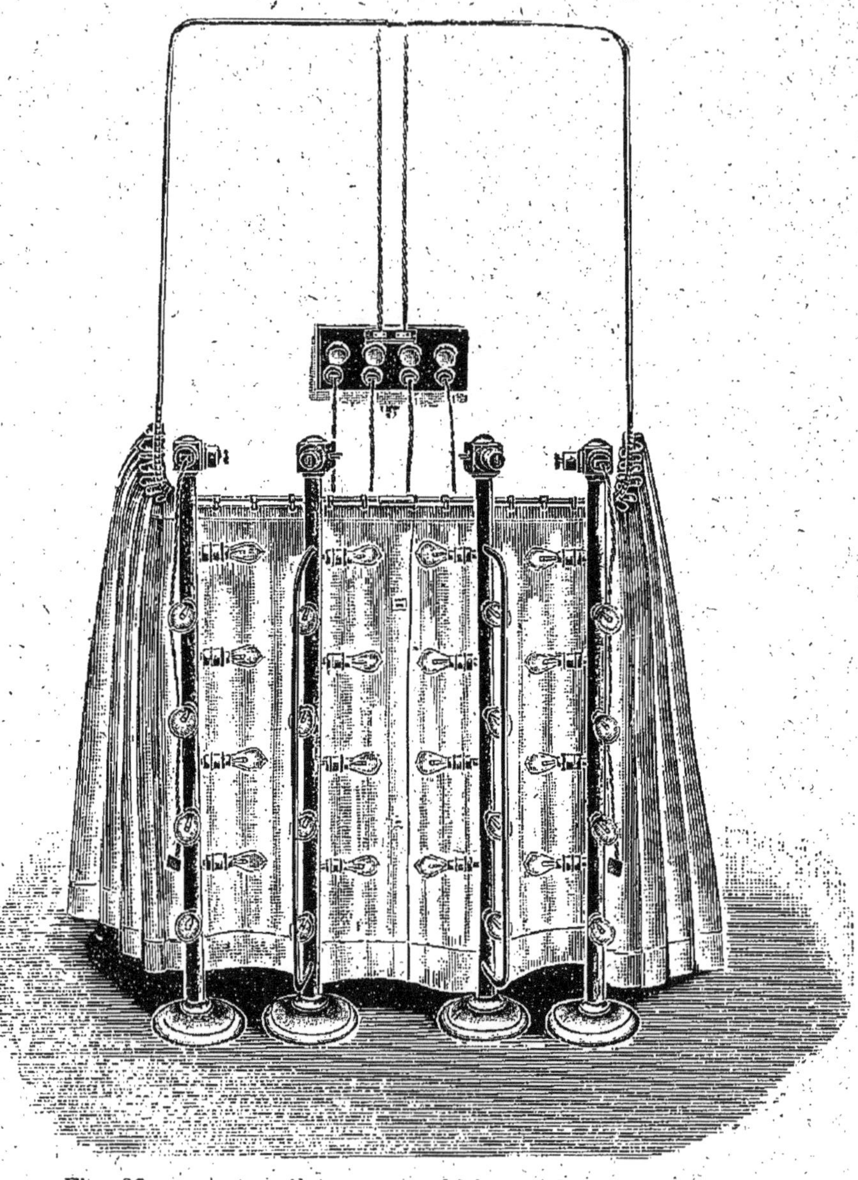

Fig. 32. — Appareil transportable pour bains de lumière.

du malade, et par suite l'impossibilité d'une évaporation renouvelée au travers des téguments.

Si l'on emploie, au contraire, des lampes à incandescence spéciales donnant surtout des rayons calorifiques, en même temps que des lampes à incandescence ordinaires, si on les place, ainsi que l'ont fait MM. Parvillée, aux foyers de grands réflecteurs paraboliques, l'on possède des appareils donnant des températures de 100 à 150°, à l'air libre, dans leur voisinage. Un malade placé simplement en face de ces réflecteurs supporte une très haute température, pendant que l'air qui l'environne se trouve renouvelé incessamment du fait même de la différence de densité que produit l'échauffement.

Les appareils de MM. Parvillée sont de plusieurs modèles différents. Les plus intéressants sont le grand radiateur comprenant deux lampes de chaleur et deux lampes lumineuses placées au foyer d'un cylindre argenté de section parabolique, montées sur deux pieds de façon à pouvoir être élevées ou abaissés, et le petit radiateur (fig. 31) comprenant une lampe de chaleur et une lampe lumineuse munies chacune de leur réflecteur et fixées sur un même pied. Une excellente installation, tout à fait complète, répondant à toutes les indications des bains de chaleur radiante comprend deux grands radiateurs, un petit, et un rhéostat permettant de régler le courant.

Pour l'administration de bains de chaleur radiante chez les malades eux-mêmes, ou quand l'on ne possède une place suffisante, le bain de chaleur à air libre de MM. Gianoli et Lacoste, transportable, constitue un appareil très suffisant, et très peu encombrant (fig. 32).

Appareils de mesure. — Le thermomètre donne la température déterminée dans chaque application.

Un wattmètre interposé sur le trajet de la canalisation du secteur de ville donne l'énergie dépensée.

§ 13. — *Radiations chimiques.*

Appareils producteurs. — Les radiations chimiques utilisées en thérapeutique sont les radiations chimiques de lampes à arc suffisamment puissantes. Elles sont concentrées pour donner leur maximum d'effet, en un point limité.

Le premier appareil efficace a été l'appareil du professeur Finsen (de Copenhague), qui comprend une lampe à arc de 50 à 60 ampères, un système de concentration des rayons chimiques et d'absorption des rayons calorifiques, consistant en lentilles de cristal de roche entre lesquelles est établie une circulation d'eau, et un système de compression pour chasser le sang des téguments soumis aux radiations. Il faut y adjoindre, en outre, quand on veut s'en servir sur une canalisation de ville, un transformateur permettant une meilleure répartition de l'énergie absorbée : car les compagnies d'éclairage électrique ne tolèrent pas l'utilisation intermittente d'une telle lampe à arc (à l'allumage, l'on a des oscillations dans l'éclairage des maisons voisines) et de plus la dépense qu'elle occasionne est bien trop considérable. L'appareil de Finsen reste donc un appareil dont l'emploi est forcement très limité.

Fort heureusement, MM. Lortet et Genoud (de Lyon) ont modifié les appareils de M. Finsen de façon à les rendre plus puissants en même temps que moins dispendieux. Ils ont donné ainsi à la *photothérapie* un grand essor et en ont fait une méthode vraiment pratique.

Avec une lampe de 10 à 12 ampères ils obtiennent des effets plus intenses et plus rapides que ceux obtenus par Finsen; l'intensité photochimique de leur appareil est bien plus considérable, parce qu'en utilisant les radiations chimiques à leur source même, ils ont supprimé le système condensateur qui en absorbait une grande quantité. Ils ont décrit ainsi leur appareil primitif[1] :

« L'arc électrique, à courant continu, est produit entre deux charbons formant un angle suffisant pour que le cratère du charbon positif projette la plus grande partie de la lumière suivant un cône dont l'axe passerait par le

(1) *Comptes rendus Académie des Sciences*, 4 mars 1901, t. CXXXII, p. 528.

centre de l'orifice O de DD, sorte de cuvette oblongue à double fond, dont les parois, distantes l'une de l'autre de 6 à 7 millimètres, laissent un espace vide dans lequel circule constamment de l'eau froide, ce qui empêche tout échauffement : DD remplit le rôle d'écran percé d'un orifice par lequel passe la lumière (fig. 33).

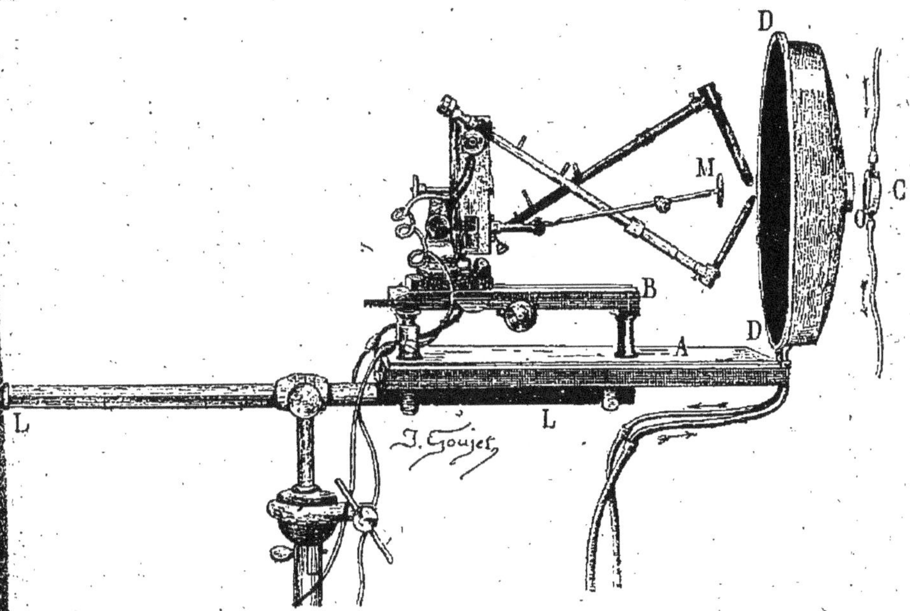

Fig. 33. — Appareil primitif de MM. Lortet et Genoud pour la photothérapie.

Un système de bras articulés et de vis permet le réglage de l'arc qu'on peut approcher, plus ou moins, de O.

Quand l'appareil fonctionne, l'arc est amené à une distance de 1 à 2 centimètres de cet orifice.

Les charbons sont masqués par les rebords de DD et le petit miroir M empêchant toute projection de lumière en arrière, l'arc n'est donc éclairant que par sa partie antérieure en rapport avec O. En avant de ce dernier se fixe un petit appareil C, sorte d'obturateur creux (nous l'avons figuré séparé sur la figure) limité sur ses deux faces par un disque de cristal de roche ; dans l'intérieur circule un courant d'eau.

L'expérience nous a appris que l'arc électrique peut être amené à une distance de 3 à 4 centimètres de cet obturateur sans que celui-ci s'échauffe. Il laisse assurément passer la plupart des radiations calorifiques, *mais toute partie*

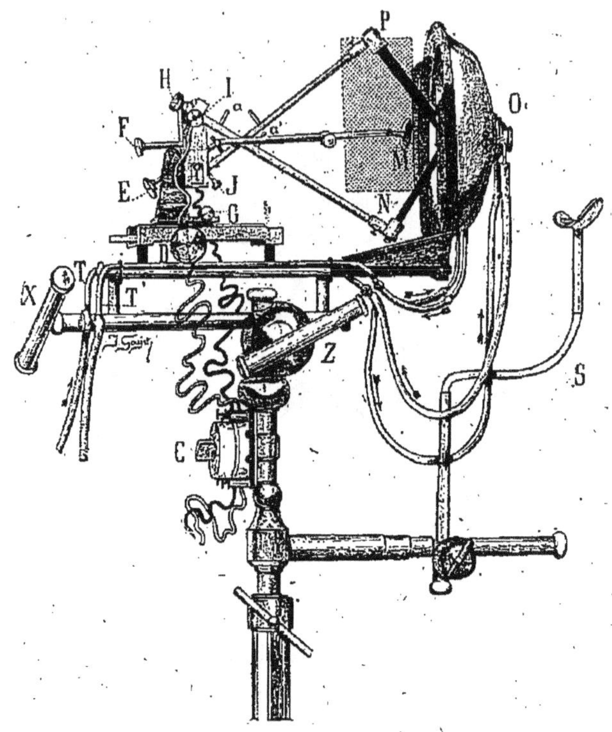

Fig. 34. — Appareil définitif de MM. Lortet et Genoud pour la photothérapie.

suffisamment appuyée contre le disque antérieur de façon à faire corps avec lui, étant constamment rafraîchie, et de ce fait complètement soustraite à l'action de la chaleur, rien par contre n'entrave l'action des radiations chimiques. »

L'appareil est monté sur une tige mobile en tous sens, ce qui en rend l'usage très facile.

Depuis lors, MM. Lortet et Genoud ont perfectionné leur système et actuellement leur appareil construit par M. Souel, à Lyon, présente l'aspect ci-contre (fig. 34). Il est monté sur un pied massif de fonte, lequel peut lui-même se fixer à l'aide de vis directement sur le plancher ou mieux sur un plateau de bois ce qui donne à l'ensemble la plus grande stabilité.

Les obturateurs ou compresseurs (fig. 35) s'appliquent directement au-devant de l'orifice de la cuvette ; ils sont

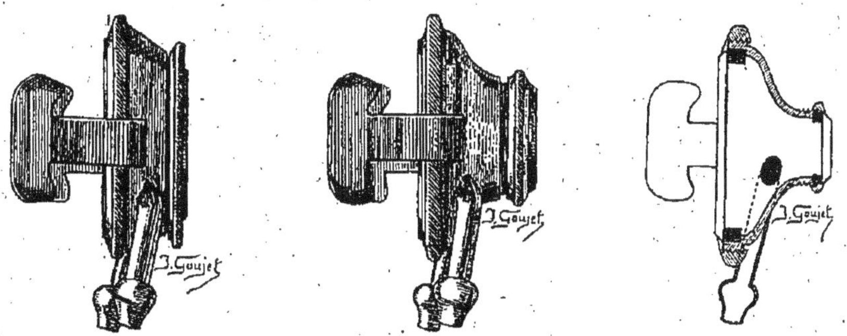

Fig. 35. — Compresseurs de l'appareil Lortet et Genoud.

limités sur leurs deux faces par une plaque de cristal de roche de 2 millimètres d'épaisseur, le diamètre du disque de cristal de roche directement en rapport avec l'orifice de la cuvette est constant et mesure 4 centimètres ; celui de la face destinée à être appliquée sur les parties à traiter est variable.

La source lumineuse est un arc électrique à courant continu, de 12 à 15 ampères, variant entre 55 et 65 volts, c'est dire qu'elle est constituée par l'arc le plus communément employé pour l'éclairage. L'installation est des plus simples et réalisable partout, il suffit de disposer d'une prise de courant de 15 ampères ; le voltage est amené au chiffre voulu par l'intermédiaire d'une résistance.

MESURE. — Alors qu'avec l'appareil de Finsen, un papier sensible au citrate d'argent est réduit en six secondes, avec l'appareil Lortet et Genoud ce même papier est réduit en quatre secondes.

§ 14. — *Aimants et Électro-aimants.*

Les aimants utilisés en thérapeutique nerveuse par MM. Charcot et Luys sont des aimants naturels droits ou recourbés de 50 centimètres de long environ.

Les aimants destinés à l'extraction des particules métalliques dans les yeux sont des électro-aimants. L'appareil le plus pratique est celui de Hirschberg; l'aimant géant de Haab[1], alimenté par le courant continu à 110 volts présente des inconvénients, car il peut produire des désordres dans les milieux de l'œil.

CHAPITRE II

LES DIVERS PROCÉDÉS D'APPLICATION
DES MODALITÉS DE L'ÉNERGIE ÉLECTRIQUE

§ 1. — *Courant galvanique.*

CONSTITUTION DU CIRCUIT. — Le circuit galvanique comprenant le malade est constitué de deux façons suivant qu'on emploie, pour la graduation, un rhéostat ou un réducteur de potentiel.

Quand la source est une petite batterie de piles ou d'accumulateurs, l'on peut user d'un rhéostat; le circuit est alors conforme au schéma de la figure 36; quand la source est une batterie puissante de piles ou d'accumulateurs ou quand on utilise le secteur de ville, il vaut mieux user d'un réducteur de potentiel; le circuit est alors conforme au schéma de la figure 37.

(1) *Arch. d'élec. méd.*, 1900, p. 608.

Le courant électrique, qui a cheminé à travers les divers appareils, grâce à des fils conducteurs, arrive au malade, au moyen de fils souples, de 1 millimètre de diamètre, partant d'un interrupteur, et traverse ce malade de A vers B ou de B

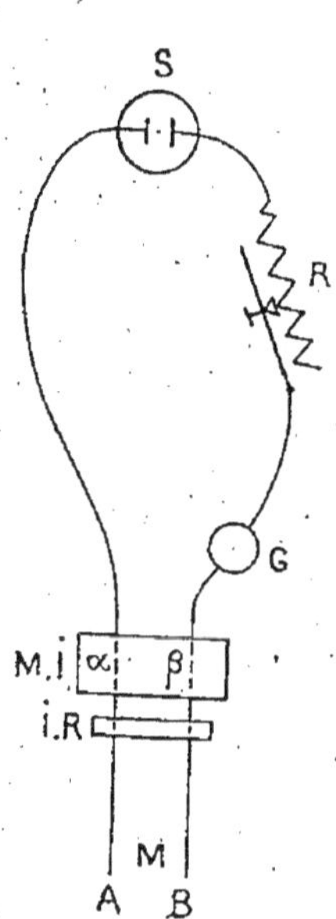

Fig. 36. — Schéma du circuit pour l'application médicale du courant continu quand on emploie un rhéostat pour graduer le courant.

S, Source galvanique; R, Rhéostat; G, Galvanomètre; M.I, Métronome interrupteur; I. R, Interrupteur renverseur; M, Malade relié aux fils en A et en B.

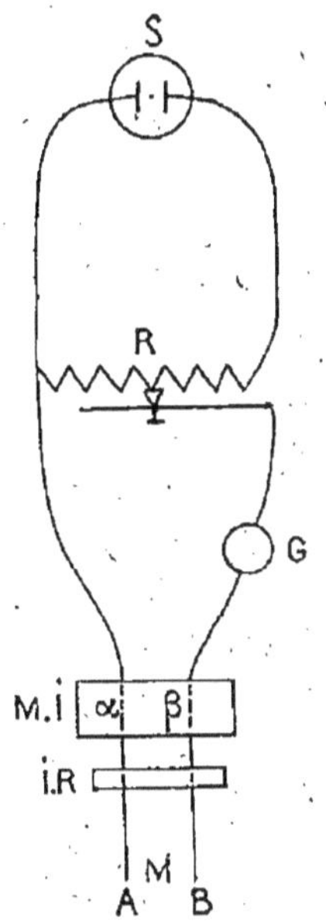

Fig. 37. — Schéma du circuit pour l'application médicale du courant continu quand on emploie un réducteur de potentiel pour graduer le courant.

S, Source galvanique; R, Recherches et potentiel; G, Galvanomètre; M.I, Métronome interrupteur; I. R, Interrupteur renverseur; M Malade relié aux fils conducteurs en A et B.

vers A, selon que la manette de l'interrupteur est à droite ou à gauche. En A et B sont fixés des conducteurs particuliers qui permettent l'entrée du courant dans l'organisme; ces conducteurs particuliers sont les électrodes.

ÉLECTRODES. *Manière de les combiner.* — L'une des deux électrodes ne sert souvent qu'à fermer le circuit, on l'appelle l'électrode *indifférente*. Une bonne électrode indifférente doit être très grande (10 centimètres de long sur 15 de large au moins) pour que la densité électrique puisse être très faible en chaque point de contact, et de résistance très voisine de la résistance de la peau pour que dans une application, il n'y ait pas chute brusque de potentiel entre les deux surfaces de contact : cette chute de potentiel entraînerait la production de phénomènes électrolytiques douloureux.

L'électrode d'Apostoli en terre glaise remplit ces conditions, mais son emploi est ennuyeux et sa préparation désagréable.

Je lui préfère une électrode formée d'une plaque métallique nickelée recouvrant un rectangle de feutre de bourrelier, la dépassant d'un centimètre au moins sur tous ses côtés ; pour l'application, je place d'abord sur la peau, un rectangle de toile fine bien imbibé d'eau tiède, puis le rectangle de feutre bien imbibé également et enfin la plaque métallique que je relie en α ou en β (fig. 36 et 37) au moyen d'un fil conducteur. *Je change le linge de toile à chaque application.*

La deuxième électrode peut être constituée de diverses façons : elle peut être formée d'une ou plusieurs aiguilles reliées en dérivation, d'une tige de métal ou de charbon, d'une olive ou d'un cylindre de métal fixé sur une sonde de soie ou de gomme traversée par un fil conducteur, d'un tampon de charbon recouvert de peau de chamois, d'une olive de métal recouverte de même ou enfin de carrés ou de rectangles de feutre de bourrelier surmontées de plaques métalliques de même dimension, de bacs de diverses formes remplis d'eau dans lesquels plongent des lames de métal ou de charbon par où pénètre le courant ; quelquefois même elle se compose d'un rectangle de feutre surmonté d'une plaque de métal, de même forme et de même dimensions que celle qui constitue la première électrode.

Pour certaines applications, au lieu de prendre pour électrode indifférente une grande électrode rectangulaire, on prend un cylindre de charbon recouvert de peau de chamois — l'on a ainsi une électrode qui sert à fermer le circuit en plaçant un pôle dans la main — ou un tampon, ou enfin une électrode circulaire évidée en son centre grâce à laquelle on peut concentrer les lignes de flux tout autour de l'électrode active que l'on place en son centre (fig. 38).

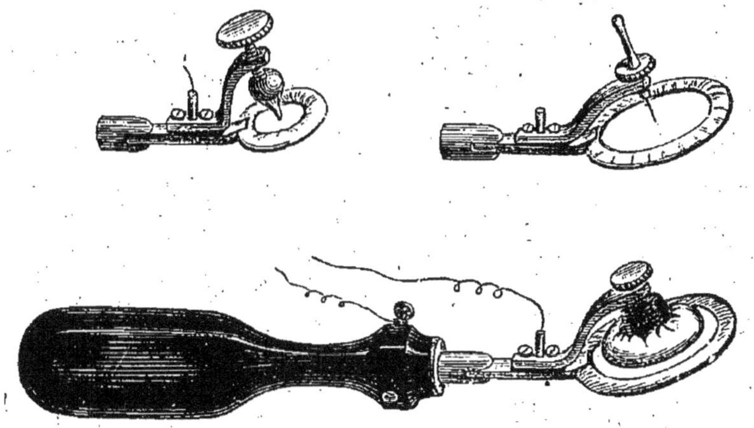

Fig. 38. — Électrodes de Boudet de Paris.

Dans d'autres applications, au contraire, les deux électrodes sont constituées par des aiguilles (ce mode d'emploi des courants continus s'appelle l'électrolyse bipolaire) ou toutes deux par des bacs remplis d'eau.

Un procédé de galvanisation des plus pratiques, en nombre de cas, est le suivant : deux plaques métalliques, reliées en dérivation à l'un des pôles des appareils galvaniques, plongent dans deux bacs d'accumulateurs, grand modèle, remplis d'eau ; deux autres plaques reliées en dérivation à l'autre pôle plongent dans deux cuvettes rectangulaires, basses et longues [1] remplies d'eau également. Si un patient, assis dans un fauteuil, plonge ses bras dans les cuvettes basses et place ses pieds dans les bacs d'accumu-

____

(1) Les cuvettes, grand modèle, que les marchands d'instruments de chirurgie vendent pour conserver des instruments, dans des solutions antiseptiques peuvent être utilisées.

lateurs, il peut être traversé par un courant ascendant ou par un courant descendant selon que A est relié au pôle positif et C au pôle négatif ou réciproquement (fig. 39).

Ce système, que j'ai réalisé depuis bien longtemps en mon cabinet, constitue le procédé de galvanisation géné-

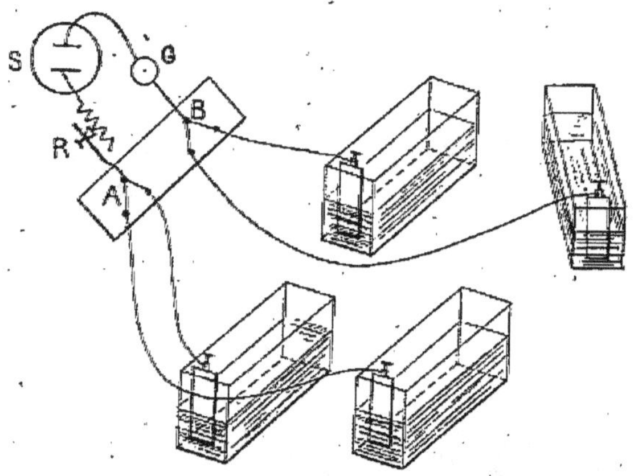

Fig. 39. — Dispositif pour la galvanisation générale :
bain à quatre cellules.

rale le plus puissant, car le courant, pour aller d'un pôle à l'autre, est forcé de passer au travers de l'organisme.

Si l'on fait passer les fils conducteurs qui vont aux plaques électrodes des quatre bacs dans un combinateur spécial avant de les relier à la source galvanique, on peut, pour des positions déterminées des manettes de combinateurs, relier tantôt le bras et la jambe droite au pôle positif, tantôt le bras et la jambe gauche, etc. On peut en un mot faire toutes sortes de combinaisons et faire cheminer le courant dans l'organisme de diverses façons et suivant diverses directions.

L'ensemble des quatre bacs et du combinateur est un « appareil à quatre cellules » pour employer l'expression des Allemands, qui est le plus convenable pour l'administration des bains électriques, l'on peut ainsi faire passer réellement le courant à travers le corps humain; dans le bain galvanique dans une baignoire, la majeure partie du courant passe, au contraire, à travers l'eau du bac; cela résulte implicitement des lois de Kirschoff.

TECHNIQUE DES APPLICATIONS. — Dans toute application galvanique, il faut vérifier les appareils, assurer les contacts, constituer le circuit, placer les électrodes et ensuite seulement débiter le courant.

Il peut être utile de vérifier les pôles (quand on utilise le courant de ville et qu'on a déplacé la prise de courant, cette vérification est indispensable). Pour ce faire, on peut utiliser les papiers chercheurs de pôle que vendent les constructeurs, ou plus simplement tremper dans un vase plein d'eau les extrémités métalliques des fils qui doivent être fixés aux électrodes et faire passer le courant; à l'extrémité du fil négatif, on voit un dégagement très actif d'hydrogène.

§ 2. — *Courants faradiques.*

CONSTITUTION DU CIRCUIT. — En général, on utilise le courant de la bobine induite et non l'extra-courant. Le circuit est alors constitué ainsi que le montre la figure 40; on utilise peu souvent un rhéostat, le réglage se faisant par le mouvement de va-et-vient de la bobine induite.

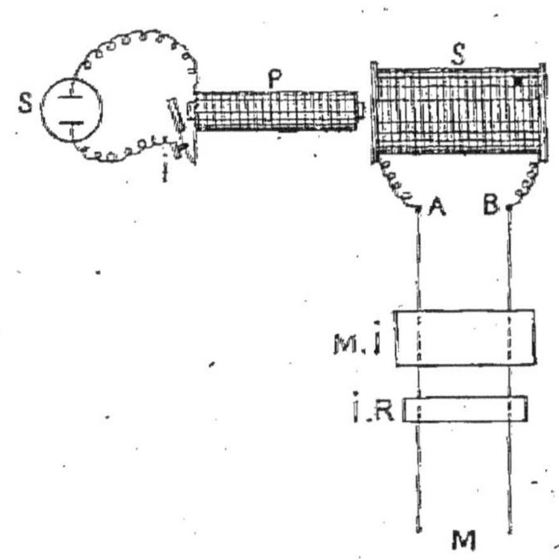

Fig. 40. — Schéma du circuit pour l'application médicale des courants faradiques.

S, Source du courant continu ; I, Interrupteur; P, Primaire du transformateur; S, Secondaire du transformateur; M.I, Métronome interrupteur; I.R, Interrupteur renverseur; M, Malade relié aux fils conducteurs.

APPLICATIONS LOCALES ET GÉNÉRALES. — Pour les applications locales on fait pénétrer le courant dans l'organisme à l'aide des diverses électrodes qui servent pour les courants galvaniques; pour certaines applications vaginales seulement, les deux pôles sont sur la même tige et constituent une électrode bipolaire (fig. 41).

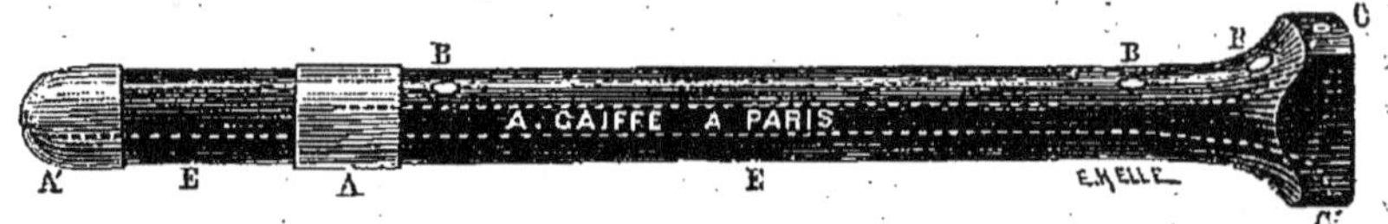

Fig. 41. — Électrode bipolaire du D⁻ Apostoli.

Pour les applications générales, le meilleur système est constitué par l'appareil à quatre cellules.

On peut aussi dans le même but placer le patient dans une baignoire de bois pleine d'eau, aux extrémités de laquelle plongent deux électrodes reliées respectivement à chaque pôle A et B des appareils faradiques : mais ce procédé est moins actif que le procédé des quatre cellules, car la majeure partie du courant passe dans l'eau et non dans le patient. On peut aussi employer le dispositif que M. Baraduc a décrit sous le nom de bain faradique sec; mais je le trouve fort peu pratique.

TECHNIQUE DES APPLICATIONS. — La technique consiste à établir les connexions, vérifier les appareils, régler l'interrupteur, placer la bobine induite à l'extrémité de sa course pour avoir le courant le plus faible, fixer les électrodes et enfin seulement à mettre les appareils en marche.

§ 3. — *Courants galvano-faradiques.*

CONSTITUTION DU CIRCUIT. — Le circuit est constitué en reliant au combinateur les fils que portent le courant galvanique et les fils qui portent le courant faradique, et en intercalant le malade entre les fils de sortie du combinateur, après qu'ils ont traversé le métronome interrupteur.

Les applications peuvent être locales ou générales comme celles des courants galvaniques ou faradiques.

§ 4. — *Courants alternatifs sinusoïdaux.*

CONSTITUTION DU CIRCUIT. — Dans le cas où l'on dispose d'une source de courant continu et où l'on emploie l'appareil Gianoli et Lacoste, le circuit est constitué comme l'indique la figure 42. Dans le cas où l'on emploie l'appareil d'Arsonval-Gaiffe, la figure 16 donne la constitution du circuit.

APPLICATIONS LOCALES ET GÉNÉRALES. — Les applications peuvent être locales : on utilise alors les diverses électrodes qui servent à la galvanisation.

Les applications peuvent être générales : elles constituent le bain hydro-électrique, si les électrodes plongent dans une baignoire en bois où l'on a placé le patient; ces électrodes peuvent, du reste, être en nombre variable, car les électrothérapeutes en réunissent souvent plusieurs à un même

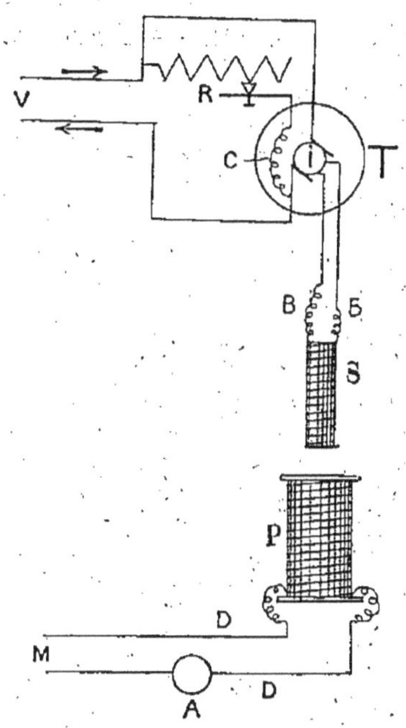

Fig. 42. — Schéma du circuit pour l'application médicale des courants alternatifs sinusoïdaux quand l'on prend comme générateur des courants sinusoïdaux l'appareil de la figure 14.

T, Transformateur; R, Rhéostat du moteur; C, Champ de l'électroaimant; S, Bobine à fil fin; P, Bobine à gros fil. — A, Milliampèremètre; M, Malade intercalé entre les fils D D.

pôle, de façon à localiser les courants aux points où ils le désirent. L'intensité maxima supportable ne dépasse jamais 100 m. a. sous 20 volts.

L'appareil à quatre cellules peut être employé également pour ces applications générales, il permet l'administration de bains alternatifs sinusoïdaux, plus actifs qu'avec la technique précédente; tout le courant qui circule alors, traverse l'organisme, et peut grâce à un combinateur y être lancé de diverses façons.

TECHNIQUE. — Après vérification des connexions, mise en place des électrodes, le courant minimum est lancé ; il n'est augmenté que peu à peu grâce au rhéostat du moteur et au mouvement du transformateur-bobine dans l'appareil Gianoli et Lacoste, grâce au rhéostat du moteur et au réducteur de potentiel, dans l'appareil d'Arsonval-Gaiffe.

§ 5. — *Courants ondulatoires.*

La figure 16 montre la constitution du circuit; les applications, comme celles des courants alternatifs sinusoïdaux, sont génréales et locales.

§ 6. — *Applications frankliniques.*

DIVERS MODES DE CONSTITUTION DU CIRCUIT. — A l'aide d'une machine statique, on peut soumettre l'organisme au bain, à la douche statique, aux frictions, aux étincelles et aux courants frankliniques.

Pour administrer *le bain statique*, on relie par une tige métallique rigide un des pôles de la machine statique, à un tabouret isolant à coins arrondis, à pieds de verre arrondis également, et on met à la terre l'autre pôle par une chaîne métallique flexible fixée à une conduite d'eau ou de gaz, ou plus simplement à la canalisation électrique qui alimente le moteur : On fait asseoir le malade sur le tabouret isolant ; *on donne aux boules polaires leur écartement maximum*, l'on met en marche la machine et on l'amorce (fig. 43).

Pour administrer la *douche*, on laisse le tabouret relié

comme il l'est à la machine statique, mais on fixe la chaîne qui va de l'autre pôle à la terre à un disque à pointes (araignée de Truchot), que l'on place au-dessus de la tête du patient, à une distance suffisante pour qu'il y ait effluve et non étincelle. On peut aussi — mais ce procédé est moins actif — relier directement, le pôle

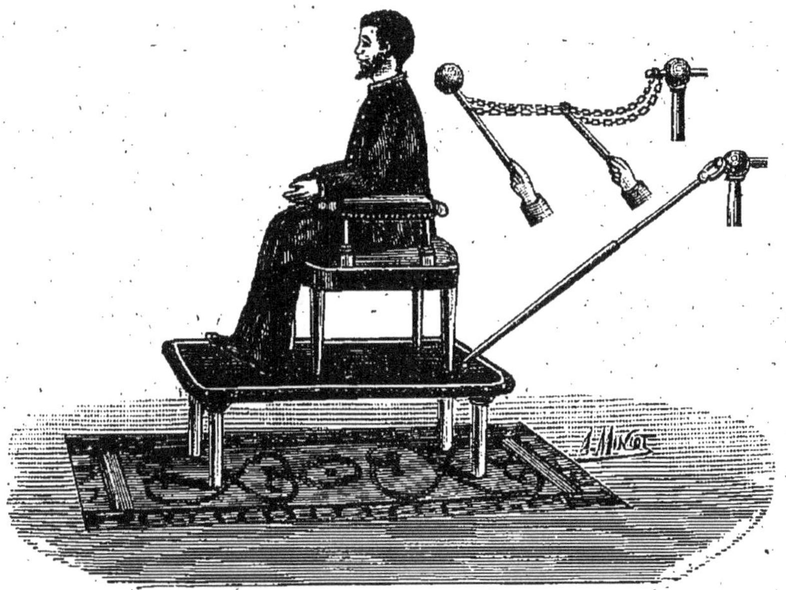

Fig. 43. — Dispositif du bain statique.

Le tabouret est relié à l'un des pôles de la machine par une tige rigide. Une boule métallique reliée dans la figure à l'autre pôle peut être approchée des téguments pour produire l'étincelle.

qui n'est pas fixé au tabouret, à l'araignée de Truchot isolé ; cette araignée est alors fixée à une tige métallique supportée par une colonne isolante en verre plein encastrée à sa partie supérieure et à sa partie inférieure dans des masses métalliques (fig. 44).

Au lieu de fixer sur le pied isolant l'araignée de Truchot, on peut y fixer simplement un balai de chiendent, une pointe métallique ; en rapprochant du patient placé sur le tabouret, ce balai ou cette pointe, on le soumet à un *effluve* qu'on peut localiser où l'on veut.

On réalise le dispositif de la production *d'étincelles*, quand on fixe une boule métallique à la tige que surmonte le pied isolant et quand on la rapproche suffisamment du patient isolé sur le tabouret.

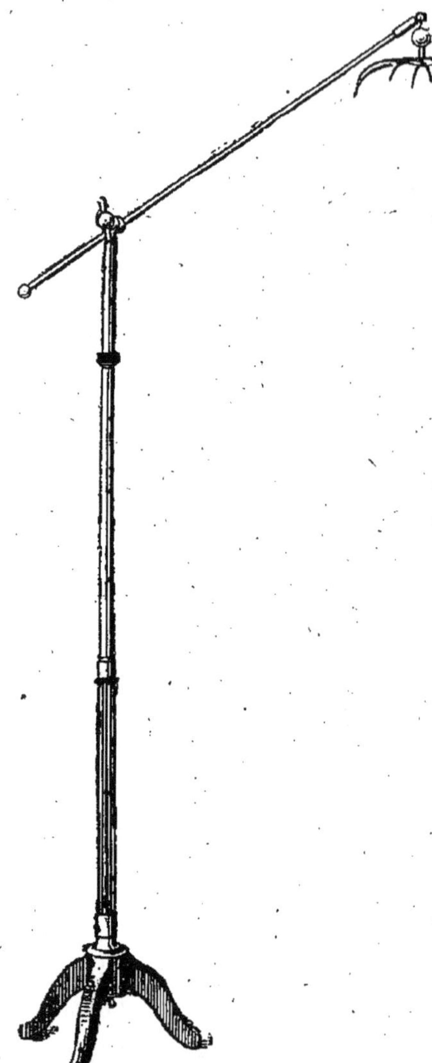

Fig. 44. — Araignée de Truchot montée sur un pied isolant.

Pour l'effluvation comme pour la production d'étincelles, du reste, on peut relier directement le pôle de la machine à la pointe ou à la boule isolée, ou interposer dans le trajet un contact avec la terre.

Pour administrer *les étincelles* quand — ce qui est le cas habituel — on ne veut pas les localiser toutes au même endroit, on relie par une chaîne conductrice une boule métallique supportée par un manche isolant d'ébonite au pôle de la machine non relié au tabouret; on approche cette boule du patient pendant, qu'avec un anneau métallique, supporté également par un manche isolant, on le préserve de tout contact intempestif.

Pour administrer *la friction*, on frotte les téguments du

patient, à travers ses vêtements, avec un excitateur à boules (fig. 45), toutes les autres connexions étant établies comme pour la production des étincelles.

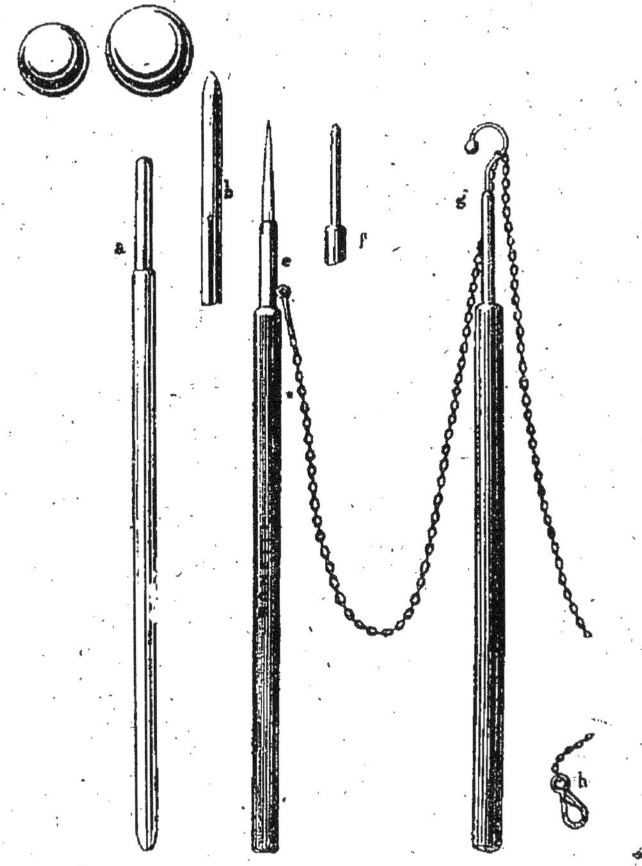

Fig. 45. — Excitateurs à boules et à pointes pour applications frankliniques.

Sur l'excitateur *a* on peut fixer une boule ou une pointe.

Si l'on fixe sur le pied d'autres excitateurs de divers modèles (disque hémicirculaire à pointes, balais, etc.) on peut administrer des effluves plus ou moins forts, les localiser autour du front par exemple, etc., etc...

Un dispositif commode pour l'excitation musculaire par un courant franklinique a été imaginé par Morton; c'est le suivant : un des pôles de la machine est relié à la terre ; le malade est placé sur le tabouret isolant. L'opérateur met en contact avec le muscle que l'on veut exciter une boule métallique supportée par un manche isolant, reliée par une chaîne métallique séparée de tout contact avec la terre à l'autre pôle de la machine ; et il règle l'écartement des boules polaires de façon à donner entre elles un flux ininterrompu d'étincelles. A chaque étincelle correspond une contraction musculaire ; en augmentant la longueur de l'étincelle polaire, on a des étincelles de plus en plus fortes, mais l'on est arrêté soit par les limites de la puissance de la machine, car il est un écartement des pôles pour lequel l'étincelle n'éclate plus entre eux, soit par les réactions du patient qui ne supporte pas les contractions correspondantes au flux d'étincelles.

Un autre dispositif convenable pour la production d'un courant franklinique est le suivant : le patient est placé sur le tabouret isolant relié à l'un des pôles de la machine par une tige métallique ; un excitateur médiat (fig. 46), c'est-à-dire présentant une solution de continuité entre deux armatures métalliques est relié par une chaîne isolée à l'autre pôle. La boule extérieure de cet excitateur est mise en contact avec le muscle que l'on veut exciter. Si les pôles de la machine sont suffisamment écartés pour qu'il n'y ait pas production d'étincelles entre eux, pendant que la machine fonctionne, entre les deux armatures situées de part et d'autre de la solution de continuité, il y a un flux

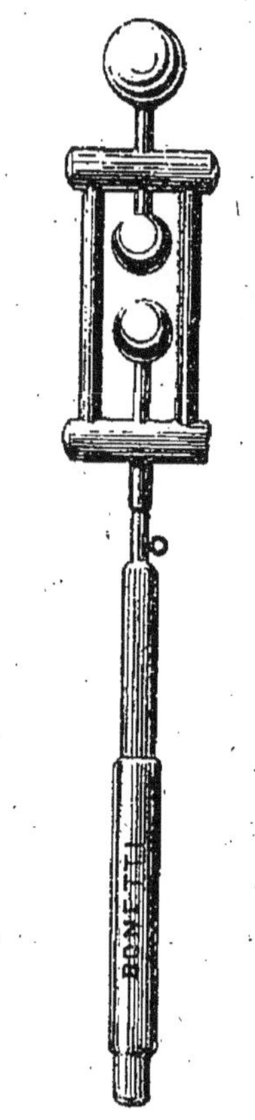

Fig. 46. — Excitateur médiat du professeur Bergonié.

d'étincelles, auxquelles correspondent les contractions musculaires. En réglant la vitesse de la machine, la distance des boules de l'excitateur, on peut avoir des étincelles espacées et par suite des contractions musculaires isolées.

TECHNIQUE. — Pour toutes les applications il est bon que la machine soit bien propre, que les plateaux soient dépourvus de poussière, etc., etc.

On établit les connexions entre la machine, le tabouret, les excitateurs et le malade de diverses façons selon l'application qu'on veut faire ; puis on met la machine en marche en commençant par lui donner sa plus petite vitesse pour prévenir tout grippement des axes, et enfin on l'amorce.

§ 7. — *Courants frankliniques induits*.

CONSTITUTION DU CIRCUIT. — La figure 19 donne la constitution du circuit. Selon la nature de l'électrode B on peut

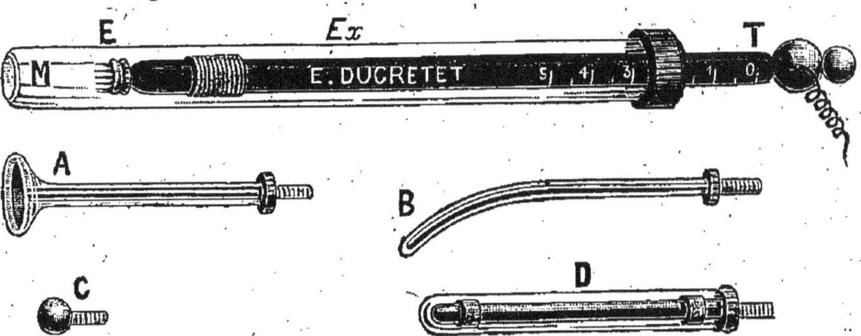

Fig. 47. — Électrodes de l'auteur pour applications locales de courants frankliniques induits ou de courants d'Arsonval-Tesla.

soumettre le malade à l'effluve, à l'étincelle, et au courant lui-même.

Une électrode très pratique est celle que j'ai présentée au Congrès de l'avancement des sciences en 1899 ; elle se compose (fig. 47) d'une tige d'ébonite glissant à frottement dans un fourreau de verre, sur laquelle l'on peut visser diverses parties actives (disque à pointes pour effluvation, boule pour étincelles ou applications avec contact, tige recouverte de manchon de verre pour effluvation des cavités, etc.).

L'avantage principal du fourreau de verre est non seulement la protection de l'opérateur contre toute décharge intempestive, mais aussi la graduation de l'étincelle ; cette graduation est facile à obtenir si l'on applique l'orifice M sur la partie à traiter et si l'on enfonce plus ou moins la tige d'ébonite munie du disque à pointes dans le fourreau.

TECHNIQUE DES APPLICATIONS. — On établit les connexions conformément à la figure 18 ; on fixe au porte-électrodes l'excitateur qui convient, on donne au rhéostat sa résistance maxima ; on met la machine en marche et on lui donne sa vitesse maxima avec un écartement des pôles suffisant ou maximum ; puis on met l'électrode en contact avec le malade.

Pour les diverses applications, l'opérateur tient l'électrode en son milieu, après l'avoir munie de la partie active convenable.

Dans certains cas, de sa main libre, il peut en outre, pendant le passage du courant, masser une partie de l'organisme sur lequel il veut particulièrement agir ; c'est ainsi que quand la boule est en contact avec le col utérin, si sa main libre masse le bas-ventre, il soumet l'utérus à un électro-massage très facilement dosable grâce aux sensations qu'il ressent, la main qui masse sert d'électrode et de voie conductrice pour la fermeture du circuit.

C'est un procédé que j'ai imaginé assez récemment et qui m'a réussi particulièrement dans certaines périmétrites.

§ 8. — *Courants alternatifs de haute fréquence.*

On peut appliquer les courants de haute fréquence de trois façons différentes : soit qu'on n'emploie pas de résonateur, soit qu'on emploie le résonateur monopolaire, soit qu'on emploie le résonateur bipolaire.

APPLICATIONS SANS RÉSONATEUR. — La figure 20 est le schéma des appareils producteurs qui montre fort bien la constitution du circuit ou naissent des ondes hertziennes.

Si, de chacune des extrémités du solénoïde de liaison de C_1 avec C_2, on fait partir un fil conducteur portant une électrode que l'on met en contact avec le malade, on intercale ce malade en dérivation sur le circuit principal (fig. 47). On réalise ainsi *l'application directe*, procédé très actif remis en honneur par M. Denoyès.

Si au lieu de placer le malade dans un circuit fermé en le reliant aux deux extrémités du solénoïde, on le réunit par un seul conducteur au solénoïde il est aussi soumis aux ondes hertziennes ; mais d'une façon moins puissante que si l'on réalise le schéma de la figure 48.

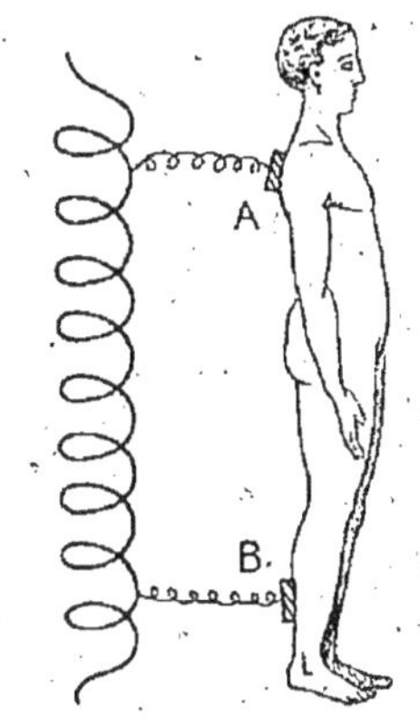

Fig. 48. — Schéma des applications médicales directes des courants alternatifs de haute fréquence.

Si on relie les fils conducteurs, partant des extrémités du solénoïde de liaison en C_1 et en C_2, à deux conducteurs métalliques séparés par un diélectrique constitué par de l'ébonite épais, si, par exemple l'un des conducteurs est placé sous une chaise de rotin recouverte d'ébonite et si l'autre conducteur est constitué par deux poignées fixées aux appuie-bras, le malade couché sur cette chaise longue en tenant dans ses mains les armatures des appuie-bras forme lui-même l'une des armatures d'un condensateur traversé par les ondes hertziennes. Ce mode d'administration des courants de haute fréquence, constitue le procédé du *lit condensateur* (fig. 49).

Si l'on remplace le solénoïde de liaison C_1 C_2 (fig. 20) par un très grand solénoïde vertical pouvant contenir

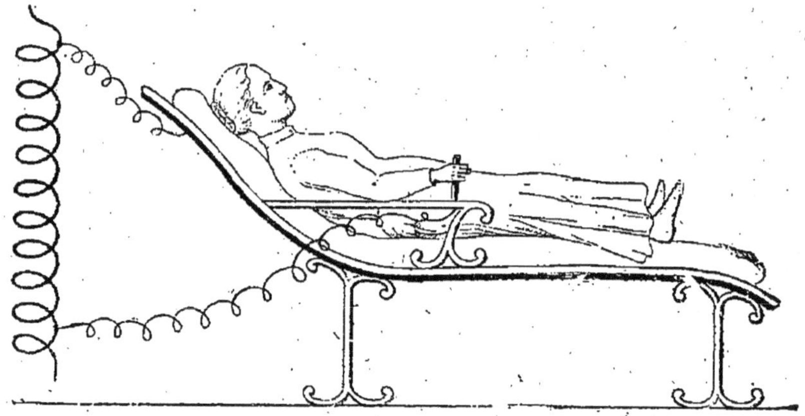

Fig. 49. — Schéma des applications médicales des courants alternatifs de haute fréquence au moyen du lit condensateur.

une personne en son milieu, sans qu'elle ait aucun contact avec lui, cette personne, pendant que les appareils fonctionnent, est traversée par les ondes hertziennes; ce procédé d'administration, délaissé aujourd'hui parce qu'il est le moins actif, est *l'autoconduction*.

APPLICATIONS AVEC LE RÉSONATEUR MONOPOLAIRE. — La figure 23 représente schématiquement le circuit quand on emploie un résonateur unique. Dans ce résonateur unique, le solénoïde E F correspond au solénoïde de liaison de la figure 20. A l'extrémité supérieure G est fixé un fil conducteur portant une électrode avec laquelle on administre au malade le courant lui-même, l'étincelle ou l'effluve. Cette électrode peut être un balai métallique supporté par un manche isolant, l'électrode de M. Oudin (tige métallique recouverte de verre et supportée par un manche isolant), l'électrode que j'ai fait construire pour les courants frankliniques induits (fig. 47), ou enfin des tiges métalliques de formes et de dimensions variées.

Pour les applications où l'on met des électrodes métalliques *en contact* avec la peau elle-même le résonateur peut être réglé pour donner son débit maximum; pour les applications de l'effluve ou des étincelles il doit être réglé de façon à ce que ces effluves ou ces étincelles soient supportables.

APPLICATIONS AVEC LE RÉSONATEUR BIPOLAIRE. — La figure 24 représente la constitution du circuit. En A est fixé un fil métallique portant, à son extrémité, l'électrode que l'on met en contact avec le malade, électrode qui peut être une toile ou une plaque métallique, ou l'électrode de feutre mouillé qui sert pour la galvanisation ; en B est fixé un fil conducteur portant l'électrode effluvante (un balai métallique supporté par un manche isolant).

Pour l'effluvation, l'appareil peut être réglé pour donner son débit maximum.

TECHNIQUE DES DIVERSES APPLICATIONS. — On établit les connexions, on règle la vitesse de l'interrupteur, l'intensité du courant primaire. On règle le résonateur ou les résonateurs, etc., etc.

§9. — *Ozone*.

Les applications peuvent être générales (ozonisation de l'air d'une pièce) ou particulières.

Pour ces dernières, le malade se place près de l'embouchure de l'ozoneur quand il est en marche.

Il faut signaler un procédé d'inhalation ozonée médicamenteuse associée au bain statique dû à M. Imbert de a Touche. Le malade s'assied sur le tabouret isolant relié à l'un des pôles d'une machine statique ; à l'autre pôle ou à la terre, si ce pôle est à la terre, est relié un récipient, a demi rempli d'une solution médicamenteuse (eucalyptol, térébenthine, etc.), dont l'orifice principal est fermé par un bouchon hermétique, traversée par un tube capillaire effilée à son extrémité. Si ce récipient est approché du malade, pendant que la machine est en marche, de la pointe s'échappe un effluve et en même temps la solution médicamenteuse se volatilise; le malade peut ainsi inhaler l'ozone et le médicament en même temps.

§ 10. — *Rayons X.*

TECHNIQUE DES APPLICATIONS. — Les appareils sont disposés comme pour la radiographie: mais le primaire du transformateur doit être réglé pour prendre au maximum 2 ampères sur 12 volts. L'interrupteur ne doit pas avoir plus de 16 interruptions à la seconde. L'ampoule est placée à 20 ou 25 centimètres du malade dans le traitement de l'hypertrichose, à 15 centimètres dans le traitement du lupus. Les parties saines des téguments sont protégées, pendant les applications, par des plaques de plomb les moulant exactement.

Quand on veut pratiquer la radiothérapie, il faut toujours faire une séance courte-d'essai pour juger des réactions des téguments du malade (ces réactions peuvent se manifester dans un délai de trois semaines), et il faut toujours tâcher de se placer dans des conditions comparables.

MM. Schiff et Freund évaluent approximativement le pouvoir de pénétration des rayons X, en mesurant la distance séparant l'écran fluorescent de l'ampoule en fonction, à laquelle l'on voit encore à travers cet écran, les os de la main.

§ 11. — *Radiations calorifiques et lumineuses.*

Les applications sont locales (bains locaux) ou générales (bains complets).

Pour les bains complets avec les appareils fonctionnant à l'air libre, sans caisse, le malade repose sur un lit recouvert d'amiante et les réflecteurs sont amené au voisinage du lit. Une couverture d'amiante, de forme spéciale, ne laissant émerger que la tête, peut être placée au-dessus d'eux.

Le courant est lancé dans les lampes et réglé pendant le bain au moyen du rhéostat.

§ 12. — *Radiations chimiques de la lampe à arc.*

TECHNIQUE DES APPLICATIONS. — Il n'y a lieu que de parler de la technique des applications avec l'appareil Lortet et Genoud, puisqu'actuellement c'est l'appareil le plus pratique et le plus rapidement efficace.

On commence par choisir un compresseur convenant à la surface à traiter (si tous ceux qu'on possède sont trop grands, on découpe sur du papier d'étain un orifice de la taille de la lésion à traiter et on l'applique sur la face de l'un d'eux de façon que l'ouverture soit au centre).

Puis le compresseur adopté est fixé contre l'orifice de la cuvette. L'on a soin ensuite d'expulser toutes les bulles d'air pouvant se trouver dans ce compresseur (rien n'est plus facile, il suffit de le tenir renversé un instant ; les tubes destinés à la circulation de l'eau se trouvant alors à la partie supérieure, les bulles d'air s'échappent immédiatement par le tube de sortie). On veille à ce que le miroir M (fig. 34) destiné à soustraire l'opérateur et l'entourage à la lumière pro-

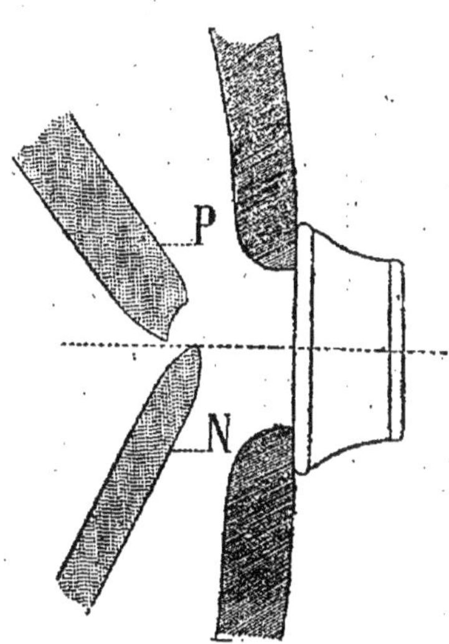

Fig. 50. — Position des charbons et forme de l'arc dans la photothérapie avec l'appareil Lortet et Genoud.

jetée en arrière ne puisse être en aucun temps de l'opé-

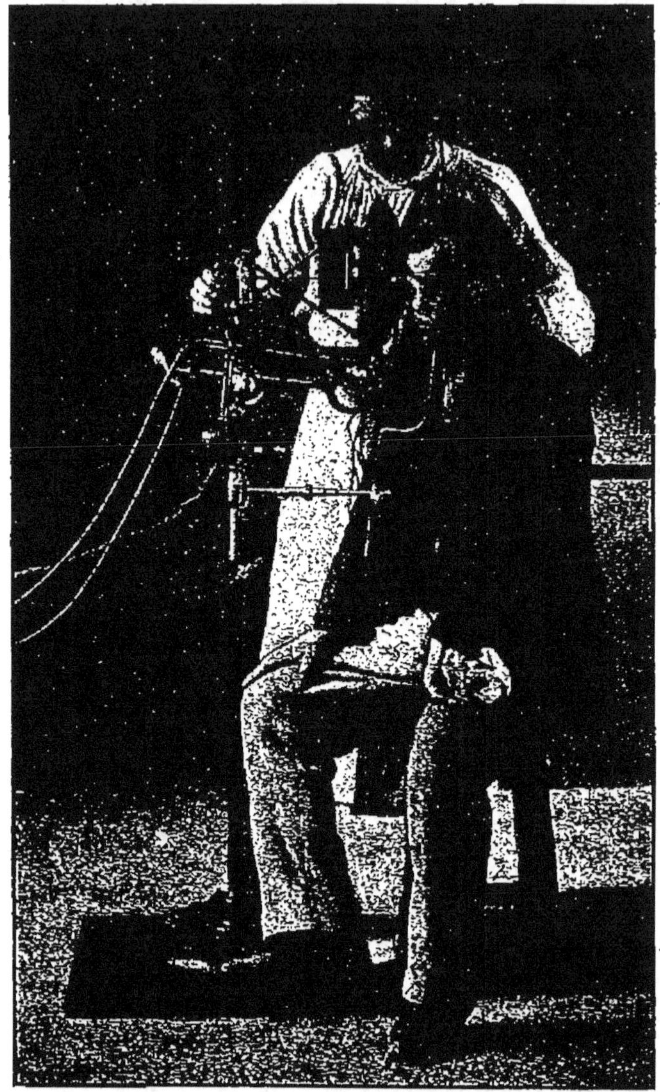

Fig. 51. — Application photothérapique avec l'appareil
Lortet et Genoud.

D'une main, l'opérateur peut maintenir le patient en contact parfait avec le compresseur ; de l'autre, régler l'arc, c'est-à-dire rapprocher les charbons au fur et à
mesure de leur combustion (environ huit à dix fois pour une séance d'un quart
d'heure).

ration, en contact avec les charbons. On met le patient en
position : la plupart du temps il peut être assis. On veille

à ce que le compresseur choisi soit appliqué, par toute sa surface, sur le point à traiter, les points appliqués directement sur cette surface étant seuls soustraits à l'action des rayons calorifiques.

On procède ensuite à l'allumage de l'arc ; pour cela on fait passer le courant et on rapproche les charbons après s'être assuré que la résistance est bien au point voulu. Pour ce temps de l'opération, il est bon de reculer l'arc à une distance de 6 ou 8 centimètres de la cuvette.

Les charbons amenés au contact, sont ensuite légèrement écartés de manière à laisser entre leurs deux extrémités une distance de 5 à 6 millimètres, ce qui permet au cratère du charbon positif d'être complètement à découvert ; à l'aide de différentes vis on obtient un arc semblable à celui représenté par la figure 50.

A ce moment, on rapproche le point lumineux du compresseur, à une distance qui peut varier de 2 à 4 centimètres ; le plus habituellement, l'arc doit se trouver à la distance de 2 centimètres. Ainsi que le représente la figure 50, l'arc doit être sur le prolongement de l'axe du compresseur, le cratère du charbon positif, légèrement au-dessus de cet axe.

Tout le temps que dure l'application de la lumière, le patient doit être fortement appuyé contre le compresseur, pour être soustrait à l'action des rayons calorifiques et pour que l'ischémie des tissus soit obtenue (fig. 51).

Les détails de technique qui ont trait aux soins de la lésion, avant la séance photothérapique et après elle, seront exposés quand je parlerai du traitement du lupus vulgaire.

DEUXIÈME PARTIE

EFFETS DES MODALITÉS DE L'ÉNERGIE ÉLECTRIQUE
SUR L'ORGANISME

§ 1. — *Courant galvanique.*

DISTRIBUTION DU COURANT DANS L'ORGANISME. — Les effets du courant continu sur l'organisme en général et sur les divers organes en particulier sont loin d'être tous connus ; leur étude reste encore un vaste champ ouvert à l'activité des chercheurs. Mais quoi qu'il en soit, si l'empirisme a été le grand inspirateur pour certaines applications, un grand nombre de faits sont actuellement bien acquis et donnent une base scientifique solide à la thérapeutique par le courant galvanique.

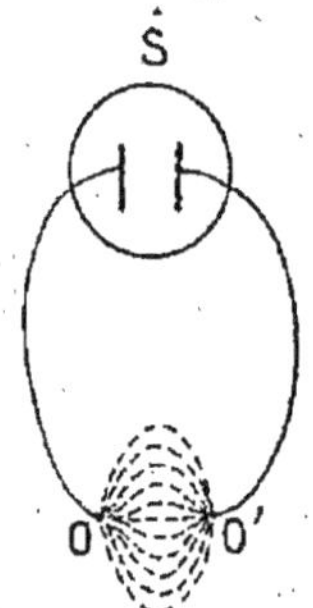

Fig. 52. — Schéma indiquant la distribution du courant galvanique dans l'organisme.

Supposons une source de courant continu et un circuit extérieur (fig. 52). Cette source détermine entre deux électrodes O et O', appliquées en deux endroits sur un individu une différence de potentiel E ; si R est la résistance totale du système formé par les deux électrodes et le corps humain, l'intensité du courant qui traverse tout le système sera I, dont la mesure est donnée par la valeur du rapport $\frac{E}{R}$. Cette intensité du courant dépend donc de la résistance du corps humain et de la résistance des électrodes, et elle varie, — quand la force électromotrice de S et les portions SO et SO′ du circuit restent identiques, — selon la résistance totale du corps traversé, selon les circonstances ou les états pathologiques qui la modifient; elle varie aussi suivant la grandeur des électrodes O et O′.

Augmenter la surface des électrodes, c'est diminuer leur résistance. Pour faire traverser l'organisme par une grande quantité de courant, avec un même circuit extérieur, l'on peut donc augmenter la surface des ces électrodes. D'autre part, pour une intensité donnée, la douleur due à l'introduction d'un courant constant dans l'organisme est bien moins vive, quand les électrodes d'entrée et de sortie sont de grande surface, que lorsqu'elles sont trop petites. Cela tient à ce que dans le premier cas la densité électrique aux points de contact des électrodes et de la peau est bien plns faible que dans le second.

Quand le circuit est fermé, le courant va de O vers O′ en suivant des lignes de flux. Si l'on appelle i, i', i''… les intensités du courant le long de chaque ligne de flux et r, r', r'',… les résistances entre O et O′ comptées le long des mêmes lignes de flux on a, ainsi que les lois de Kirschoff le montrent :

$$I = i + i' + i'' + \dots\ i^n$$
$$ir = i''r' = i''r'' = \dots\ i^n \cdot r^m.$$

Un tissu comme le tissu osseux, dont la résistance est vingt fois plus grande que celle du tissu musculaire, est donc traversé, quand le circuit est fermé, par un courant dont l'intensité par unité de surface est vingt fois moindre que celle du courant traversant au même moment le tissu musculaire. Par suite quand, dans une application de courant continu, le courant qui chemine dans le circuit extérieur a une intensité de 20 milliampères, les lignes de flux qui traversent du tissu osseux portent un courant de 1 milliampère au plus.

Il en résulté implicitement que, lorsque les deux électrodes sont chacune sur une apophyse mastoïde, le courant pénètre à l'intérieur du crâne, dans la cavité osseuse, et que l'intensité dans la portion intra-cranienne est alors vingt fois moins considérable que l'intensité dans la portion extra-cranienne du circuit : entre les deux apophyses mastoïdes le courant se divise, en effet, en un grand nombre de lignes de flux ; pour la plupart, elles contournent la cavité cranienne, quelques-unes seulement pénètrent à son intérieur ; leur nombre est tel que, sur l'unité de surface, l'intensité est environ vingt fois moins considérable dans le cerveau que dans les parties molles du crâne. Ce fait que la théorie démontre a été vérifié par MM. Dève et Herrick, en 1895, par deux procédés différents.

ÉTAT PERMANENT. ÉTAT VARIABLE. — Les effets du courant continu sur l'organisme peuvent être étudiés quand l'état permanent est établi, c'est-à-dire quand le courant traverse le corps humain avec une intensité fixe ou pendant l'état variable au moment de la fermeture et de l'ouverture du circuit, quand le courant passe de zéro à son maximum ou inversement.

Examinons d'abord les premiers, c'est-à-dire les effets du courant à l'état permanent.

TRANSPORT DES IONS. — Le phénomène principal produit par le courant continu pendant son passage dans le corps humain est le phénomène du transport des ions.

L'organisme est un électrolyte qui ne fait pas exception à la loi qui régit le passage du courant dans les électrolytes ; les expériences de M. Labatut (*Archives d'élect. médicale*, 1893, p. 428 et 497), celles plus récentes de M. Leduc (*Congrès d'électrobiologie*), le démontrent péremptoirement. Les cathions (métaux ou bases) se dirigent vers le pôle négatif, les anions (acides ou oxygène) se dirigent vers le pôle positif ; le phénomène est apparent surtout aux surfaces d'entrée et de sortie du courant, mais peut être manifesté en d'autres points du circuit, car l'organisme n'est pas un corps homogène.

La peau n'est pas un obstacle au mouvement des ions, pendant le passage du courant il y a échange ionique entre les téguments et les électrodes métalliques ou liquides (bains locaux) qui sont à leur contact ; au pôle positif, les cathions de l'électrode, le radical métallique ou basique, pénètrent dans l'organisme, les anions de l'organisme au contraire (le chlore, l'oxygène, etc.) en sortent ; le mouvement est inverse au pôle négatif. Il ne se produit pas à travers le revêtement épidermique mais seulement à travers les orifices glandulaires : ce fait prévu par M. Destot (*discussion au Congrès d'électrobiologie de* 1900) a été démontré par M. Leduc (*Société française d'électrothérapie*, avril 1901).

Le phénomène du transport des ions sous l'influence du courant continu suffit pour expliquer ce qu'on a appelé, en électrothérapie, les effets polaires, les effets interpolaires et les effets électrotoniques [1].

EFFETS POLAIRES. — Quand l'intensité du courant par

---

(1) Les traités d'électrothérapie placent la cataphorèse, c'est-à-dire le transport de la molécule non décomposée en ses éléments, parmi les effets du courant continu appliqué à l'organisme. Des expériences de MM. Labatut et Leduc, il résulte qu'au moins en électrothérapie et en électrophysiologie, ces effets n'interviennent pas, car ils sont de bien moins grande importance que les transports d'ions.

Les expériences, dans lesquelles M. Weiss obtenait sous l'influence de courants de $\frac{1}{25000}$ d'ampère appliqués assez longtemps des déplacements de matières colorantes dérivées de la houille, dissoutes dans de la gélatine placée dans un tube en U, sont passibles d'une objection assez sérieuse : le bleu de méthylène, le violet de Paris, la fuchsine, la safranine, sont toujours entraînés dans le sens du courant alors que l'éosine, l'oranger, la fuchsine acide, l'écarlate de Biebrich vont du pôle négatif au pôle positif ; or il n'est pas dit que dans ces expériences il n'y a pas décomposition en ions et que ce n'est pas le radical coloré seul dont le déplacement est visible à la cathode ou à l'anode, selon qu'il est basique ou acide.

unité de surface est très considérable, c'est-à-dire quand la densité électrique est grande, les échanges ioniques déterminent au contact des électrodes une véritable destruction des tissus, une escarrification.

Si les électrodes sont métalliques mais formées d'un métal inattaquable, il n'y a pas de réactions secondaires; mais si les électrodes sont faites de métal attaquable par les produits de décomposition de l'électrolyse, ou constituées par des électrolytes, il y a réactions chimiques entre les produits mis en liberté au contact des électrodes et ces électrodes elles-mêmes, et par suite des actions secondaires.

Quand l'anode est formée d'un métal oxydable M, les produits mis en liberté à son contact, de l'oxygène et du chlore, si l'on suppose l'organisme constitué simplement par une dissolution de chlorure de sodium, réagissent sur ce métal M, et forment des oxychlorures. Quand le courant continue à passer, l'on a entre les molécules de l'organisme et ces oxychlorures les réactions indiquées par les schémas suivants :

$$
\begin{array}{llllll}
+ & O\ Cl\ M & O\ Cl\ M & O\ H^2 & O\ H^2 & \ldots \quad \ldots \\
+ & O\ Cl & M\ O\ Cl & M\ O & H^2\ O & H^2\ O \quad \ldots \\
+ & O\ Cl & O\ Cl & M\ O & M\ O & \ldots \quad \ldots
\end{array}
$$

et

$$
\begin{array}{llllll}
+ & O\ Cl\ M & O\ Cl\ M & Cl\ Na & Cl\ Na & \ldots \quad \ldots \\
+ & O\ Cl & M\ O\ Cl & M\ Cl & Na\ Cl & \ldots \quad \ldots \\
+ & O\ Cl & O\ Cl & M\ Cl & M\ Cl & Na \quad \ldots
\end{array}
$$

Non seulement le passage du courant détermine la mise en liberté d'oxygène et de chlore à l'anode, mais encore il fait progresser le métal de molécule à molécule dans l'intérieur des tissus.

Si les électrodes sont, toutes deux, formées par des dissolutions de sel marin imbibant des corps de résistance suffisante pour qu'entre eux et la peau il n'y ait pas de chute brusque du potentiel lorqu'on établit les contacts, c'est-à-dire si ces électrodes ont des résistances très voisines de celle de la peau, il y a bien encore, même quand l'intensité est très faible, échanges ioniques entre le circuit extérieur et l'organisme ; mais ces échanges se font entre corps de composition très voisine et l'électrolyse est peu apparente.

Dans les applications du courant continu dans lesquelles l'une seule des électrodes est métallique, l'escarre qui se produit au contact de cette dernière est différente suivant le pôle relié à cette électrode ; si c'est le pôle positif l'escarre est comparable à celles produites par les acides et le feu, la cicatrice consécutive est dure et rétractile ; si c'est le pôle négatif, l'escarre est comparable à celles produites par les alcalis et la cicatrice est molle, pas ou peu rétractile.

Le dégagement des anions, chlore et oxygène, au contact du pôle positif formé d'une électrode métallique donne une valeur bactéricide à ce pôle ; cela résulte des travaux de Renzi, Enrico Burci, Vittorio Frascani, Apostoli et Laquerrière, etc. [1].

EFFETS INTERPOLAIRES. — L'organisme n'étant pas un corps homogène, les échanges ioniques se faisant dans le circuit entre molécules différentes, des modifications chimiques se manifestent pendant le passage du courant dans le trajet interpolaire ; elles ont été mises en évidence en 1890 par M. Weiss dans une expérience restée célèbre, par Hermann ensuite et par d'autres physiologistes.

Du fait des modifications polaires et interpolaires dans le circuit, naît une force électromotrice de polarisation de sens contraire à celle que produit le courant initial ; on peut la déceler dans n'inporte quelle application galvanique sur l'homme. Il suffit après le passage du courant

(1) Pour l'étude de l'action antiseptique du courant continu, voir E. Albert-Weil. *Le courant continu en gynécologie* (Steinheil, éditeur) : chap. III. *Le courant continu et les microbes.*

pendant un certain temps de laisser les électrodes en place sans y toucher et de les réunir par un circuit extérieur ne refermant qu'un galvanomètre, la déviation de l'aiguille démontre immédiatement l'existence d'un courant inverse du courant primitif.

EFFETS ÉLECTROTONIQUES. — Si l'on fait passer un courant constant à travers un nerf moteur, en appliquant des électrodes impolarisables en deux points de sa longueur, le passage de ce courant détermine, dans ce nerf, des modifications de l'excitabilité appelées par Dubois-Reymond *électrotonus* et évaluées par Pflüger en 1859 ; au voisinage de l'anode, le nerf a son excitabilité diminuée, c'est-à-dire est en état d'*anélectrotonus* tandis qu'au voisinage de la cathode, il a son excitabilité augmentée c'est-à-dire est en état de *catélectrotonus*. Il est facile de le vérifier ; il suffit de faire passer dans le tronçon nerveux un courant galvanique et d'étudier son excitabilité au moyen de chocs d'induction, de part et d'autre de la cathode et de l'anode, avec l'excitateur bipolaire de Verdin ; si l'on opère avec la patte galvanoscopique, l'apparition de la secousse musculaire, pour des enfoncements plus ou moins grands de la bobine induite sur la bobine inductrice, montre si l'excitabilité est diminuée ou augmentée.

Sur l'homme vivant, à travers la peau, l'on peut mettre aussi en évidence le catélectrotonus et l'anélectrotonus. Mais ainsi que le montre Landois (*Traité de physiologie*, traduction Moquin-Tandon, p. 651, Reinwald, édit.), l'exploration doit être faite en lançant le courant d'induction explorateur aux points mêmes où se trouvait la cathode ou l'anode.

Les effets anélectrotoniques et catélectrotoniques peuvent s'expliquer grâce aux transports d'ions (hypothèse de Pavlinoff, dans son livre intitulé la « condition importante de la vie et de l'évolution », et expériences de Leduc).

EFFETS DE LA NUTRITION. — Les effets du courant continu sur la nutrition ont été mis en évidence par M. Guilloz (de Nancy). Après avoir étudié la respiration du muscle pendant sa survie, et se basant sur des expériences de M. Tissot qui avaient établi que l'activité vitale du muscle était corrélative de son absorption d'oxygène et indépendante de l'acide carbonique qu'il dégageait, cet expérimentateur a pu montrer que le courant continu suractive les oxydations dans le muscle pendant sa survie, même après qu'il a cessé d'agir et que cette suractivité semble continuer pendant un temps fort long.

En clinique, les heureux effets des galvanisations à intensité faible ont depuis longtemps frappé les observateurs. C'est ainsi que dans la paralysie infantile, il est fréquent de voir le squelette d'un membre dont les muscles se sont atrophiés se développer sous l'influence de galvanisations bien faites.

EFFETS VASOMOTEURS — Le passage du courant continu à travers l'organisme détermine incontestablement des modifications dans la circulation et la suractive, les troubles vasomoteurs, constatés sous les électrodes, en sont la meilleure preuve ; et, d'ailleurs, il n'est pas rare de voir un relèvement de la pression artérielle suivre une galvanisation.

C'est en grande partie grâce aux effets vasomoteurs que les applications galvaniques ont, dans certains cas, des effets hémostatiques.

EFFETS SENSITIFS. — Les effets sur la sensibilité dus au passage du courant constant sont bien connus, ils se manifestent surtout aux points d'application des électrodes, mais ils existent également dans le trajet intraorganique ; ils consistent en une sensation de picotement qui peut dégénérer en chaleur ou douleur vive, si la densité électrique est trop forte.

EFFETS DU COURANT A L'ÉTAT VARIABLE SUR LES NERFS MOTEURS ET LES MUSCLES STRIÉS SAINS. — Quand on fait passer un courant fort au travers d'un nerf moteur ou au travers d'un muscle, le muscle se contracte au moment où le régime est établi; mais cette contraction ne suit pas instantanément le moment où le courant est lancé, elle a un retard sur l'excitation; ce retard porte le nom de *temps perdu de Helmholtz* et peut varier de $\frac{1}{150}$ de seconde à $\frac{1}{50}$ de seconde.

Si l'on excite un nerf moteur au moyen de deux électrodes placées en deux de ses points, on obtient des contractions différentes à la fermeture et à l'ouverture, suivant la direction et la force du courant. Les lois qui régissent ces contractions ont été découvertes par Pflüger et peuvent s'exprimer ainsi :

Les *courants faibles*, qu'ils soient dirigés suivant le sens de la conductibilité nerveuse ou inversement, ne donnent qu'une secousse de fermeture ;

Les *courants moyens*, quels que soient leurs sens, donnent une secousse de fermeture et une secousse de rupture ;

Les *courants très forts*, lancés dans le sens de la conductibilité du nerf ne donnent qu'une secousse de fermeture; les courants très forts de sens inverse ne donnent qu'une secousse de rupture.

Le tableau ci-dessous emprunté à Landois exprime d'une façon très claire ces différents résultats :

COURANT	ASCENDANT	DESCENDANT
Faible . .	Fermeture : contraction. Rupture : repos.	Fermeture : contraction. Rupture : repos.
Moyen . .	Fermeture : contraction. Rupture : contraction.	Fermeture : contraction. Rupture : contraction.
Fort . . .	Fermeture : repos. Rupture : contraction.	Fermeture : contraction. Rupture : repos.

Quand l'excitation est portée directement sur le muscle, la secousse de fermeture est toujours la plus considérable : la secousse d'ouverture vient à manquer quand on diminue peu à peu l'intensité du courant.

Au lieu d'employer la méthode bipolaire, M. Chauveau à fait l'étude de l'excitation des nerfs moteurs et des muscles par la méthode monopolaire, c'est-à-dire en ne plaçant sur le nerf ou sur le muscle qu'une seule électrode, et en fermant le circuit en un autre point de l'organisme. Il a vu qu'à la fermeture du courant avec le pôle positif comme pôle actif, la contraction croît toujours proportionnellement à l'intensité du courant ; qu'au contraire, avec le pôle négatif comme pôle actif, à cette même fermeture, la contraction croît, reste stationnaire et décroît alors que l'intensité augmente tout le temps ; et qu'à la rupture la contraction apparaît bien plus tôt quand le pôle positif est pris comme pôle actif.

Erb à son tour a requis toute cette étude et a pu formuler les lois générales des réponses des nerfs moteurs et des muscles striés à l'excitant galvanique, quand ils sont interrogés en des points particuliers que nous déterminerons plus loin et qui sont les *points moteurs*.

Si nous désignons pour faciliter la rapidité du langage par KFS la secousse de fermeture quand la cathode est le pôle actif, par KOS la secousse d'ouverture (qu'on appelle aussi secousse de rupture) quand la cathode est le pôle actif, par AnFS la secousse de fermeture quand l'anode est le pôle actif, par AnOS la secousse de rupture quand l'anode est le pôle actif, l'on a, pour une intensité de courant suffisamment forte, entre les grandeurs de ces quatre contractions la relation :

$$\text{KFS} > \text{AnFS} > \text{AnOS} > \text{KOS}\ [1],$$

(1) Cette formule est celle de l'excitation de tous les nerfs moteurs et de tous les muscles à l'état sain ; seuls le nerf radial presque constamment, le nerf médian, le nerf cubital, le nerf péronier quelquefois y font exception et ont comme formule :

$$\text{KFS} > \text{AnOS} \geqq \text{AnFS}. > \text{KOS}$$

c'est-à-dire que la cathode-fermeture-secousse est plus grande que l'anode-fermeture-secousse, que celle-ci est plus grande que l'anode-ouverture-secousse, etc.

En d'autres termes, si l'on commence à explorer un nerf ou un muscle avec un courant faible au moyen du pôle négatif, on voit que, pour des intensités très petites, la fermeture du courant ne détermine pas de contraction, que pour des intensités un peu plus élevées, à la fermeture survient une légère contraction et que ce n'est qu'avec un courant assez intense (8 à 10 milliampères) qu'apparaît la contraction de rupture. Si l'exploration est faite avec le pôle positif, la contraction de fermeture apparaît plus tard c'est-à-dire avec une intensité plus élevée que celle qui est nécessaire pour déterminer une contraction de fermeture à la cathode ; la contraction d'ouverture, par contre, apparaît bien plus tôt, et les intensités minima correspondant à la fermeture et à l'ouverture sont très voisines.

M. le professeur Bergonié en portant, sur un axe horizontal des longueurs proportionnelles aux intensités, et sur un axe perpendiculaire des longueurs proportionnelles aux contractions, a pu représenter par des courbes les réponses des muscles et des nerfs à l'excitant galvanique : ces courbes, établies pour chaque pôle, à l'ouverture et à la fermeture du circuit, montrent clairement l'ordre des contractions et leur amplitude.

Effets de l'état variable sur les nerfs moteurs et les muscles striés dans divers états pathologiques. — Dans divers états pathologiques des muscles, des conducteurs nerveux, des centres médullaires ou cérébraux, les réponses des nerfs moteurs et des muscles striés aux excitations par l'état variable du courant galvanique sont différentes de ce qu'elles sont à l'état physiologique.

Pour déterminer des contractions musculaires, il peut être nécessaire d'employer, toutes autres conditions restant égales d'ailleurs, une intensité de courant bien plus élevée du côté malade que du côté sain, ou si les deux côtés sont atteints, une intensité plus élevée que l'intensité moyenne nécessaire pour faire contracter les muscles voisins. Le nerf ou le muscle exploré présente alors de *l'hypoexcitabilité galvanique*. Cette réponse anormale est le fait soit d'une altération du nerf moteur, soit d'une altération du muscle, soit d'une altération intéressant à la fois le nerf et le muscle, soit enfin de lésions situées en amont du point exploré, dans la moelle en particulier (Huet).

Pour déterminer une contraction musculaire, il peut être possible d'user d'intensités de courant bien plus faibles que celles qui sont nécessaires à l'état normal ; le muscle ou le nerf exploré présentent alors de *l'hyperexcitabilité galvanique*. Cette réponse anormale dépend soit d'altérations encéphaliques ou médullaires, soit d'altérations des nerfs et des muscles au niveau des points explorés, soit quelquefois même d'altérations en aval de ces points comme cela arrive dans l'empoisonnement par la vératine, ainsi que l'expérimentation l'a démontré (Huet).

Dans d'autres cas, l'excitation par l'état variable du courant galvanique, au lieu de déterminer quand on augmente progressivement l'intensité du courant, des secousses, dans l'ordre normal d'apparition, c'est-à-dire de donner d'abord une secousse à la cathode-fermeture seule, puis pour une intensité plus forte une secousse moyenne à la cathode-fermeture et une plus faible à l'anode-fermeture, etc., les produit dans un ordre différent.

En employant alternativement l'anode et la cathode comme pôles actifs, on voit quelquefois à la fermeture du courant l'anode-fermeture-secousse apparaître avec une intensité qui est insuffisante pour donner la cathode-fermeture-secousse ou précisément avec l'intensité minima qui produit cette dernière. La formule d'excitation s'écrit alors

$$\text{AnFS} \leq \text{KFS} > \text{AnOS} > \text{KOS}.$$

Cette inversion polaire, qui peut être accompagnée d'hyper ou d'hypoexcitabilité galvanique, a été mise en lumière par Erb. Elle survient le plus souvent dans le cas de lésions du nerf moteur et de son centre médullaire, soit que la lésion parte d'abord du neurone ou qu'au contraire elle remonte de la périphérie vers le neurone correspondant. C'est ainsi qu'elle existe dans les névrites dégénératives, dans les affections des cornes antérieures de la moelle soit aiguës, soit chroniques ; dans ces derniers cas, parfois comme le fait remarquer M. Huet, les modifications polaires dues aux fibres altérées peuvent rester marquées par les réactions normales des fibres encore saines. Mais alors très souvent un examen attentif, soit au moment même, soit à une autre période de l'évolution de la maladie, permet de constater ces modifications polaires sur quelques-uns des muscles atteints.

Quelquefois, il y a non seulement inversion ou égalité entre les valeurs de KFS et AnFS, mais encore la formule de contraction du nerf ou du muscle devient

$$\text{AnFS} \geqq \text{KFS} > \text{KOS} > \text{AnOS}.$$

L'intensité minima qui permet d'observer une contraction d'ouverture à la cathode est plus faible que l'intensité minima qui est nécessaire pour en déterminer une à l'anode : il peut en être ainsi dans les premiers jours qui suivent une lésion nerveuse quand les muscles innervés présentent en même temps de l'hyperexcitabilité galvanique.

Dans d'autres cas, l'on a bien la formule normale

$$\text{KFS} > \text{AnFS} > \text{AnOS} > \text{KOS}.$$

Mais alors que, dans la réaction normale, pour obtenir la contraction d'ouverture à l'anode il faut environ 3 milliampères et pour obtenir la contraction d'ouverture à la cathode il faut 10 milliampères, il ne faut ici que 1 milliampère $\frac{1}{2}$ pour avoir la contraction d'ouverture à l'anode et 1 milliampère $\frac{3}{4}$ pour avoir la contraction d'ouverture à la cathode ; la différence entre les intensités minima nécessaires pour la production des contractions d'ouverture aux deux pôles est réduite à une fraction de milliampère ; quelquefois, elle n'existe pas ; quelquefois même, KOS nécessite une intensité plus faible que AnOS. Cette altération dans les effets du courant à l'état variable a été découverte par Richard Geigel, elle survient toujours dans les nerfs et les muscles d'un territoire dont on a empêché l'irrigation sanguine par la compression avec la bande d'Esmarch.

Dans d'autres cas, l'excitation galvanique pratiquée au point moteur, même si on élève indéfiniment l'intensité, ne donne plus de contraction : le nerf moteur ou le muscle est à peu près complètement détruit.

Quelquefois pourtant, si au lieu de produire l'excitation au point moteur, on la produit de telle façon que le courant traverse le muscle dans toute sa longueur, ce muscle qui ne réagit plus à l'excitation par le point moteur, réagit à cette excitation particulière ; il présente ce que l'on appelle *la réaction longitudinale*[1].

Dans d'autre cas, il peut arriver qu'une intensité de courant qui a été suffisante pour produire une première contraction ne suffit plus quelques instants après, et qu'au fur et à mesure qu'on veut reproduire les excitations il faille des intensités de plus en plus fortes pour obtenir ce résultat ; il en est ainsi dans la fatigue excessive et dans une maladie particulière, la myasthénie.

Les applications polaires peuvent dans d'autres cas mettre en évidence des modifications dans la forme de la contraction musculaire ; la secousse peut être *lente, pares-*

---

(1) Il ne faudrait pas croire que cette réaction longitudinale du muscle ne survient qu'après la suppression de toute excitabilité au point moteur ; elle peut survenir bien avant, même dans les premières périodes, après l'apparition de l'inversion de la formule ; mais elle est néanmoins toujours l'indice d'une altération profonde du muscle.

seuse, *durable;* il en est ainsi, le plus souvent, quand elle présente des altérations qualitatives.

La secousse peut *encore être ondulatoire et traînante*, accompagnée de dépressions musculaires lentes à disparaître [1].

EFFETS DE L'ÉTAT VARIABLE SUR LES NERFS DE LA SENSIBILITÉ. — L'action des états variables a aussi été étudiée sur les nerfs sensitifs. Pflüger a employé à cet effet la méthode bipolaire, en observant les contractions reflexes qui résultent de la fermeture et de l'ouverture des courants appliqués à un nerf sensible ; il a vu que des courants faibles ne donnent que des secousses de fermeture, les courants d'intensité moyenne des secousses de fermeture et d'ouverture, les courants forts descendants des secousses d'ouverture, les courants forts ascendants des secousses de fermeture.

Marianini, Matteucci ont étudié l'application sur la peau : ils ont vu que les courants faibles, quelle que soit leur direction, ne produisent qu'une sensation à la fermeture, les courants forts descendants une sensation à la rupture, les courants forts ascendants une sensation à la rupture. Plus récemment, M. Bordier a repris ces études : il a pu constater une parfaite concordance

(1) La secousse musculaire dans divers cas pathologiques a été étudiée par M. Mendelsohn au moyen de l'inscription avec le myographe. M. Mendelsohn a ainsi reconnu l'existence de quatre courbes pathologiques :

La première, la *courbe spasmodique*, caractérisée par une diminution du temps perdu, une ascension plus brusque qu'à l'état normal, une longue descente de la courbe, la diminution de l'amplitude de la contraction ;

La deuxième, la *courbe atrophique*, caractérisée par l'augmentation du temps perdu, l'augmentation de la durée de la secousse, l'ascension lente, la descente lente, l'amplitude diminuée ;

La troisième, la *courbe paralytique*, caractérisée par l'allongement de la période latente, par la diminution de la hauteur de la courbe.

La quatrième, la *courbe dégénérative* caractérisée comme la courbe atrophique mais présentant des ondulations dans sa partie descendante.

entre les phénomènes sensitifs, lors de l'excitation des nerfs sensitifs et les secousses musculaires à l'exploration des nerfs moteurs.

La loi exprimée par la formule

$$KFS > AnFS > AnOS > KOS$$

peut donc servir à exprimer les réactions sensitives; il suffit de l'interpréter ainsi : kathode-fermeture-sensation plus grande que anode-fermeture-sensation, etc. [1]

INDICATIONS THÉRAPEUTIQUES. — Les applications générales des courants galvaniques sont indiquées dans les œdèmes, les stases sanguines, les maladies par ralentissement de la nutrition, l'obésité à cause des transports d'ions, des phénomènes vaso-moteurs, de la suractivité

[1] L'organisme n'est pas seulement influencé par les courants qui viennent de son extérieur : il produit lui-même des courants électriques ; c'est un générateur d'électricité, sous certaines conditions qu'il est plutôt de mise d'étudier dans un traité de physiologie que dans un manuel d'électrothérapie. Il est pourtant quelques points qu'il ne faut pas ignorer.

Les courants produits dans l'organisme sont tout à fait différents de ceux engendrés par les torpilles, les gymnotes, les malaptérures, les raies etc., qui ont des organes spéciaux leur permettant de lancer des décharges électriques extrêmement puissantes. Les courants dont il s'agit ici sont les courants qui résultent des différences de potentiel qui peuvent exister entre différents points du corps.

Normalement, entre la section longitudinale et la section transversale d'un muscle strié ou d'un nerf, il existe une différence de potentiel telle que, si l'on ferme le circuit par un fil conducteur renfermant un galvanomètre, ce circuit est traversé par un courant qui se dirige de la section longitudinale à la section transversale. Si l'on réunit d'autre part par un même circuit deux points situés de part et d'autre du centre d'un muscle, c'est-à-dire *de l'équateur*, mais à inégale distance de lui, le circuit est traversé aussi par un courant; mais ce courant est très faible.

Ces courants de repos peuvent être décelés également dans certaines conditions sur les muscles lisses et les glandes, mais à un moindre degré.

Si l'on provoque la contraction musculaire d'un muscle strié, sur lequel on a pu constater l'existence, dans un circuit externe, d'un

des échanges qu'elles produisent. Mais ces applications doivent être faites à hautes intensités, cela résulte implicitement de la loi de Faraday sur les décompositions électrolytiques. L'expérience ayant démontré de plus une certaine supériorité du pôle négatif sur le pôle positif comme résolutif, c'est le pôle négatif qu'il faut le plus souvent prendre comme pôle en rapport avec les parties sur lesquelles on veut plus particulièrement agir.

Les applications de courant continu, au moyen d'électrodes ou de bains locaux renfermant des sels, sont indiquées chaque fois qu'il s'agit d'introduire dans l'organisme à travers les orifices glandulaires, l'un des radicaux de ces sels ; le bain et l'électrode sont positifs ou négatifs suivant que le radical à introduire est un cathion ou un anion.

Les applications locales à hautes intensités au moyen de grandes électrodes, recouvrant tout le territoire cutané

courant allant de sa surface latérale à sa section, on remarque que l'acte du muscle a pour effet de diminuer le courant de repos ; la déviation du galvanomètre observé après l'excitation est notablement inférieure à ce qu'elle était avant, toutes les autres conditions restant les mêmes.

Ce phénomène a été appelé par Dubois-Reymond, la *variation négative*. Ses lois ont été étudiées par Bernstein qui les a formulées ainsi : « l'oscillation négative apparaît dans le muscle avant sa contraction, pour ainsi dire. Elle se propage dans le muscle avec la même vitesse que l'onde musculaire de Aeby ; elle se propage dans le nerf avec la même vitesse que l'influx nerveux. Le phénomène est surtout visible après tétanisation d'un muscle : si le circuit a été disposé au préalable pour rendre tangible le courant de repos, on voit après tétanisation l'aiguille du galvanomètre revenir à zéro. »

Les physiologistes n'ont pas encore déterminé exactement si les courants électriques peuvent se produire dans des tissus vivants intacts ou si les différences de potentiel ne se manifestent qu'à la suite de sections diverses.

Dubois-Reymond a cherché à mettre en évidence l'oscillation négative sous l'influence de la contraction volontaire par l'expérience suivante : l'on plonge les mains dans deux cristallisoirs contenant de l'eau salée, mis en communication par des électrodes impolarisables avec un galvanomètre : l'on observe alors en géné-

d'un nerf, reliées au pôle positif, sont indiquées dans toutes les affections douloureuses, paroxystiques ou non, à cause des phénomènes anélectrotoniques, qu'elles font naître, dans les terminaisons ou les troncs nerveux.

Les applications locales, négatives surtout, sont indiquées dans le cas de paralysies, d'atrophies musculaires, pour exciter la vitalité des muscles ; mais ces applications doivent être faites à faible intensité (de 1 à 20 milliampères) ; la clinique, en attendant que l'expérimentation le confirme, nous apprend en effet que les courants faibles excitent le fonctionnement cellulaire, que les courants forts au contraire peuvent détruire la cellule et causer l'atrophie au lieu de la faire retrocéder.

Les applications locales, avec des aiguilles ou des tiges de métal, sont indiquées chaque fois que l'on désire, indépendamment de toute action vaso-motrice, une action électrolytique locale (destruction de poils et de nævi, cau-

ral une déviation très légère. L'on contracte ensuite les muscles d'un bras ; l'on constate immédiatement une modification dans la déviation de l'aiguille du galvanomètre, indiquant le passage d'un courant se dirigeant de la main à l'épaule dans le bras contracté, courant très faible il est très vrai.

Les physiologistes qui croient que les actes de la vie normale ne déterminent pas de variations potentielles entre deux points différents de l'organisme, attribuent ce courant à des phénomènes chimiques. Cette explication ne doit pas être la vraie ; des expériences de Herrmann et de Tarchanoff il résulte que chez l'homme à la suite de l'action du froid, du chatouillement, de l'activité intellectuelle, d'une vive impression lumineuse, il se produit de faibles courants électriques sur la surface cutanée.

Pour compléter ces notions fort succinctes sur les courants naturels, il faut encore rappeler que, de certaines personnes qu'on a frottées avec des doigts bien secs l'on peut tirer des étincelles, quelquefois assez fortes : les observations les plus connues sont celles de Cardanus en 1553, celle de Hosford en 1837 et celle plus récente de M. Féré. J'en connais moi-même un cas assez curieux : sur un jeune homme de quinze ans fort bien portant, ouvrier en bronze, j'ai pu maintes fois, sous certaines conditions, quand il ôte devant moi, en le faisant passer par-dessus sa tête, un jersey de laine épais qu'il porte sous sa chemise, voir de longues étincelles crépitantes s'échapper de l'extrémité de sa chevelure.

térisation de cavités). Le pôle positif doit être pris comme pôle-actif quand on recherche une action antiseptique locale.

Les applications locales avec des électrodes métalliques sont indiquées dans les tumeurs sanguines pour déterminer la coagulation du sang, dans les anévrysmes, les angiomes, etc.

Les applications, avec une technique appropriée à chaque cas, peuvent être employées sur le cerveau pour activer la circulation, favoriser la disparition d'exsudats, sur les organes génitaux de la femme pour activer la circulation, dissoudre les infiltrats, arrêter les flux sanguins, sur l'estomac pour activer la sécrétion gastrique, sur l'intestin pour exciter son fonctionnement, etc., etc.

Les galvanisations rythmées, avec ou sans renversement du sens du courant, conviennent parfaitement pour exciter des nerfs ou des muscles, faire travailler des organes atrophiés.

§ 2. — *Courants faradiques.*

EFFETS PHYSIOLOGIQUES. — Les courants induits consistent en une suite de flux d'induction se succédant à intervalles très rapprochés ; ils déterminent des contractions musculaires espacées, si la fréquence de l'interrupteur ne dépasse pas une certaine limite.

Pendant longtemps, on a cru que ces contractions musculaires obéissent à la grande loi que Dubois-Reymond a exprimée ainsi : « ce n'est pas la valeur absolue de la densité du courant à chaque moment qui provoque la contraction musculaire, mais c'est la variation de cette valeur d'un instant à l'autre ; et l'excitation est d'autant plus forte que ces variations sont plus rapides et plus étendues ». Mais des recherches de Hoorweg, Cybulski, Zanietowski, Dubois, il résulte que cette loi n'est pas tout à fait exacte.

Le facteur important, pour la production de la contraction, est l'énergie de la décharge ou si l'on veut l'énergie développée dans le flux d'induction. Parmi les diverses courbes qui peuvent représenter ce flux d'induction, il en est quelques-unes qui provoquent la contraction minima avec le minimum d'énergie.

Toutes les autres décharges, dont les courbes ont une durée plus courte ou plus longue, ont besoin d'un supplément d'énergie, les premières parce qu'elles agissent dans un temps trop court, les secondes parce qu'elles agissent trop lentement.

Dans la pratique, il faut distinguer les courants d'induction des bobines à fil fin des courants d'induction des bobines à fil gros.

Les bobines à fil fin donnent des courants de tension ; s'ils sont appliqués avec des interruptions fréquentes, ils déterminent un tétanos physiologique et provoquent l'atrophie des muscles qui y sont soumis d'une façon répétée ; le fait a été constaté par MM. Debédat et Truchot à quelques années de distance. Ils déterminent en outre, en applications percutanées, des sensations douloureuses ; il en résulte la possibilité, par une sorte de substitution douloureuse, de les utiliser pour calmer des douleurs.

Les courants de quantité obtenus au moyen d'une bobine à gros fil avec des interruptions lentes dans le primaire déterminent sur les muscles qui y sont soumis, des contractions musculaires [1], quand le flux d'induction est suffisant, c'est-à-dire quand la bobine d'induction emboîte assez la bobine inductrice. Ces contractions augmentent d'amplitude, quand le flux d'induction augmente ; répétées, elles constituent une sorte de gymnastique des muscles des plus efficaces pour activer leur développement.

Si, en prenant la même bobine à gros fil, on augmente la fréquence des interruptions, il arrive un moment où l'on produit le tétanos des muscles excités. M. Allard, en comparant le nombre des oscillations de l'interrupteur nécessaires pour produire le tétanos de divers muscles a pu

---

(1) Cette contraction ne se produit que lors des flux d'induction d'ouverture.

instituer ainsi une méthode qui donne la durée de la contraction musculaire. Si pour produire le tétanos d'un muscle il faut un grand nombre d'interruptions, c'est que chaque contraction est brève ; si au contraire pour produire le tétanos, il faut peu d'interruptions, c'est que chaque contraction est lente ; l'on peut ainsi avoir des renseignements des plus importants sur la forme des contractions.

Les courants induits déterminent aussi la contraction des artérioles, ainsi que l'a montré M. Ranvier en observant au microscope la membrane pericœsophagienne de la grenouille, ainsi que l'ont observé d'autre part MM. Onimus et Legros ; ce sont des vaso-constricteurs.

En applications générales, ils produisent l'accélération de la nutrition.

EFFETS DES COURANTS FARADIQUES SUR LES NERFS MOTEURS ET LES MUSCLES STRIÉS DANS DIVERS ÉTATS PATHOLOGIQUES. — Sur les muscles striés et les nerfs moteurs altérés, il est nécessaire d'user d'un moindre ou d'un plus grand flux d'induction qu'à l'état normal pour produire la contraction, selon que ces muscles présentent de l'*hyper* ou *de l'hypoexcitabilité faradique*. Il en est ainsi dans tous les cas où j'ai signalé plus haut l'hyper ou l'hypoexcitabilité galvanique. *L'hypoexcitabilité*, quelquefois même *l'inexcitabilité*, se présentent dans les cas où il y a simplement des modifications qualitatives dans la loi des secousses par l'état variable du courant continu ; il est donc des états pathologiques où le muscle ne réagit plus par l'excitation faradique et se contracte encore par l'excitation galvanique : il en est ainsi dans divers cas où il y a des altérations profondes du nerf et du muscle, ou des lésions dégénératives des cornes antérieures. Ce fait trouve son explication dans la durée insuffisante de l'onde électrique dans les courants d'induction ; car comme je l'ai dit plus haut, la contraction musculaire dépend à la fois de la durée et de l'intensité de l'onde électrique.

Dans d'autres cas, même sans qu'il y ait hyper ou hypoexcitabilité faradique, la courbe de la secousse musculaire, enregistrée suivant les procédés de M. Mendelsohn, est différente de ce qu'elle est à l'état physiologique ; et l'on retrouve ici les diverses courbes de contraction déjà signalées à propos de l'excitation galvanique.

Ces modifications peuvent même être visibles, sans appareil enregistreur, dans la *maladie de Thomsen*. Si on divise, avec M. Huet, les courants faradiques en trois sortes, les courants complètement tétanisants, les courants incomplètement tétanisants et les courants ne produisant que des secousses isolées, on voit, par l'excitation unipolaire, qu'avec les courants tétanisants la contraction persiste pendant un temps plus ou moins long après que l'excitation a pris fin ; qu'avec les courants incomplètement tétanisants ou même avec des courants à intermittences relativement très fréquentes qui, sur des muscles normaux, ne produisent que des secousses isolées, on voit au début de l'excitation un fusionnement plus ou moins complet des secousses donnant lieu à un spasme myotonique ; et, enfin qu'avec des courants à intermittences très espacées, la contraction est bien isolée et à peu près semblable à celle des muscles normaux.

Indications thérapeutiques. — Les courants faradiques administrés de façon à traverser tout l'organisme, c'est-à-dire en applications générales au moyen d'électrodes ou à l'aide de bains sont un stimulant de la vie cellulaire ; ils activent les échanges et peuvent être indiqués dans certains ralentissements de la nutrition contre divers symptômes neurasthéniques.

En applications locales, ils sont utilisés dans la thérapeutique de diverses affections des viscères, dans les maladies d'estomac pour exciter la contraction des tuniques musculaires ou les sécrétions glandulaires, dans les maladies du système génital de la femme pour tarir les hémorragies, pour calmer les douleurs, dans les maladies de la vessie, de l'intestin, pour exciter les contractions.

Sur la peau, le pinceau faradique, surtout si la bobine est à fil fin et l'interrupteur très rapide, provoque des phénomènes vaso-moteurs et l'analgésie : de ce fait, il peut guérir les névralgies.

§ 3. — *Courants galvano-faradiques.*

EFFETS PHYSIOLOGIQUES. — Les courants galvano-faradiques, étant la superposition d'un courant galvanique et d'un courant faradique produisent à leur état permanent, à la fois, les effets des courants galvaniques et des courants faradiques, c'est-à-dire le transport d'ions, l'électrolyse, etc. en même temps qu'une suite de contractions rythmées, un véritable travail musculaire, si les oscillations de l'interrupteur faradique sont suffisamment lentes et espacées. Les applications générales des courants galvano-faradiques activent la nutrition.

INDICATIONS THÉRAPEUTIQUES. — Les applications de courants galvano-faradiques sont indiquées chaque fois que l'on veut utiliser en même temps les effets des courants galvaniques et les effets des courants faradiques ; elles sont employées dans certaines maladies des organes génitaux de la femme, dans les œdèmes locaux articulaires, périarticulaires, les stases, etc., etc.

§ 4. — *Courants alternatifs sinusoïdaux.*

EFFETS PHYSIOLOGIQUES. — Les courants alternatifs sinusoïdaux, appliqués localement, déterminent une contraction ondulée et douce ; si la fréquence est suffisamment élevée, le muscle se contracte tétaniquement, mais moins brusquement qu'avec le courant faradique. Les nerfs moteurs réagissent de même en produisant la contraction musculaire ; mais les nerfs sensitifs ne sont impressionnés que si l'intensité est très considérable ; les nerfs sensoriels par contre (cela résulte d'expériences de M. Kelloog

sur l'action des courants sinusoïdaux sur les nerfs optiques)
sont influencés bien plus rapidement.

En applications générales, ces courants ont une action
sur la nutrition des tissus ; d'après MM. d'Arsonval, Gautier et Larat, ils augmentent le pouvoir oxydant du sang,
ils déterminent une absorption plus considérable d'oxygène et une exhalaison d'acide carbonique de 25 p. 100
supérieure à l'exhalaison normale, alors même qu'ils ne
sont accompagnés d'aucune contraction musculaire : ce
qui prouve que cette suractivité fonctionnelle n'est nullement le fait du travail du muscle. Ils favorisent l'élimination d'urée et toutes les oxydations.

INDICATIONS THÉRAPEUTIQUES. — Appliqués sous forme de
bains hydroélectriques, les courants alternatifs sinusoïdaux réussissent, selon MM. Gautier et Larat, dans les maladies par ralentissement de la nutrition, la chloroanémie,
la neurasthénie à symptômes médullaires, dans l'obésité,
le lymphatisme, la scrofule, la goutte, etc. [1]

Appliqués localement, ils ont réussi en gynécologie
contre le symptôme douleur.

§ 5. — *Courants ondulatoires*.

EFFETS PHYSIOLOGIQUES. — Les courants ondulatoires produisent le transport des ions et en même temps des contractions musculaires douces. Leurs effets peuvent être
rapprochés de ceux des courants galvano-faradiques ; mais
la forme même de l'ondulatoire, comparée à celle du courant galvano-faradique, montre que l'ondulatoire a une
bien plus grande régularité d'action, sans pourtant à mon
avis, qu'il faille lui concéder une supériorité bien marquée.

INDICATIONS THÉRAPEUTIQUES. — Les courants ondulatoires en applications générales ont été peu employés ;
en applications locales, ils ont été utilisés contre la dou-

(1) Dans ces diverses maladies je préfère les applications de haute
fréquence, l'effluvation avec le résonateur bipolaire.

leur, les phénomènes congestifs, certaines arthrites chroniques, les endométrites catarrhales non suppurées, la subinvolution utérine, les exsudats périutérins, la douleur ovarienne, etc.

§ 6. — *Courants frankliniques.*

EFFETS DES BAINS STATIQUES. — Les effets des bains statiques ont été étudiés, par Vigouroux, d'Arsonval, Danion, Morton, Truchot, Dignat, Yvon, Capriati, Chatzki, etc., etc.

Malgré les expériences d'Yvon, faites sur un seul individu d'ailleurs, et grâce aux recherches d'autres observateurs sur nombre de malades, l'on peut conclure que le bain statique a une action sur la nutrition elle-même. Il élève la température de plusieurs dixièmes de degré, détermine l'élimination de l'urée, augmente la fréquence du pouls, diminue d'une façon très appréciable l'amplitude des pulsations artérielles et les régularise, et enfin produit l'atténuation de tout éréthisme nerveux.

EFFETS DU SOUFFLE ÉLECTRIQUE. — Le souffle électrique dirigé vers les téguments, surtout le souffle d'une pointe reliée au pôle négatif de la machine statique, modifie le pouvoir émissif de la peau, abaisse sa température, détermine des phénomènes d'électrolyse (M. Chatzki les a bien mis en évidence), produit des phénomènes vaso-moteurs et surtout localement des phénomènes manifestes de constriction des petits vaisseaux. Il jouit de la propriété d'activer souvent la réparation de lésions cutanées et de calmer les phénomènes sensibles (prurit, douleurs, etc.).

EFFETS DES ÉTINCELLES IMMÉDIATES ET MÉDIATES. — L'étincelle produit des phénomènes d'électrolyse des plus nets et des plus intenses (les expériences de M. Chatzki ne laissent aucune doute à ce sujet) qui suffisent à expliquer l'érythème et l'escarre qui suivent son application sur la peau ; elle détermine en outre une vaso-constriction suivie de vaso-dilatation. Appliquée sur un des nerfs moteurs ou sensitifs, elle modifie leur excitabilité comme pourrait le faire le courant continu ; il est probable que ces effets électrotoniques ne sont pas dus à une simple révulsion.

De plus, appliquée sur les points moteurs des nerfs moteurs et des muscles, l'étincelle détermine des contractions musculaires.

Une série d'étincelles médiates, éclatant dans un excitateur médiat, relié d'une part à l'un des pôles de la machine statique et placé d'autre part en contact avec la peau d'un patient isolé sur un tabouret relié à l'autre pôle, en un point moteur, détermine une série de contractions musculaires.

INDICATIONS THÉRAPEUTIQUES. — Les applications frankliniques, sous forme de bains ou de bains avec souffle, sont indiquées dans certaines maladies par ralentissement de la nutrition, contre l'éréthisme nerveux, l'impressionnabilité nerveuse, certains troubles hystériques ou neurasthéniques, des hyperesthésies de divers ordres.

Le souffle statique surtout le souffle négatif, par suite des phénomènes vaso-moteurs qu'il détermine sur la peau par son action trophique, produit la guérison de plaies et de lésions cutanées ; il agit sur les ulcères de jambe, sur certains eczémas, etc., etc. ; il calme souvent les prurits quelqu'en soit la nature, aussi bien ceux qui sont généralisés que ceux qui sont tout à fait limités.

L'étincelle est un moyen de révulsion et un excellent agent trophique contre diverses névralgies, diverses paralysies, ou diverses lésions cutanées.

Les courants frankliniques sont indiqués contre certaines atrophies musculaires. Morton a voulu étendre beaucoup leur domaine ; son exemple n'a pas été suivi jusqu'à présent en France.

§ 7. — *Courants frankliniques induits.*

EFFETS PHYSIOLOGIQUES. — Les applications générales des courants frankliniques induits, quand on met le sujet en relation avec la chaîne de l'armature externe d'un des condensateurs, après interposition ou non du rhéostat, alors que les appareils sont disposés suivant le schéma de la figure 18 (p. 25) déterminent dans l'organisme des phénomènes de même ordre que ceux produits par les applications générales des courants d'Arsonval-Tesla. L'effluve, l'étincelle administrés suivant la même technique, déterminent également des phénomènes de même ordre que l'effluve et l'étincelle des courants d'Arsonval-Tesla; mais ici, l'effluvation est, en plus, toujours accompagnée de légères contractions des muscles des régions effluvées; et les étincelles déterminent des effets différents selon la chaîne d'où on les tire : les étincelles de la chaîne du condensateur suspendu au pôle positif sont bien plus douloureuses que celles tirées de la chaîne du condensateur suspendu au pôle négatif.

Si la chaîne de l'armature externe de l'un des condensateurs est terminée par un petit excitateur olivaire, alors que la chaîne de l'autre est au sol, ce petit excitateur promené sur les trajets nerveux et musculaires détermine des contractions musculaires particulières, ainsi que l'a montré M. Leduc; lorsqu'il passe sur un nerf sensitif ou moteur, il l'excite dans toute sa longueur au-dessous de lui; lorsqu'il est déplacé sur un gros nerf, comme le médian, par de petits déplacements de très petite étendue l'on peut exciter tous les nerfs collatéraux qui en naissent et localiser l'excitation mieux qu'avec n'importe quelle autre modalité électrique.

Si la machine statique est disposée suivant le schéma de la figure 18, mais si l'on supprime complètement la chaîne allant au rhéostat ou au malade, on a un appareil créateur d'un champ hertzien qui permet la réalisation d'expériences fort curieuses que l'on doit aussi à M. Leduc. L'observateur se place entre la machine et une grenouille, disposée sur un liège, de façon telle que l'inscription au myographe de l'excitation du gastrocnémien, par l'intermédiaire du sciatique, soit très facile. Même éloigné de la grenouille de plus d'un mètre, s'il fait avec sa main un geste pour la montrer, ce geste fait entrer le muscle en contraction; s'il approche, s'il éloigne sa main, ce mouvement se traduit immédiatement par une inscription au myographe.

Indications thérapeutiques. — Les effluves plus puissants que les effluves frankliniques simples, réussissent dans les mêmes cas que ces derniers.

Les étincelles ont une efficacité remarquable dans diverses affections de la peau et des muqueuses (lupus tuberculeux, lichen, acné, molluscum, ulcération du col, etc.), ainsi que je l'ai montré dans une communication à l'Académie de médecine en 1898 ; pratiquées avec mon électrode à fourreau, elles sont peu douloureuses, parce que graduables.

Les courants frankliniques, sans étincelles, sont indiqués dans certaines paralysies, contre certaines inflammations du petit bassin, l'incontinence d'urine, la dyspepsie nervo-motrice, la constipation, etc. Leur domaine, que j'ai commencé à fixer dans ma communication au Congrès de Boulogne de 1899, est appelé à s'étendre considérablement.

§ 8. — *Courants alternatifs de haute fréquence.*

Dans leur magistral rapport au Congrès international d'électrobiologie de 1900, MM. Doumer et Oudin s'expriment ainsi : « Si on tire une étincelle du corps d'un patient couché sur le lit condensateur, on produit au point touché une brûlure vive caractérisée par une petite escarre qui persiste quelques jours, et pourtant l'étincelle a à peine quelques dixièmes de millimètre de longueur. Si le patient est relié au résonateur, les étincelles ont 5 ou 6 centimètres de longueur et ne sont guère plus douloureuses que celles de la machine statique. Le malade couché sur le lit condensateur éprouve au bout de quelques minutes une sensation de chaleur vive et même pénible dans les poignets qui tiennent les électrodes ; mais il n'a pas la moindre sensation de contraction ou de douleur locale ; celui qui tient une poignée reliée à l'extrémité inférieure du résonateur ressent dans le poignet, quand on effluve le bras des secousses correspondant à chaque étincelle oscillante et ces secousses peuvent devenir pénibles si le courant primaire est très énergique. Au contraire les contractions musculaires produites par l'électrode de Morton sont complètement indolores, etc. Tous ceux qui ont manié cliniquement la haute fréquence ont constaté de ces différences considérables de réaction suivant les appareils, suivant leur montage, la capacité et la self des solénoïdes, l'intensité du courant primaire, etc. Dans l'avenir nous en avons la conviction, chacun de ces facteurs pourra s'étudier, se doser et on trouvera que nous étions bien présomptueux dans notre ignorance actuelle, de venir ainsi que nous le faisons, parler de l'action physiologique et thérapeutique des courants de haute fréquence ».

Ces remarques sont des plus justes : un travail de M. Batelli (*Annales d'électrobiologie*, 1899, p. 640) leur donne un fondement expérimental, car il prouve toute l'importance de modifications, de prime abord insignifiantes, sur les résultats expérimentaux, et il fait entrevoir toute une série de recherches possibles sur l'influence de divers détails de technique (influence du voltage, de l'ampérage du primaire, de la forme des appareils, des connexions, etc.).

A l'heure actuelle, on peut diviser l'exposé des effets des courants de haute fréquence en deux parties : l'étude des effets des applications générales (lit condensateur, autoconduction), et l'étude des effets des applications locales (effluves du résonateur monopolaire, du résonateur bipolaire, étincelles, etc.).

EFFETS DES APPLICATIONS GÉNÉRALES. — La caractéristique la plus remarquable des applications générales est leur absence totale d'action sur la sensibilité.

Le passage des courants de haute fréquence, à travers l'organisme, même à intensité formidable ne provoque ni sensation consciente, ni douleur d'aucune espèce, tout en agissant d'une façon très profonde sur la nutrition. Tout homme ou tout animal placé dans le grand solénoïde ou sur le lit condensateur voit ses combustions accélérées, l'activité de réduction de l'oxyhémoglobine augmentée, ses déchets urinaires devenir plus abondants [1].

EFFETS DES APPLICATIONS LOCALES. — Les applications locales comprennent les applications directes (le malade en dérivation sur le solénoïde reliant les armatures externes des condensateurs), ou les applications des effluves et des étincelles qu'on peut obtenir avec le résonateur Oudin monopolaire ou le résonateur bipolaire.

Les applications directes ont été bien étudiées par M. Denoyès qui leur attribue à la fois une action analgésique, une action résolutive, une action vasomotrice et une action trophique.

L'étincelle du résonateur détermine localement sur une circonférence d'un centimètre ou deux, autour du point touché, l'anémie de la peau, puis l'aspect hérissé de la chair de poule et enfin une teinte rouge qui peut persister assez longtemps. Une série d'étincelles appliquées le long de la colonne vertébrale produit une augmentation de la pression artérielle qui, mesurée au sphygmomètre de Chéron, peut atteindre 5, 6 et même 8 centimètres de mercure.

L'effluve, particulièrement l'effluve du résonateur bipolaire Rochefort, détermine une vaso-dilatation intense des points frappés, le relèvement très vif et très intense de la pression artérielle. Il agit en améliorant l'état général et en augmentant les réactions défensives de l'organisme.

---

(1) Des expériences de D'Arsonval, Charrin, Spilker et Golstein, etc., il résulte que toutes les cultures microbiennes, placées dans le grand solénoïde, subissent une atténuation remarquable, à la suite du passage du courant pendant un certain temps.

INDICATIONS THÉRAPEUTIQUES. — Les travaux de M. d'Arsonval sur les effets de l'autoconduction et du lit condensateur semblaient légitimer l'emploi de ces modes d'électrisation dans le diabète, l'obésité, l'arthritisme, l'albuminurie, dans toutes les maladies par ralentissement de la nutrition. La réalité n'a pas tout à fait répondu à ces espérances. Cette manière d'appliquer les courants de haute fréquence, qui a réussi dans ces diverses affections entre les mains de MM. Apostoli, Berlioz et Laquerrière, mais au prix quelquefois de 200 ou 300 séances (ce qui est, on en conviendra, un traitement un peu long à proposer à des malades, d'autant plus que le résultat est problématique), n'a pas donné aux autres expérimentateurs de résultats encourageants, sauf dans certains cas de neurasthénie.

Mais ces neurasthénies guérissent généralement avec plus de rapidité, à mon avis, par les applications directes de haute fréquence (malade en dérivation sur les extrémités du petit solénoïde) ou par l'effluvation avec le résonateur bipolaire.

Je crois donc qu'actuellement il y a lieu de rejeter de la thérapeutique le lit et la cage, pour n'utiliser que les applications directes et les courants des résonateurs.

Les applications directes, ainsi que vient de le montrer récemment M. Denoyès, sont indiquées dans certaines affections articulaires, rhumatismes monoarticulaires ou polyarticulaires chroniques, dans les névrites, dans certaines amyotrophies, dans certaines affections de l'appareil vasculaire etc., etc.

Les applications monopolaires de l'effluve et de l'étincelle réussissent souvent dans diverses affections cutanées, eczémas, lichen, lupus érythémateux, psoriasis, prurits essentiels, névralgies, etc.

Les applications monopolaires intrarectales avec une électrode à manchon de verre ou une électrode métallique réussissent dans la fissure sphinctéralgique, les hémorroïdes, les prostatites, la constipation opiniâtre.

Les applications du résonateur bipolaire déterminent

des améliorations très réelles dans les dermatoses généralisées ; quand l'effluve est grand et que les appareils sont accordés à leur maximum elles réussissent souvent contre l'hypersthénie stomacale, les douleurs musculaires, les lumbagos, contre tous les phénomènes douloureux qui n'ont point une inflammation locale pour origine et enfin contre la tuberculose pulmonaire, ainsi que le prouvent des observations récentes de MM. Doumer et Oudin et, ainsi que j'ai pu le constater des plus nettement, sur deux malades gravement atteints [1].

§ 9. — *Ozone.*

EFFETS PHYSIOLOGIQUES. — Il est probable qu'*une partie* des effets dus à la franklinisation et à l'arsonvalisation (application des courants de haute fréquence) est consécutive à la production d'ozone : l'ozone est en effet un agent thérapeutique puissant.

A dose forte, c'est un excellent bactéricide : M. de Christmas l'a démontré [2] ; mais c'est en même temps un poison pour l'organisme : des expériences de M. Bordier prouvent qu'un cobaye vigoureux, placé dans un mélange gazeux en renfermant 8 milligrammes par litre, crève même si la durée du séjour n'est que de dix minutes.

A dose thérapeutique par contre, c'est-à-dire à la dose de 1 ou de 3 milligrammes au plus par litre, l'ozone a des effets des plus favorables.

Une seule inhalation de dix minutes augmente la proportion d'oxyhémoglobine du sang chez toutes les personnes qui ont une proportion inférieure à la moyenne (14 p. 100), fait accroître le nombre des globules rouges, etc.

(1) Les essais de traitement de la tuberculose pulmonaire par les courants de haute fréquence viennent d'être légitimés récemment par les recherches de MM. Lagriffoul et Denoyès qui montrent l'heureuse influence de l'effluve sur la tuberculose expérimentale.

(2) MM. Marmier et Abraham ont utilisé les propriétés antiseptiques de l'ozone pour la stérilisation des eaux.

Un traitement consistant en inhalations quotidiennes pendant trois semaines à un mois, augmente très considérablement le nombre des globules rouges, diminue le nombre des globules blancs, amplifie la capacité pulmonaire, etc.

Indications thérapeutiques. — Les inhalations d'ozone peuvent réussir dans les maladies par ralentissement de la nutrition, l'anémie, la tuberculose; mais il n'y a guère que dans certains cas d'anémie que leurs bons résultats ont été dûment constatés; contre la tuberculose, elles échouent généralement.

Contre certaines pharyngites, certaines laryngites, la coqueluche surtout, elles ont une action des plus heureuses.

§ 10. — *Rayons X.*

Effets physiologiques. — Les rayons émanés d'une ampoule de Crookes en fonctionnement déterminent sur la partie du corps exposée à l'ampoule, sans en être trop éloignée, des lésions variables (érythème, phlyctènes, ulcérations, indurations, chute des poils), accompagnées ou non de réactions générales. Tous ces troubles surviennent plus ou moins tardivement et sont en général assez longs à rétrocéder.

Certains individus présentent une idiosyncrasie spéciale, et l'exposition à l'ampoule, même si l'ampérage et le voltage du primaire sont très faibles, peut leur causer des lésions assez graves; ces lésions surviennent rarement immédiatement après l'exposition; elles ne se produisent en général qu'après une quinzaine de jours; on peut en conclure qu'elles sont dues à des altérations des terminaisons nerveuses.

Quand ces lésions surviennent à la suite de radiographies, elles constituent les accidents de la radiographie; en radiothérapie, au contraire, le but cherché est de les faire naître, mais en *tâchant de les limiter*; c'est pourquoi les moindres détails de la technique sont ici d'une si grosse importance.

La question se pose de savoir à quoi sont dus les effets de l'exposition à l'ampoule de Crookes : sont-ce les rayons X ou les effluves électriques invisibles qui se dégagent pendant le fonctionnement de l'ampoule qui déterminent les réactions de l'organisme ? La question est loin d'être élucidée complètement.

M. Balthazard se basant sur la production de lésions quand l'organisme est très voisin de l'ampoule, sur l'absence de lésions quand l'ampoule est actionnée par la machine statique, les attribue aux effluves invisibles et prétend qu'on les évite en interposant un écran d'aluminium. M. Tarchanoff, étudiant l'effet de l'ampoule de Crookes en fonction, sur la patte galvanoscopique et sur des grenouilles, tout entières, croit de même à l'inocuité absolue des rayons X ; il asseoit sa conviction sur ce fait : les grenouilles soumises à l'influence du tube de Crookes sans paravent d'aluminium, changent de couleur et deviennent foncées tandis que lorsque le paravent est interposé, cet effet ne s'observe plus ; en outre, les lésions ne sont jamais qu'en surface, or, les rayons X pénétrant très profondément, s'ils étaient la cause efficiente des altérations physiologiques, ils les détermineraient dans toute l'étendue des grenouilles et non plus seulement en surface. MM. Schiff et Freund, M. Bouchacourt, M. Oudin dans ses premières communications, se sont ralliés à cette opinion.

D'autres observateurs, MM. Magnus Mœller, Kienbock, Guilloz, Oudin, ont émis l'opinion opposée en la basant sur diverses expériences qui paraissent démonstratives. M. Oudin, entre autres, en exposant des animaux aux rayons X, tantôt sous des écrans de plomb, tantôt sous des écrans d'aluminium, constata qu'en ce dernier cas, les sujets expérimentés n'étaient en rien protégés (alors que dans le premier ils avaient été préservés de toutes lésions) ; en employant des écrans mi-partie plomb, mi-partie aluminium, il vit de plus que les régions situées sous la partie plomb (opaque aux rayons X) n'avaient pas de lésions, alors que les régions situées sous la partie aluminium en avaient tout comme les parties voisines, non sous-jacentes à l'écran.

Il faut donc admettre que les tubes les plus nocifs en radiographie, les plus actifs en radiothérapie sont *les tubes mous* [1].

INDICATIONS THÉRAPEUTIQUES. — La radiothérapie grâce à l'inflammation et l'irritation qu'elle produit, grâce à son action destructive sur les follicules glandulaires, réussit contre l'hypertrichose, le lupus tuberculeux, le lupus érythémateux ou l'eczéma chronique, le psoriasis, les épithéliomes du visage, le sycosis, la teigne tondante, les nœvi etc.

L'essentiel est de doser, d'une manière aussi exacte que possible, l'énergie électrique employée ; dans le traitement de l'hypertrichose, il est essentiel de ne laisser agir les rayons X que le temps nécessaire pour produire la chute des poils ; dans le traitement du lupus au contraire, il faut régler la méthode de façon à provoquer un puissant processus inflammatoire dans la profondeur du derme.

Contre la péritonite tuberculeuse, l'arthrite fongueuse, la radiothérapie a également maintes fois réussi.

11. — *Radiations calorifiques et lumineuses.*

EFFETS PHYSIOLOGIQUES. — Les effets physiologiques des raditions calorifiques et lumineuses sont nettement différents des effets des bains de vapeur ou des bains d'étuve sèche : dans ces bains, la température maxima supportable est 80 à 90° ; car la transpiration cutanée et l'aération pulmonaire, qui sont les seuls moyens à la disposition de l'organisme pour rétablir la constance de sa température dans un air surchauffé, sont vite entra-

---

[1] Les rayons X peuvent atténuer la virulence de cultures microbiennes ; des expériences de Rieder sur le vibrion cholérique, le bacille diphtérique, le diplocoque l'ont démontré etc.

vées par l'état hygrométrique de l'air entourant le corps ou par la température de l'air inspiré. Le corps humain, au contraire, soumis aux radiations calorifiques et lumineuses, dans un espace ventilé naturellement par les mouvements de la masse d'air, à la suite des différentes températures de ses diverses couches, peut très bien supporter une température de 150 à 200° sans que des troubles en résultent.

Les phénomènes immédiats observés consistent en une rougeur très marquée de la peau, une transpiration abondante, une accélération du pouls, disparaissant immédiatement après le bain du reste, une sédation de la douleur, l'augmentation des déchets urinaires, particulièrement de l'urée et de l'acide urique, une exhalaison carbonique plus considérable. Les effets éloignés sont la diminution du poids du corps, l'accélération des échanges nutritifs.

Il faut noter que la couleur des lampes employées a une influence très nette sur les effets physiologiques produits. D'après Eiger, les lampes blanches donnent facilement une sensation de brûlure, alors que les lampes bleues émettent des radiations facilement supportées et que les lampes rouges mettent sûrement à l'abri de toute action chimique.

INDICATIONS THÉRAPEUTIQUES. — Les radiations lumineuses et calorifiques déterminent l'apaisement de la douleur dans le rhumatisme, la goutte aiguë, les contusions, la sciatique, le rhumatisme chronique, etc.

§ 12. — *Radiations chimiques.*

EFFETS PHYSIOLOGIQUES. — Les radiations chimiques de la lumière déterminent sur la peau, immédiatement après l'application, une certaine rubéfaction s'accompagnant quelquefois de légère douleur; cette inflammation augmente ensuite progressivement et atteint son maximum dix ou douze heures, quelquefois même vingt-quatre heures après. Elle est différente suivant la susceptibilité individuelle ; elle est accompagnée parfois de suintements séreux, de vésicules, quelquefois même elle peut ressembler à une poussée d'érésypèle.

Au bout de quelques jours, cinq à six en général, les phénomènes se dissipent et se terminent par une légère desquamation.

Il est à noter que, de toutes les substances de l'économie le sang est le liquide qui se laisse le moins facilement traverser par les radiations chimiques : « Si l'on place en effet, dit Finsen, sur le pavillon de l'oreille d'un sujet en expérience un fragment de papier photographique albuminé (papier aristo) et si l'on fait tomber le cône de lumière bleu violet de l'appareil à arc sur l'autre face de l'oreille, on constate au bout de cinq minutes l'absence de toute réaction sur le papier sensible. Mais, lorsqu'au moyen de deux plaques de verre, on comprime le pavillon de l'oreille jusqu'à ce qu'il devienne exsangue, on s'aperçoit qu'au bout de vingt secondes le papier photographique est devenu noir. » Cette expérience simple établit la nécessité de la compression dans toute application photothérapique que l'on veut efficace.

INDICATIONS THÉRAPEUTIQUES. — La photothérapie réussit principalement contre le lupus tuberculeux ; on l'a également employée contre le cancroïde, l'acné hypertrophique, les nœvi vasculaires plans, le sycosis, le lupus érythémateux, etc., etc.

§ 13. — *Aimants.*

Les aimants déplacés au voisinage du corps humain déterminent parfois la sédation de certains phénomènes nerveux.

Les électro-aimants servent à l'extraction des corps étrangers, au détubage du larynx en particulier.

TROISIÈME PARTIE

LES APPLICATIONS AU DIAGNOSTIC DES MODALITÉS DE L'ÉNERGIE ÉLECTRIQUE

CHAPITRE PREMIER

ÉLECTRODIAGNOSTIC BASÉ SUR LES RÉPONSES ANORMALES DES MUSCLES ET DES NERFS MOTEURS AUX EXCITATIONS PAR LES DIVERSES MODALITÉS DE L'ÉNERGIE ÉLECTRIQUE

§ 1. — *Les divers syndromes pathologiques donnés par l'exploration électrique.*

On a vu que dans certains cas les réactions élémentaires des muscles et des nerfs moteurs explorés électriquement en des points particuliers appelés points moteurs peuvent être différentes des réactions physiologiques. Du groupement des réactions élémentaires anormales il est possible de tirer des conclusions sur la lésion causale : c'est là tout l'électrodiagnostic.

Les réponses des muscles et des nerfs aux excitants électriques (galvanique et faradique) constituent le syndrome électrique de ces muscles et de ces nerfs ; actuellement l'examen électrodiagnostic donne simplement ce syndrome électrique ; il ne permet pas encore, en général, à lui seul d'aller plus loin et de ce syndrome de déduire le nom de la maladie. Plus tard, à la suite de nombreuses recherches expérimentales et cliniques, comme le dit M. Cluzet, on pourra probablement caractériser le syndrome particulier de chaque cas pathologique et formuler l'examen électrique en disant qu'on a observé le syndrome de la section nerveuse, le syndrome de la paralysie infantile, le syndrome de l'intoxication par le plomb; en d'autres termes, dans le syndrome de dégénérescence, dans le syndrome de compression, etc., on pourra faire des subdivisions nettes et précises[1].

Cette conception nouvelle dans l'étude des réponses des muscles et des nerfs à l'examen électrique est la conséquence des travaux de M. Doumer ; ce savant clinicien a montré que, ce que les auteurs appellent encore, à la suite de Erb, la réaction de dégénérescence est une *des réactions de dégénérescence*, et qu'il existe d'autres groupements des réactions élémentaires des muscles et des nerfs qui caractérisent également des lésions dégénératives.

Toutes les réactions élémentaires se cherchent aux *points moteurs* qui sont, pour les muscles, en général les points de la peau superposés aux points d'immersion des nerfs dans les tissus, et pour les nerfs moteurs, les points où dans leurs trajets ils sont le plus voisins de la surface cutanée; si on voulait les constater en des points différents, outre qu'il faudrait pour le galvanique une intensité plus considérable, pour le faradique un flux d'induction plus grand, on risquerait même quand la formule d'excitation galvanique n'est pas altérée qualitativement d'être trompé dans l'évaluation relative des intensités produisant aux pôles, à la fermeture et à l'ouverture, les contractions minima.

Une question primordiale se pose : *quand on excite un muscle par son point d'élection, répond-il à une excitation directe ou indirecte ?*

Dans son remarquable rapport, au Congrès de neurologie de Bruxelles en 1897, M. le professeur Doumer a déjà conclu à une action indirecte, en se basant sur ce fait que, par le point d'élection seul, on a la contraction totale du muscle, alors que, par un point même très voisin,

(1) Stintzing a commencé à entrer dans cette voie en distinguant dès 1887, de nombreuses variétés de réactions de dégénérescence.

on n'a plus que la contraction des fibres en contact avec l'électrode exploratrice, même lorsqu'on emploie des courants bien plus intenses.

Mais on lui a objécté que dans son hypothèse, il est difficile de comprendre, comment, en clinique, on n'a jamais observé d'inversion de la formule dans l'excitation du tronc nerveux, alors que l'on observe si fréquemment cette modification quand l'excitation est faite au niveau du point moteur du muscle ; ces manières de répondre si différentes du tronc nerveux et du muscle à l'excitation du point moteur, doivent prouver que l'excitation ne peut être indirecte dans les deux cas.

Les observations de Erb, après celles de Leegaard et de Pétrina (Erb, traduction Rueff, p. 199), celles de MM. Pekelharing et Winkler, prises sur des malades atteints de béri-béri, répondent déjà par elles-mêmes à ces objections puisqu'elles prouvent précisément la possibilité de l'inversion dans le tronc nerveux. Les belles expériences toutes récentes de M. Cluzet les ruinent à leur tour complètement et montrent la parfaite légitimité de la croyance à l'excitation indirecte.

M. Cluzet étudiant sur des grenouilles, des chiens et des lapins, les réponses électriques des muscles ou des troncs nerveux à la suite, soit de sections nerveuses, soit de sections médullaires, soit d'intoxications par la strophantine, le curare, soit enfin de la fatigue simple a constaté fort souvent l'inversion à l'excitation des troncs nerveux. De plus, il a remarqué que, dans le cas de sections nerveuses, les réactions observées en excitant le tronc nerveux se reproduisaient presque identiquement plus tard quand l'excitation était faite au niveau du point moteur. Aussi il conclut ainsi : « Si, en clinique, on n'a pas observé l'inversion, à l'excitation des troncs nerveux, aussi souvent qu'à l'excitation au niveau des points moteurs des muscles, c'est parce que probablement l'inversion, dans le premier cas, est très fugace dans certaines maladies (on a vu que chez le lapin, après section d'un nerf, elle dure seulement quinze minutes environ) et très difficile à mettre en évidence dans d'autres.

Mais ces recherches expérimentales, où les procédés d'exploration sont plus faciles et plus précis, prouvent bien que les modifications qualitatives existent souvent à l'excitation des troncs nerveux ; ces modifications constituent une réaction élémentaire qui n'est ni plus ni moins fréquente que les autres.

Il n'y a donc plus aucune raison pour ne pas accepter ce principe : *lorsqu'on excite un muscle par l'intermédiaire de son point moteur, on produit, en général, une excitation indirecte et non pas directe de ce muscle.* »

D'autres expériences de M. Cluzet lui permettent d'aller encore plus loin et de poser les conclusions suivantes qui aident à fixer l'interprétation de la réaction longitudinale, réaction qu'on a aussi appelée la réaction par le point moteur déplacé. « *Si les réactions observées avant le déplacement du point d'élection sont liées à une altération des nerfs moteurs, il est probable que les réactions observées après ce déplacement sont liées à des lésions musculaires.* »

C'est ainsi, par exemple, que dans le cas de section nerveuse[1], si les réactions qui précèdent le déplacement du point d'élection (inversion initiale avec hyperexcitabilité, puis hypoexcitabilité et inexcitabilité du tronc nerveux ; modifications qualitatives avec hyperexcitabilité, puis hypoexcitabilité observées à l'excitation au niveau du point moteur) sont liées aux altérations de l'arbre nerveux extra ou intramusculaire, les réactions qui apparaissent après le déplacement du point d'élection (inexcitabilité faradique et hypoexcitabilité galvanique avec modifications qualitatives à l'excitation au point moteur) paraissent liées à des lésions musculaires consécutives à la section nerveuse. »

Étudions donc maintenant les principaux *syndromes électriques*, c'est-à-dire l'ensemble de toutes les réactions

(1) M. Cluzet fait allusion aux résultats de ses sections expérimentales.

élémentaires que donne l'exploration électrique, quand on étudie les muscles et les nerfs moteurs dans l'état physiologique et dans les divers états pathologiques.

SYNDROME NORMAL. — Sur un nerf moteur ou un muscle normal, l'excitation au moyen d'un courant faradique avec une bobine à fil gros et des interruptions lentes, détermine, en général, la contraction quand la bobine induite est très peu enfoncée sur la bobine inductrice ; le flux d'induction nécessaire pour produire la contraction est moyen (il s'évalue empiriquement en repérant la position de l'induit sur l'inducteur).

Dans le même état physiologique, l'excitation par le courant galvanique détermine d'autre part des contractions brèves qui apparaissent dans l'ordre suivant : KFS d'abord, puis AnFS, puis AnOS, puis KOS. Dans la plupart des régions, pour donner KFS il faut 1 m. a. $\frac{1}{2}$ ou 2 m. a., pour AnFS, 3 m. a., pour AnOS 3 ou 3 m. a. $\frac{1}{2}$, pour KOS 15 m. a. Si d'emblée on prend comme courant excitateur un courant de 15 m. a. on a des contractions à l'ouverture et à la fermeture qui diffèrent d'amplitude suivant le pôle explorateur et qui sont reliés comme on l'a vu par la formule

$$KFS > AnFS > AnOS > KOS \, [1]$$

SYNDROMES ANORMAUX. — Le plus simple des syndromes anormaux dans l'exploration électrique du muscle et de son nerf moteur, est caractérisé par l'hypoexcitabilité faradique associée à une excitabilité galvanique qualitativement et quantitativement normale. On peut l'observer dans les hémiplégies d'ancienne date, les paralysies hysté-

---

(1) J'ai déjà noté plus haut que pour le nerf radial presque toujours, pour le médian, le péronier et le cubital quelquefois, la formule d'excitation peut être.

$$KFS > AnOS > An\,FS > KOS.$$

riques, les myopathies primitives (paralysies pseudo-hypertrophiques), les amyotrophies reflexes d'origine articulaire, les paralysies légères rhumatismales, par compression ou infectieuses quand le centre médullaire n'est pas atteint, dans les névrites légères, le tabes, la sclérose en plaques.

Le syndrome caractérisé par l'hypoexcitabilité faradique, associé à l'hypoexcitabilité galvanique, sans modifications qualitatives de la formule d'excitation galvanique, se rencontre dans les mêmes cas que le syndrome précédent mais à des degrés plus avancés des lésions[1].

L'hyperexcitabilité faradique associée ou non à l'hyperexcitabilité galvanique se rencontre dans la tétanie (dans ce cas elle est plus accentuée pour le nerf que pour le muscle), dans l'hémiplégie récente, dans la maladie de Little, dans l'hémiplégie infantile, dans certains cas de chorée, dans le tabes au début.

Ces modifications se retrouvent aussi *à l'excitation du nerf*, dans les névrites, les lésions des cornes antérieures de la moelle, à leur première période : elles constituent alors un des éléments de début *du syndrome classique de la degénérescence qui est le suivant :*

Au début de la lésion, pour le nerf hyperexcitabilité galvanique et faradique, pour le muscle hypoexcitabilité galvanique et faradique ; puis pour le nerf hypoexcitabilité faradique et galvanique se terminant en une dizaine de jours par l'inexcitabilité tant faradique que galvanique ; pour le muscle hypoexcitabilité faradique allant jusqu'à l'inexcitabilité et au contraire hyperexcitabilité galvanique avec modification qualitative de la formule.

A la période d'état, inexcitabilité complète du nerf au faradique et au galvanique ; inexcitabilité du muscle au faradique ; hyperexcitabilité du muscle au galvanique avec

---

[1] Les morphinomanes et les cachectiques le présentent assez souvent.

inversion de la formule, c'est-à-dire avec formule de secousse suivante

$$\text{AnFS} \geqq \text{KFS} > \text{AnOS} > \text{KOS}$$

puis ensuite, toujours même inexcitabilité totale du nerf, même inexcitabilité faradique du muscle, *hypoexcitabilité* galvanique de ce même muscle, avec mêmes modifications qualitatives des réponses à l'excitation, et, en plus, avec *contractions lentes et paresseuses* et augmentation du temps perdu.

Enfin à la troisième période, quand la maladie s'aggrave au lieu de tendre à l'amélioration (ce dont on s'apercevrait par le retour progressif des excitabilités galvaniques et faradiques) disparition totale de toute excitabilité galvanique et faradique aux points moteurs ; seules des contractions apparaissant dans l'ordre normal peuvent se produire quelquefois par l'excitation galvanique pratiquée de façon à ce que le courant traverse le muscle dans toute sa longueur (c'est ce que nous avons vu être la réaction longitudinale) ; puis enfin le muscle meurt complètement, disparaît et ne réagit plus à aucune excitation.

Ce syndrome de la dégénérescence ne se produit pas toujours au grand complet ; certaines réactions élémentaires anormales peuvent faire défaut. Le muscle et le nerf présentent alors, dit-on, le syndrome partiel de dégénérescence. Les modifications des réponses aux excitants électriques peuvent consister seulement, pour le nerf, en hypoexcitabilité galvanique et faradique, pour le muscle en hypoexcitabilité faradique, et en hypoexcitabilité galvanique avec inversion polaire et contractions lentes ; d'autres fois l'inversion de la formule peut même ne pas exister ; l'hypoexcitabilité et la *lenteur des contractions* seules constituent un signe de dégénérescence [1].

(1) Dans le syndrome de dégénérescence, la réponse galvanique du muscle peut quelquefois s'exprimer par la formule

$$\text{AnFS} > \text{KFS} > \text{KOS} > \text{An OS,}$$

c'est-à-dire qu'il y a inversion de la formule pour les contractions de fermeture et pour les contractions d'ouverture.

Le syndrome de dégénérescence complet ou partiel ne se produit jamais dans une affection cérébrale ; il est toujours le fait d'une lésion des cornes antérieures de la moelle ou des conducteurs nerveux. On le rencontre dans la poliomyélite infantile (paralysie infantile), dans la poliomyélite aiguë des adultes, les myélites diffuses frappant les cornes antérieures, l'hématomyélie, les névrites traumatiques ou toxiques, les paralysies rhumatismales ou infectieuses, enfin des affections moins rapides dans leur évolution comme la myélopathie (type Aran-Duchenne, type Charcot-Marie), la syringomyélie, la sclérose latérale amyotrophique.

Un autre syndrome est caractérisé par une excitabilité faradique normale ou augmentée, et une hyperexcitabilité galvanique avec modifications de la formule telles que KOS apparaît avec des intensités bien plus faibles qu'à l'ordinaire ; c'est le *syndrome de compression* survenant après la compression d'un membre par la bande d'Esmarck dans l'exploration des régions situées au-dessous de la bande. La formule de la contraction galvanique est alors :

$$KFS > AnFS > KOS \geqq AnOS \text{ [1]}$$

Le syndrome d'épuisement est caractérisé par ce fait qu'au fur et à mesure que l'on veut répéter la même excitation galvanique ou faradique il faut augmenter l'intensité ou le flux d'induction pour produire la même contraction. Selon Erb, ce syndrome se présente rarement. On l'a constaté dans les paralysies par maladie des hémisphères cérébraux et par atrophies musculaires progressives, dans les hémiplégies apoplectiques, dans un cas de névralgie

---

(1) Dans la tétanie, on observe quelquefois un syndrome à peu près semblable : hyperexcitabilité faradique et hyperexcitabilité galvanique, apparition pour des intensités très faibles du tétanos d'ouverture, à l'anode et à la cathode, avec modifications qualitatives des valeurs de AnOS et KOS.

sciatique, dans un cas de poliomyélite antérieure en même temps qu'il excitait de l'hyoexcitabilité. Ce syndrome a encore été observé dans une maladie, appelée myasthénie, caractérisée par un sentiment de lassitude générale, une perte de forces empêchant l'accomplissement d'un effort un peu prolongé.

Le syndrome myotonique, qu'on n'a observé que dans la maladie de Thomsen, est caractérisé par l'hyperexcitabilité galvanique et faradique pour le nerf, par l'hyperexcitabilité galvanique et faradique pour le muscle et surtout par des modifications dans la forme de la secousse.

La contraction galvanique de fermeture est traînante et durable et accompagnée de production de dépressions accentuées et de sillons profonds au niveau des points excitées et dans leur voisinage ; la contraction faradique avec les courants complètement tétanisants persiste un temps plus ou moins long après que l'excitation a pris fin ; avec les courants incomplètement tétanisants, ou avec les courants qui ne produisent que des secousses isolées sur des muscles normaux, il existe un fusionnement plus ou moins complet des secousses donnant lieu à un spasme myotonique ; avec des courants à intermittences très espacées, la contraction est isolée et semblable à celle des muscles normaux (Huet).

Il existe encore d'autres syndromes déjà signalés par Erb ; mais ils n'ont point été encore systématisés et ils ne sont connus pour le moment que comme exception.

§ 2. — *Détermination des points moteurs.*

Ce n'est pas tout de connaître les syndromes électriques que l'exploration permet de mettre en évidence, il faut encore savoir les constater.

Avant tout, il faut donc connaître la topographie exacte des points moteurs, car toutes ces recherches doivent être faites avec une électrode différente sur le point moteur et une grande électrode indifférente placée sur la nuque par exemple.

Jusqu'aux travaux de M. Chatzki, l'on n'avait pour être fixé sur la position de ces points que des tableaux donnant des reproductions photographiques des points moteurs, fixés à la suite de recherches minutieuses faites par divers expérimentateurs : Duchenne, Ziemssen, Erb, M. Régnier, M. Castex, etc.

Les tableaux de M. Castex doivent être rangés parmi les plus exacts de tous ceux qui existent ; pour s'en inspirer dans un examen électro-diagnostic, il suffit de placer, quand on étudie la contraction d'un nerf ou d'un muscle, le tampon explorateur au point de la peau correspondant un point du tableau. Mais cette pratique ne donne pas toujours exactement le point moteur, car si les tableaux de M. Castex sont corrects, leur adaptation n'est pas toujours possible.

Comme le dit M. Chatzki en effet : 1° les parties symétriques du corps ne sont pas développées également chez l'homme. Un côté (généralement le côté droit) est plus développé que l'autre.

2° La proportionnalité des parties varie chez les différents individus. Cela dépend des particularités de race et principalement des occupations professionnelles de l'individu. Ces dernières provoquent souvent des altérations, non seulement dans les groupes musculaires, mais aussi dans le squelette même.

3° Généralement un médecin opère sur des malades dont les muscles grâce aux altérations pathologiques, présentent des écarts sérieux avec la normale.

Et comme cette critique des tableaux de M. Castex peut être faite pour tous les tableaux habituels, l'on peut dire que ceux-ci sont toujours insuffisants, car *ils ne représentent pas les points moteurs dans leurs rapports avec la conformation anatomique* et ils ne donnent à la mémoire aucun appui pour les retenir. Ils n'indiquent ni

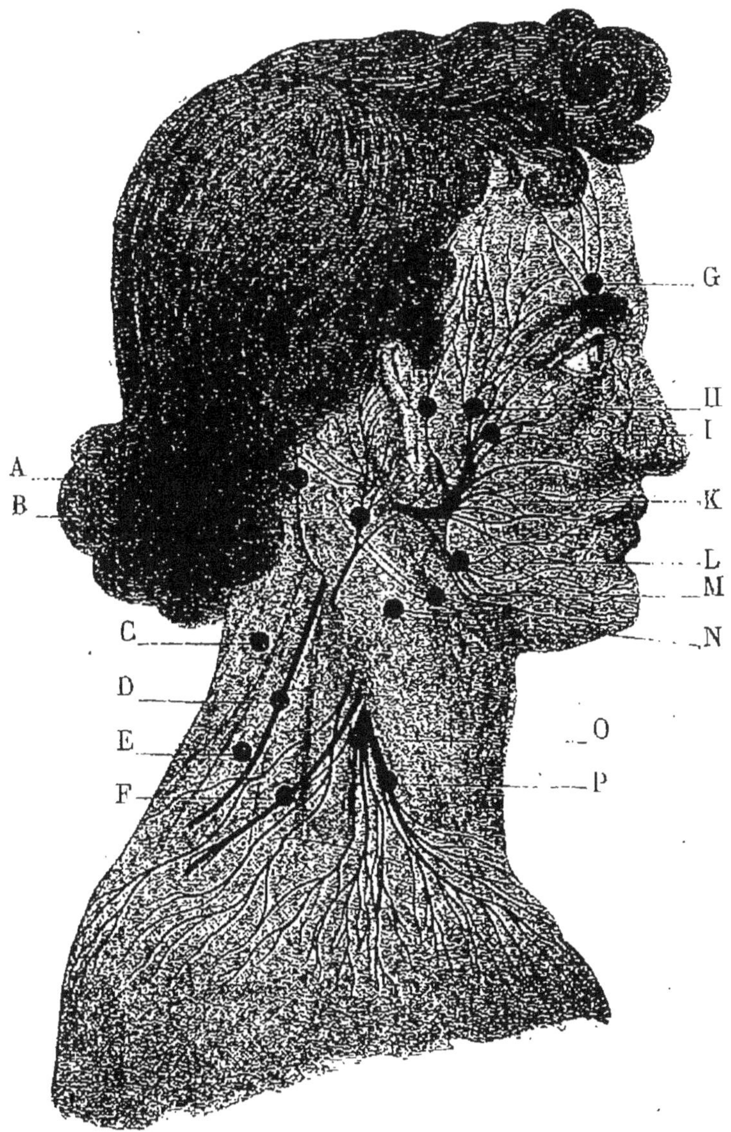

Fig. 53. — Tableau du professeur Chatzki : Points moteurs des
nerfs de la face et du cou.

A, Branche postérieure du second nerf cervical ; B. Rameau auriculaire postérieur
du facial ; C, *Muscle splénius* ; D, Nerf accessoire ; E, *Muscle angulaire de l'omoplate* ;
F, Nerf circonflexe ; G, Nerf sus-orbitaire ; H, Branche temporale de facial ; I, Branche moyenne du facial ; K, Branche moyenne du facial devant l'oreille ; L, Branche
inférieure du facial ; M. Nerf hypoglosse ; N, *Muscle sterno-cléido-mastoïdien* ; O,
Plexus brachial : point d'Erb pour l'excitation du deltoïde, du biceps, du brachial
interne et du long supinateur ; P, Point susclaviculaire pour l'excitation du nerf
phrénique.

les trajets des nerfs, ni leurs parties les plus voisines de

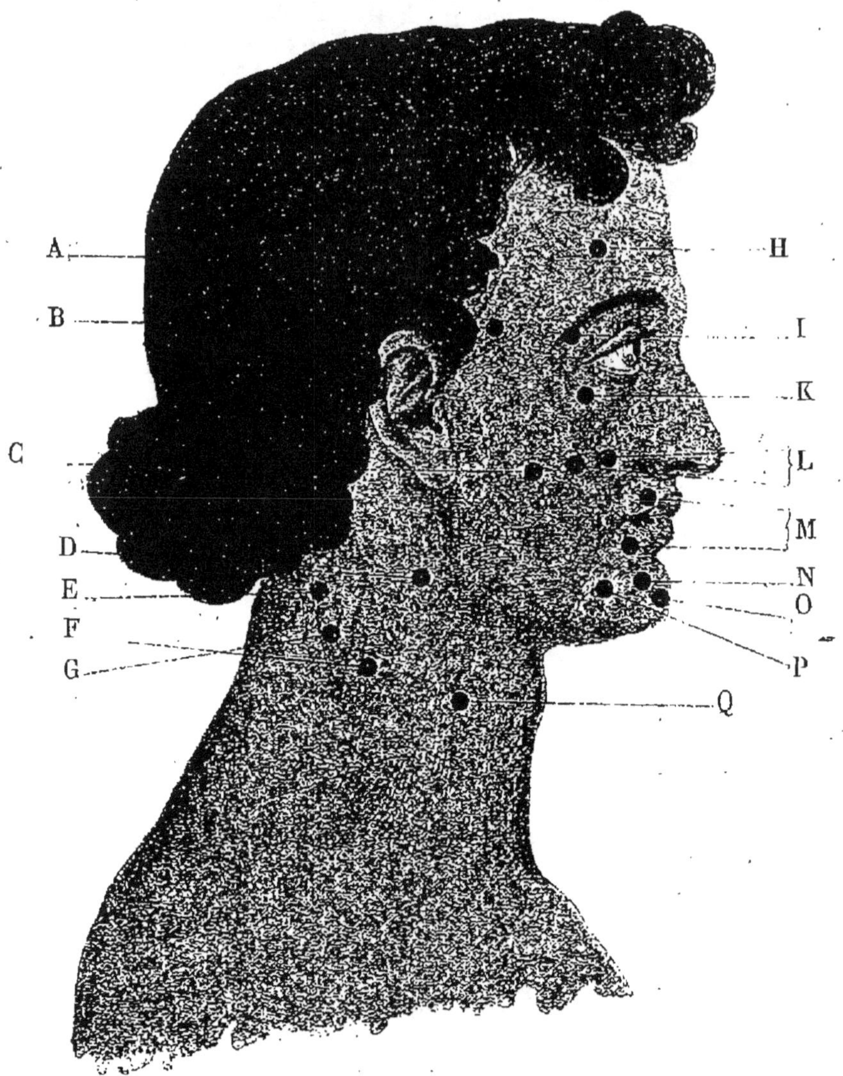

Fig. 54. — Tableau du professeur Chatzki : points moteurs des muscles de la face et du cou.

A, Muscle temporal ; B, Muscle auriculaire supérieur ; C, Muscle masséter ; D, Muscle sterno-cleido-mastoïdien ; E, Muscle splénius ; F, Muscle angulaire de l'omoplate ; G, Muscle trapèze ; H, Muscle frontal ; I, Muscle sourcillier ; K, Muscle orbiculaire des paupières ; L, Muscles grand et petit zygomatique ; M, Muscle orbiculaire des lèvres ; N, Muscle carré du menton ; O, Muscle de la houppe du menton ; P, Muscle triangulaire des lèvres ; Q, Muscle sus-hyoïdien.

la surface cutanée, ni les directions des fibres musculaires.

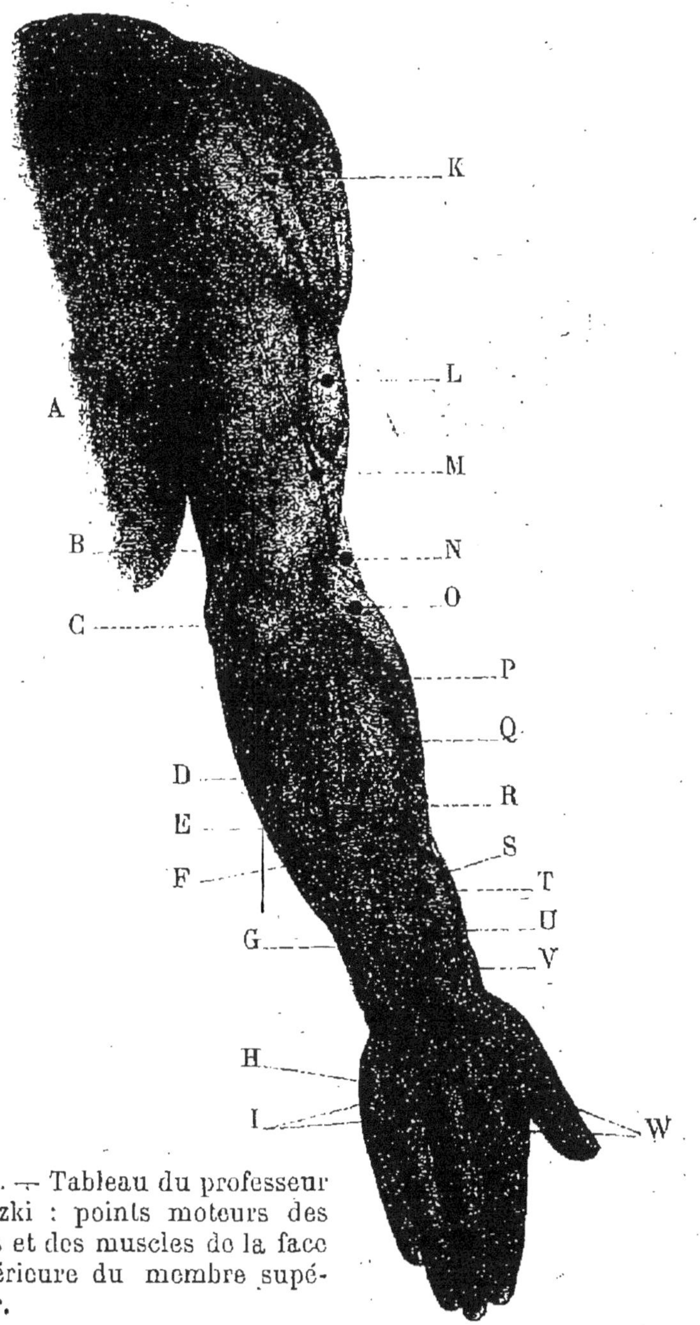

Fig. 55. — Tableau du professeur Chatzki : points moteurs des nerfs et des muscles de la face postérieure du membre supérieur.

A, Muscle triceps : longue portion ; B, Muscle triceps : vaxte interne ; C, *Nerf cubital au coude* ; D, Muscle cubital antérieur ; E, Muscle cubital postérieur ; F, Muscle extenseur propre du petit doigt ; G, *Rameau dorsal du nerf cubital* ; H, Muscle abducteur du petit doigt ; I, Troisième et quatrième muscles interosseux ; K, Muscle deltoïde ; L, Muscle triceps : vaxte externe ; M, *Nerf radial* ; N, Muscle long supinateur ; O, Muscle premier radial externe ; P, *Rameau du nerf radial* ; Q, Muscle deuxième radial externe ; R, Muscle extenseur commun des doigts ; S, Nerf radial (Rameau superficiel) ; T, Muscle long abducteur du pouce ; U, Muscle court extenseur du pouce ; V, Muscle long extenseur du pouce ; W, Premier et deuxième muscles interosseux.

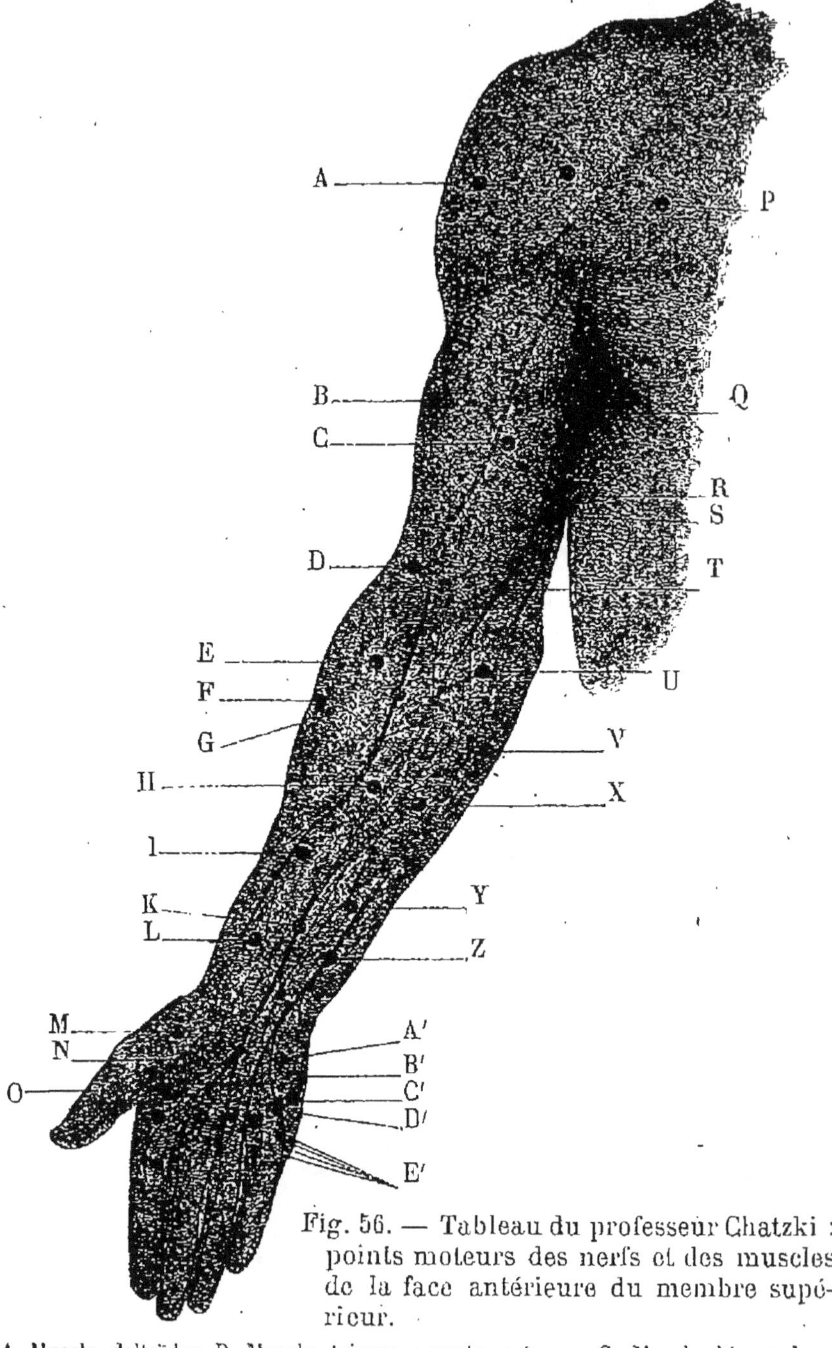

Fig. 56. — Tableau du professeur Chatzki : points moteurs des nerfs et des muscles de la face antérieure du membre supérieur.

A, Muscle deltoïde; B, Muscle triceps : vaxte externe; C, Muscle biceps brachial; D, Muscle brachial interne; E, Muscle long supinateur; F, Muscle premier radial externe; G, *Rameau superficiel du nerf radial*; H, Muscle grand palmaire; I, Muscle fléchisseur commun des doigts (médius et index); K, *Nerf médian*; L, Muscle long fléchisseur du pouce; M, Muscle court abducteur du pouce; N, Muscle opposant du pouce; O, Muscle court adducteur du pouce; P, Muscle grand pectoral; Q, Muscle triceps : longue portion; R, *Nerf cubital*; S, Muscle triceps : vaxte interne; T, *Nerf médian*; U, Muscle grand pronateur; V, Muscle palmaire grêle; X, Muscle fléchisseur superficiel des doigts; Y, Muscle fléchisseur commun (annulaire et auriculaire); Z, *Nerf cubital*; A', Muscle palmaire cutané; B', Muscle abducteur du petit doigt; C', Muscle court fléchisseur du petit doigt; D', Muscle opposant du petit doigt; E', Muscles lombricaux.

Des tableaux pour l'électrodiagnostic donnant toutes ces indications sont, au contraire, parfaitement utiles et rationnels, car ces données sont importantes. Schwalbe, dans son travail sur la position des points d'immersion des

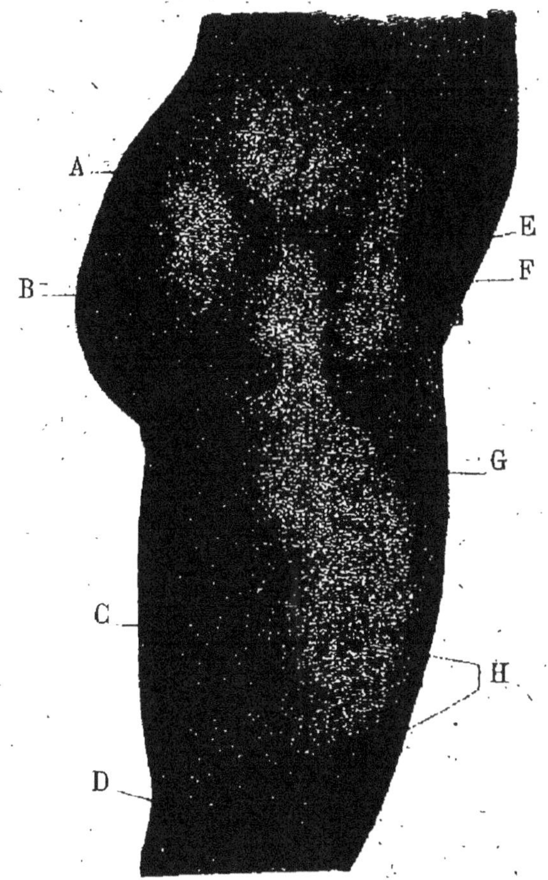

Fig. 57. — Tableau du professeur Chatzki : points moteurs de la face externe de la cuisse.

A, Muscle moyen fessier ; B, Muscle grand fessier ; C, Muscle biceps fémoral (longue portion) ; E, Muscle biceps fémoral (courte portion) ; E, Muscle tenseur du fascia lata ; F, Muscle couturier ; G, Muscle droit antérieur ; H, Muscle vaste externe.

nerfs dans les muscles, a démontré en effet que ces points sont toujours à peu près au milieu des fibres qui composent le corps musculaire ; l'indication des directions musculaires fixe donc la position des points d'immersion et par suite celle des points moteurs. Les tableaux du professeur Chatzki que je reproduis ici (fig. 53, 54, 55, 56, 57, 58, 59 et 60) sont basés sur ces principes ; ce sont donc les meilleurs et les plus pratiques. Celui qui s'en inspire connaît les points moteurs d'une façon toute

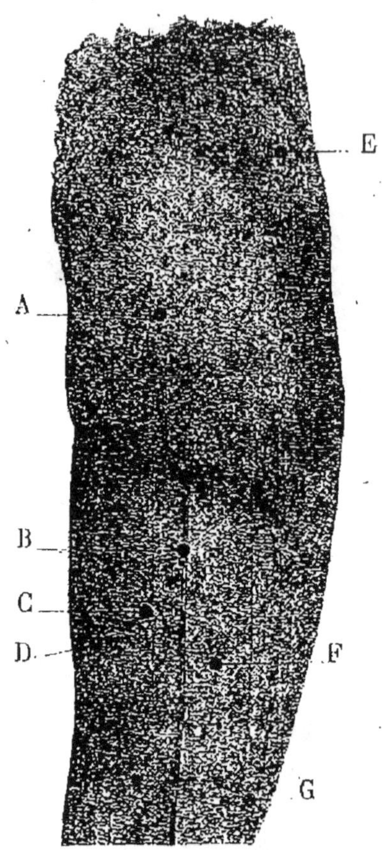

Fig. 58. — Tableau du professeur Chatzki : points moteurs
de la face postérieure de la cuisse.

A, Muscle grand fessier ; B, *Nerf sciatique* ; C, Muscle demi-tendineux ; E, Muscle moyen fessier ; F, Muscle biceps (longue portion) ; G, Muscle biceps (courte portion).

rationnelle, grâce aux indications des directions musculaires, des trajets superficiels ou profonds des nerfs qui y sont marqués[1].

(1) Pour pouvoir bien pratiquer l'électrodiagnostic, bien connaître les points moteurs ne suffit pas ; il faut en outre bien connaître les insertions musculaires des muscles, le trajet des nerfs et l'*action* de ces

Pour compléter ces tableaux il suffit de signaler quelques points moteurs qui n'y figurent pas et exposer les particu-

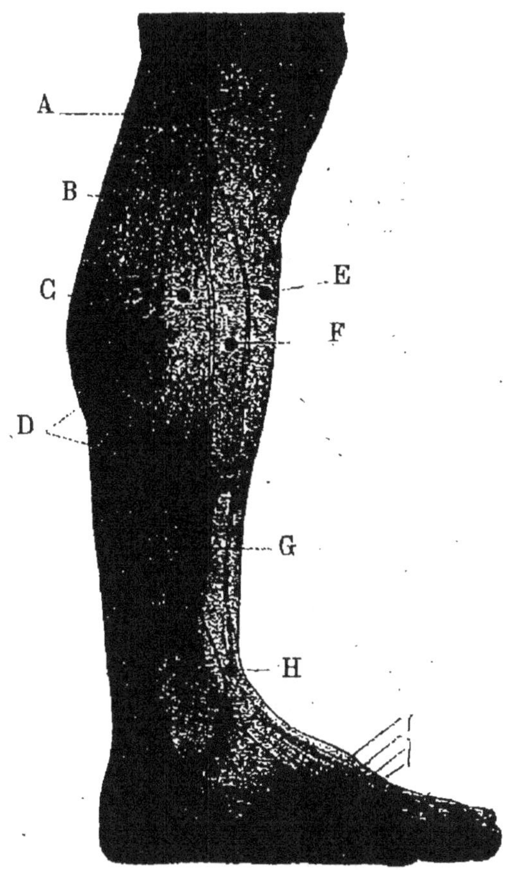

Fig. 59. — Tableau du professeur Chatzki : points moteurs de la face antéroexterne de la jambe.

A, *Nerf péronier*; B, Muscle gastrocnémien (portion externe); C, Muscle long péronier latéral; D, Muscle soléaire; E, Muscle tibial antérieur; F, Muscle extenseur commun des doigts; G, Muscle court péronier latéral; H, Muscle pédieux; I, Muscles interosseux dorsaux.

larités que peut présenter l'excitation de certains muscles ou de certains nerfs.

Le point moteur du *musculo-cutané* se trouve sous le bord inférieur du deltoïde et sur le bord externe du muscle

nerfs et de ces muscles, toutes notions qu'on trouve dans les traités d'anatomie.

coraco-brachial ; son excitation n'est produite que lorsqu'on appuie fortement l'électrode exploratrice.

Le point moteur du *petit rond* se trouve au milieu du repli cutané qui limite le creux de l'aisselle.

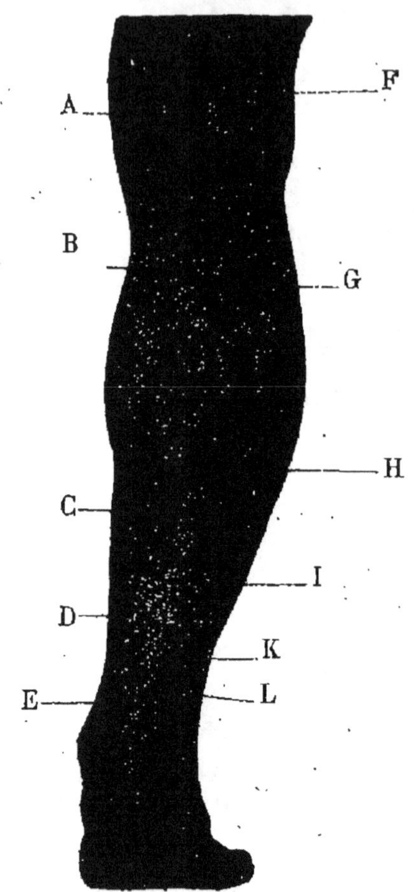

Fig. 60. — Tableau du professeur Chatzki : points moteurs de la face postérieure de la jambe.

A, *Nerf tibial* ; B, Muscle gastrocnémien (portion interne) ; C, muscle soléaire ; D, Muscle long fléchisseur commun des orteils ; E, *Nerf tibial postérieur* ; F, *Nerf péronier* ; G, Muscle gastrocnémien (portion externe) ; H, Muscle soléaire ; I, Muscle soléaire ; K, Muscle court péronier latéral ; L, Muscle long fléchisseur propre du gros orteil.

Le point moteur du *grand rond* se trouve au milieu du même repli cutané, mais dans le creux de l'aisselle.

Le point moteur du *sus-épineux* est au tiers interne de la fosse sus-épineuse, au-dessus de l'épine.

Le point moteur du *sous-épineux* est au tiers interne de la fosse sous-épineuse, au-dessous de l'épine.

Les points moteurs *du trapèze* sont au nombre de deux sur les bords des vertèbres, l'un à la hauteur de l'épine de l'omoplate, l'autre à la hauteur du tiers supérieur de la fosse sous-épineuse.

Le point moteur du *rhomboïde* est sur le bord interne de l'omoplate au milieu de la fosse sous-épineuse.

Le *grand dentelé* a un point moteur sur chaque digitation : ces points se trouvent sur une ligne oblique coupant les côtes et dirigée du mamelon vers le creux de l'aisselle.

Pour exciter le tronc du *nerf facial*, il faut procéder comme Erb l'a indiqué et prendre une fine électrode que l'on pousse sous le conduit auditif externe, d'arrière en avant, en dehors et en haut, vers le bord de la mâchoire inférieure.

Le *nerf grand hypoglosse* peut, dit Erb, être excité par un courant très énergique en arrière et au-dessous de la corne de l'os hyoïde : son excitation déterminerait une contraction, une courbure, un froncement de la moitié de la langue correspondante.

Le *nerf phrénique* peut de même être excité, dit Erb, avec une électrode très fine, placée sur le bord postérieur du muscle sterno-cléido-mastoïdien. Son excitation produit un mouvement inspiratoire subit, la propulsion de l'épigastre, jointe à un bruit inspiratoire du larynx.

Erb indique divers points dans le triangle sus-claviculaire et prétend qu'on peut arriver à exciter les diverses branches du plexus brachial. Je n'ai jamais pu, pour mon compte, réussir cette dissociation.

Dans la fosse sus-claviculaire, il faut surtout savoir déterminer un point moteur (le point O dans la figure 53) car c'est en ce point qu'il faut chercher à produire l'excitation simultanée du deltoïde, du biceps, du brachial interne et du long supinateur. (Ce point particulier a été déterminé pour la première fois par Erb et est appelé *point d'Erb*).

Les *muscles de la face* doivent être excités avec de très fines électrodes et explorés avec des courants très faibles, les filets sensitifs du trijumeau pouvant rendre cette exploration assez douloureuse.

Le *deltoïde*, le *biceps* ont deux points d'élection : le *brachial interne* n'est excitable que lorsque le bras est dans le relâchement et que l'électrode est poussée sous le muscle biceps.

Le *nerf médian* est excitable en trois points, au creux de l'aisselle, au pli du coude et enfin au poignet entre les tendons des palmaires. On doit l'explorer dans le relâchement du bras avec une légère flexion de l'avant-bras sur le bras.

Les points d'élection du *nerf cubital* sont, au bras, au-dessus du condyle interne en arrière, à l'avant-bras en dehors du tendon du cubital antérieur, au-dessus du poignet.

Erb distingue deux points moteurs pour les *fléchisseurs*, un pour le médius et l'annulaire, un pour l'index et le petit doigt. M. Castex en distingue trois, un pour le médius, un pour l'index et enfin un pour le petit doigt et l'annulaire.

Le point moteur du *cubital antérieur* est à environ trois travers de doigt du pli du coude ; le point moteur du grand pronateur en est distant de deux travers de doigt.

Le *nerf radial* est très difficilement excitable à la partie postérieure du bras entre le triceps et le brachial interne.

Le point moteur du *nerf crural* se trouve au pli de l'aine en dehors des vaisseaux qui traversent le triangle de Scarpa ; pour l'exciter il faut un courant assez intense.

M. Castex signale les points moteurs du *pectiné, du premier adducteur* et du *droit interne* qui se succèdent, de dehors en dedans, à deux travers de doigt environ du pli de l'aine.

M. Ghilarducci a indiqué quels étaient les points d'application de l'électrode active les plus favorables pour la production des réactions électromusculaires à distance, quand on recherche la réaction longitudinale. Ces points sont :

Pour les extenseurs du poignet et des doigts.	A la face postérieure de l'avant-bras, au-dessus de l'espace interosseux, un peu au-dessus de l'articulation du poignet.
Pour les fléchisseurs du poignet et des doigts.	A la face antérieure de l'avant-bras, à la partie médiane au-dessus de l'articulation du poignet.
Pour les muscles péroniers	Derrière la malléole externe.
Pour les extenseurs des orteils et le tibial antérieur	Au cou-de-pied, sur la face antérieure en correspondance de la ligne interarticulaire, sur les tendons correspondants.
Pour les muscles du mollet	Au tendon d'Achille, près de son insertion osseuse.
Pour le muscle deltoïde.	Sur le dos de la main, du même côté.
Pour les fléchisseurs et extenseurs de l'avant-bras.	Sur la face antérieure ou postérieure de l'avant-bras, parfois sur le dos de la main.
Pour le quadriceps fémoral.	Immédiatement au-dessous de la rotule, sur toute la face antérieure de la jambe, à l'union de son tiers supérieur avec les deux tiers inférieurs, parfois au-dessous, jusqu'au cou-de-pied.
Pour le muscle biceps fémoral.	A la moitié du mollet.

§ 3. — *Technique des recherches d'électro-diagnostic.*

Maintenant que l'on connaît les points moteurs et la manière de les déterminer, voyons comment on doit procéder pour une recherche d'électro-diagnostic.

On recommande au malade de s'abandonner complètement, de ne pas chercher à résister. On lui donne la position la plus commode pour qu'il ne vienne pas troubler par des contractions, des résistances, la recherche à effectuer. Cet abandon est toujours possible quand on s'adresse à de grandes personnes ; chez les jeunes enfants par contre, l'appréhension vient quelquefois rendre incommodes sinon impossibles, toutes recherches un peu précises ; en ces cas, il faut toujours user de douceur et de persévérance ; c'est la seule façon possible pour triompher des enfants les plus rebelles et les plus timorés. On applique, sur le dos ou le ventre une grande électrode de 100 centimètres carrés reliée à l'un des pôles de la source électrique ; on emploie, en général, comme électrode active un tampon de 3 centimètres carrés ; on en utilise parfois une plus grande, parfois une plus petite, de forme olivaire. En tout cas une remarque primordiale est à faire : il faut s'exercer à produire avec cette électrode active une pression uniforme, car le résultat de l'examen varie nécessairement selon son intimité plus ou moins grande avec les tissus sous-jacents.

On commence par rechercher l'excitabilité faradique [1] en éloignant d'abord le plus possible la bobine induite de la bobine inductrice et en la rapprochant peu à peu jusqu'au seuil de l'excitation ; ce seuil de l'excitation s'apprécie très facilement sur les muscles à tendon si l'on place les doigts de la main gauche sur ce tendon. Une fois la contraction déterminée, et quand on a noté la graduation de la réglette en face de laquelle se trouve le style de la bobine induite, on fait la même recherche pour le muscle ou le nerf de même nom qui se trouve sur la partie symétrique du corps ; la comparaison des chiffres indiquée sur la réglette montre si du côté malade il y a des altérations dans la contractilité faradique. Si les muscles ou les nerfs explorés sont malades des deux côtés, on peut évaluer approximativement s'il y a hyper ou hypoexcitabilité par compa-

---

[1] On emploie une bobine induite à fil moyen ou à fil gros.

raison avec une exploration faite sur un autre individu. *Quand il n'y a qu'un côté de l'organisme malade, il est bon de commencer toujours l'exploration par le côté sain.*

On recherche ensuite l'excitabilité galvanique ; on commence aussi par le côté sain quand les lésions sont unilatérales, et on débute en employant des intensités extrêmement faibles et en prenant le pôle négatif comme pôle explorateur. On fait croître doucement le courant par fractions de milliampère, en même temps que l'on fait des interruptions successives jusqu'à l'intensité qui donne la première KFS ; puis on ramène le courant à zéro et on recommence, après inversion, la même recherche avec le pôle positif jusqu'à l'obtention de AnFS.

Au lieu de ramener l'intensité à zéro entre l'exploration par la cathode et l'exploration par l'anode, on pourrait, à l'aide du renverseur, produire alternativement des excitations de fermeture cathodique et anodique ; mais, en ce cas, il faut faire attention à ne pas pratiquer des renversements brusques et à séparer la cathode-fermeture de l'anode-fermeture d'un petit repos dans lequel le courant ne passe pas. Quand l'on fait un renversement brusque, en effet, les courants de polarisation augmentent les phénomènes douloureux et ensuite faussent l'appréciation des intensités nécessaires pour produire les contractions : la force électomotrice due à la polarisation par le passage du premier courant agit dans le même sens que le courant renversé ; et par suite l'on pourrait croire à l'apparition de l'AnFS pour une intensité moindre que celle qui est en réalité nécessaire. Il faut ajouter, d'ailleurs, que cette cause d'erreur est de peu d'importance dans l'exploration à l'état physiologique, car normalement le courant qui correspond au seuil de l'excitation, à la cathode, même augmenté du courant de polarisation ne parvient pas à déterminer le seuil de l'excitation à l'anode.

Dans les recherches rapides, l'on peut se contenter d'examiner la contractilité faradique et les valeurs respectives des intensités de courant continu nécessaires pour produire une secousse à la fermeture à l'anode et à la cathode; c'est ainsi, qu'à l'exemple de M. Huet, j'ai fait faire pour mes examens électrodiagnostiques, à l'hôpital Trousseau ou dans ma clientèle, des feuilles portant dans la colonne du milieu le nom des nerfs moteurs et des muscles[1] et, de part et d'autre, à droite pour le côté droit, à gauche pour le côté gauche, des colonnes où je note les valeurs du flux d'induction donnant le seuil de l'excitation faradique, et les intensités du courant galvanique donnant KFS et AnFS.

Pour les recherches plus complètes, il peut être utile de noter l'apparition de AnOS et KOS et le moment de production du tétanos de fermeture.

Pour l'étude des contractions d'ouverture, on fait passer le courant, on l'interrompt et on l'augmente par fraction de milliampère jusqu'à ce que, non seulement il y ait une contraction à la fermeture, mais encore qu'il y en ait une à l'ouverture. Lors de l'exploration avec le pôle positif, les contractions de fermeture et d'ouverture se produisent dans les cas normaux avec des intensités très voisines ; dans l'exploration avec le pôle négatif, au contraire, l'on sait que, normalement, il y a un grand écart entre les intensités nécessaires pour produire KFS et KOS.

Pour rechercher le tétanos de fermeture, le tétanos d'ouverture etc., on augmente progressivement le courant en même temps qu'on fait des interruptions assez fréquentes entrecoupées d'arrêts assez courts, mais évidemment de pareilles recherches finissent par être assez douloureuses.

Il faut bien connaître que dans la production des contractions d'ouverture les courants de polarisation jouent un rôle prépondérant. Ce point a été bien mis en évidence

[1] J'ai ainsi trois feuilles pour l'inscription de l'électrodiagnostic : une pour la tête, la deuxième pour les membres supérieurs et le tronc et la troisième pour les membres inférieurs.

par M. Huet. Si l'on suppose l'exploration faite avec le pôle positif, à l'ouverture, le courant de polarisation se ferme ; c'est un courant de sens inverse du courant initial ; si bien que la contraction AnOS est la superposition de la contraction due à l'ouverture du courant explorateur $a_n$os et de la contraction de fermeture du courant polarisant kfs, c'est-à-dire que

$$\text{AnOS} = a_n\text{os} + \text{kfs}.$$

Ce fait est évident quand on se sert comme interrupteur-renverseur de deux clés de Morse associées ou de la clé de Courtade puisque, à l'ouverture du courant, les deux électrodes placées sur le corps se trouvent, comme on l'a vu, en un court circuit ; les contractions d'ouverture apparaissent alors plus tôt qu'avec tout autre interrupteur et elles augmentent d'étendue si bien que, dans l'exploration par le pôle positif, les contractions d'ouverture peuvent devenir prédominantes sur les contractions de fermeture, alors que dans d'autres conditions expérimentales elles leur seraient inférieures. — Dans le cas des autres interrupteurs, laissant, après rupture du courant principal, les électrodes en circuit ouvert, les courants de polarisation interviennent à l'ouverture, avec moins d'intensité, mais ils interviennent néanmoins ; comme le dit M. Huet, en effet, « il suffit de considérer que les électrodes et les tissus polarisés ne sont pas suffisamment isolés des parties voisines non polarisées ou moins polarisées, pour que celles-ci leur offrent des voies de conductibilité par où se ferme le courant de polarisation ».

Quelques électrothérapeutes emploient des interrupteurs-renverseurs fixés au manche même de l'électrode exploratrice ; cette pratique est généralement défectueuse, car le mouvement de la manette du renverseur peut fausser l'exploration, en faisant attribuer au courant électrique des mouvements du muscle qui ne sont que le résultat d'une excitation mécanique.

Une question importante se pose ici : pour faire des recherches d'électrodiagnostic avec le courant galvanique, est-il indifférent d'employer un collecteur qui permet l'introduction de chaque pile l'une après l'autre dans le circuit, d'interposer un rhéostat entre le malade et la source (piles ou accumulateurs) ou de placer ce malade en dérivation sur un réducteur de potentiel?

Or des travaux de M. Huet, il résulte que « dans les conditions où l'on pratique les examens électrodiagnostiques, la résistance a une influence manifeste sur le degré de l'excitabilité galvanique des nerfs et des muscles ; si la résistance est forte, les contractions minimales apparaissent seulement avec une intensité plus élevée que si la résistance est faible ; et, avec une intensité suffisante pour mettre en jeu l'excitabilité neuro-musculaire dans les deux cas, les contractions produites sont plus faibles dans le premier que dans le second. » Il est donc certain, qu'en graduant l'intensité du courant au moyen du rhéostat, on obtient dans l'estimation de l'excitabilité quantitative des résultats notablement différents de ceux obtenus en graduant l'intensité à l'aide du collecteur ; l'apparition de la contraction minimale est plus tardive, dans le premier cas, que dans le second.

Il faut donc, dans les recherches d'électrodiagnostic, proscrire l'emploi des rhéostats en tension : on peut au contraire employer les réducteurs de potentiel (fig. 6) c'est-à-dire des appareils permettant de mettre le malade en dérivation sur une différence de potentiel variable; en conséquence des travaux de M. Dubois (de Berne) l'on peut même conclure que c'est le meilleur dispositif pour ces recherches spéciales.

Cette influence du rhéostat sur l'apparition de la contraction montre donc que, le voltage de la source n'est pas indifférent, dans la comparaison des examens électrodiagnostiques. Est-ce à dire qu'il vaut mieux noter les volts que les milliampères au moment des diverses secousses? La question a été l'objet d'un gros débat entre MM. Dubois et Huet. Des travaux de M. Huet, il me semble résulter d'une façon irréfutable l'importance plus considérable de la notation des milliampères. L'intensité certes n'est pas à elle seule la caractéristique de l'excitation, mais elle en est le facteur principal ; ce n'est que dans des recherches plus précises, quand on désire faire un examen complet, qu'il est bon de noter pour chaque contraction en même temps le milliampérage et le voltage.

§ 4. — *Interprétation de l'électrodiagnostic.*

Supposons donc que l'on sache bien faire un examen électrodiagnostique ; il s'agit de l'interpréter.

Quand on aura constaté un des syndromes électriques, on pourra remonter de ce syndrome aux groupes d'affections qui le comporte; plus tard même, comme l'a dit M. Cluzet, on pourra d'un syndrome conclure à une maladie déterminée; mais pour le moment, du reste, ce n'est pas cela que l'on demande surtout à l'examen électrique des nerfs moteurs et des muscles.

Certes il est des cas où, à lui seul, cet examen peut donner le diagnostic, montrer, par exemple, si une paralysie faciale est d'origine centrale ou périphérique, si une lésion musculaire est le fait de myopathie ou de myélopathie, si une paralysie est d'origine hystérique ou non [1], etc., etc. ; mais les renseignements les plus utiles qu'il apporte sont les renseignements pronostiques.

C'est ainsi que, dans les névrites périphériques, dans la paralysie faciale rhumatismale en particulier, l'exploration électrique peut renseigner sur la gravité de l'affection ; si l'excitabilité électrique reste normale, le pronostic est très favorable, la paralysie ne durera que deux

---

(1) Bénédikt, Lebreton, Hélot, Souques ont observé quelques cas de paralysie hystérique avec diminution de l'excitabilité galvanique et même inversion de la formule; mais ces cas sont en nombre très limité; les paralysies hystériques ne présentent généralement pas de syndrome de dégénérescence.

ou trois semaines ; s'il existe simplement de l'hypoexcitabilité faradique et galvanique, la maladie peut durer de deux à trois mois ; si, au contraire, le syndrome type de dégénérescence (inversion de la formule et contractions lentes) existe, le pronostic est mauvais, la paralysie peut durer six mois, un an ou même rester définitive. C'est ainsi que dans toutes les paralysies, des explorations électriques faites à des époques successives permettent de comparer l'état des muscles, de déceler l'amélioration, la diathèse de contracture imminente, ou l'aggravation de la dégénérescence : il suffit de comparer les chiffres obtenus dans les divers examens pour être fixé.

L'examen électrique des nerfs et des muscles peut encore servir à choisir entre divers traitements : c'est ainsi, qu'à la clinique chirurgicale de l'hôpital Trousseau, il m'arrive très fréquemment d'être appelé à explorer la musculature, dans des cas de pieds-bots paralytiques entre autres. Seule, cette exploration électrique permet de dire s'il persiste des muscles tout à fait sains, à quel degré sont atteints les muscles paralysés, si l'on peut attendre d'un traitement électrique une amélioration ou une guérison, si enfin, il existe des muscles suffisamment conservés ou suffisamment régénérables par le traitement électrique, pour permettre l'intervention chirurgicale.

CHAPITRE II

ÉLECTRODIAGNOSTIC BASÉ SUR LES RÉPONSES ANORMALES DES NERFS DE LA SENSIBILITÉ AUX EXCITATIONS PAR LES MODALITÉS DE L'ÉNERGIE ÉLECTRIQUE

Jusqu'à présent, on a peu étudié les réponses des nerfs sensitifs aux excitants électriques ; généralement les réactions sensitives dues aux modalités électriques marchent de pair avec les réactions sensitives dues aux excitations mécaniques ; dans l'anesthésie et l'hémianesthésie, le choc pas plus que l'excitation galvanique ou faradique n'est perçu localement. Il en résulte que les courants faradiques de la bobine à fil fin par exemple ne servent à étudier la topographie de la sensibilité qu'au même titre que l'excitant mécanique ; leur seul avantage est, qu'amenés au contact des téguments au moyen du pinceau ou de l'excitateur bipolaire à deux pointes de Verdin, ils sont plus facilement dosables que cet excitant mécanique.

M. Apostoli a voulu trouver, dans les sensations perçues par les malades placés sur le tabouret isolant et soumis pendant le bain statique à des flux d'étincelles sur les mains ou le front, un procédé net pour diagnostiquer l'hystérie de la neurasthénie ; l'hystérique supporterait sans broncher ce flux, le neurasthénique au contraire y serait des plus sensibles et ne pourrait le tolérer. Je ne crois ni à la valeur ni à la possibilité d'une pareille différenciation ; j'ai vu des hystériques hurler véritablement quand je leur faisais supporter l'étincelle franklinique ; je connais, d'autre part, nombre de personnes sans la moindre tare d'hystérie, supportant admirablement des étincelles statiques même très longues et très fréquentes.

CHAPITRE III

ÉLECTRODIAGNOSTIC BASÉ SUR LES RÉPONSES ANORMALES DES NERFS SENSORIELS AUX EXCITATIONS PAR DES MODALITÉS DE L'ÉNERGIE ÉLECTRIQUE

§ 1. — *Vision.*

Les observateurs ne sont pas tout à fait d'accord sur la forme des réactions du nerf optique normal étudiées en plaçant le tampon actif sur l'œil même.

Pour Brenner, au début de l'excitation, il y a une sensation de lumière indéfinissable ; et ce n'est qu'ensuite qu'apparaît une couleur déterminée, rougeâtre à l'ouverture cathodique, blanchâtre à la fermeture cathodique, bleuâtre à la fermeture anodique et rougeâtre à l'ouverture anodique.

Pour Finkelstein, la fermeture cathodique et l'ouverture anodique donnent un ovale central noir et un anneau vert clair ; l'état permanent de l'excitation cathodique amène la disparition progressive de la sensation colorée, l'ouverture cathodique et la fermeture anodique ne donnent rien de plus. L'épuisement de la rétine, par un courant fourni par 13 éléments avec 130 à 140 interruptions par minute et pour un certain degré de compression de l'œil, produit les résultats suivants, si l'expérience est faite le soir, dans une chambre noire :

1º La détermination d'une image du champ visuel ;

2º L'apparition du champ visuel et de la tache jaune sous forme de mosaïque ;

3º L'apparition de l'image du point d'entrée du nerf optique et celle des vaisseaux à la suite de la diminution de la pression.

Dans les cas pathologiques, l'étude de l'excitation galvanique ou faradique du nerf optique n'a encore rien donné ; on le conçoit facilement, puisqu'on est encore incertain sur les réactions de l'œil normal ; plus tard il n'en sera probablement plus ainsi, et l'oculistique est appelée à bénéficier de recherches plus précises.

§ 2. — *Audition.*

L'exploration du nerf acoustique se fait, ainsi que Erb l'a indiqué, en plaçant une électrode moyenne devant le conduit auditif, en la fixant avec une certaine pression et en plaçant l'électrode indifférente sur la nuque. Une personne faisant bien attention à ses sensations perçoit dans ces conditions, quand l'intensité est faible :

à la KF un son vif,

— KO rien,

— AnF, rien,

— AnO, un son faible.

Dans les affections de l'oreille, cette formule est très souvent modifiée.

La modification la plus simple est une altération quantitative : l'exploration permet alors de constater une hyperesthésie galvanique, la réaction de l'acoustique à des courants à peine sensibles ; il en est ainsi, selon Erb, d'une part dans des cas de perturbation médiocre de la faculté auditive avec des modifications très faibles dans l'oreille (opacité et rétrécissement du tympan), et d'autre part dans toutes les vieilles affections de l'appareil auditif, destruction du tympan, catarrhe chronique, carie du rocher, etc.

Le degré le plus élevé de cette hyperesthésie est *l'excitation paradoxale* de Brenner, caractérisée par la réaction du nerf acoustique non exploré, quand on étudie le nerf acoustique de l'autre côté avec le dispositif habituel. Cela tient, comme Erb l'a expliqué, à ce que ce nerf acoustique non exploré est atteint par quelques lignes de flux et qu'elles suffisent à l'exciter. Si le pôle explorateur sur l'oreille étudiée est le positif, il se fait, sur le nerf de l'oreille non explorée, un pôle virtuel négatif; aussi, si l'on se rapporte à la loi de l'excitation de l'acoustique, on voit qu'on peut avoir par une série d'interruptions, des sons alternativement dans chaque oreille, et même des sons plus vifs du côté non armé de l'électrode, si cette oreille est la plus malade ou la plus hyperexcitable.

On a observé également des anomalies qualitatives dans les réactions de l'oreille malade, la perception d'un son à la cathode-ouverture par exemple. Il en est ainsi particulièrement dans les destructions graves de l'oreille moyenne, dans les maladies du labyrinthe ; mais on n'a pas encore fixé la valeur pronostique de ce signe.

On a observé également des anomalies caractérisées par

l'hypoesthésie, quelquefois par la torpeur complète du nerf auditif. Mais comme le dit Erb, il faut être réservé dans l'appréciation de la torpeur du nerf auditif au courant galvanique ; l'excitation effective peut être très difficile à produire par suite de conditions particulières à l'individu examiné.

Dans l'exploration galvanique de l'oreille, il est encore un fait très important qu'il faut signaler.

Si l'on applique le courant aux deux tempes ou sur les deux apophyses mastoïdes, on provoque, à la fermeture, même avec de très faibles intensités, sur l'individu sain, en même temps qu'un bourdonnement intense ou un vertige, une déviation et une inclinaison de la tête du côté du *pôle positif*, d'autant plus nettes, que le sujet est plus jeune.

M. Babinski a constaté récemment que les lésions de l'appareil auditif modifient considérablement ce vertige voltaïque et le mouvement de la tête. En particulier dans le cas de lésions unilatérales, il n'y a pas inclinaison du côté positif, mais inclinaison de la tête vers le côté malade ; dans le cas de lésions bilatérales, l'inclinaison est la plus forte du côté le plus atteint.

Ce « signe de Babinski » complété par les explorations de l'oreille avec le politzer ou autres moyens est appelé, comme le dit M. Gellé, à donner des renseignements sur la physiologie, l'excitabilité du nerf acoustique et à servir de signe électrodiagnostique très important.

§ 3. — *Gustation. Odorat.*

L'exploration des nerfs du goût, de l'odorat, ne donne pas grand chose pour le diagnostic. Toute application galvanique au voisinage de la bouche fait percevoir un goût salé, métallique.

L'application d'un courant faradique au moyen de l'excitateur Verdin bipolaire montre la sensibilité exquise de la langue ; cette sensibilité peut être diminuée dans la paralysie faciale, la paralysie hystérique, les tumeurs anciennes.

CHAPITRE IV

ÉLECTRODIAGNOSTIC BASÉ SUR LES RÉACTIONS DE L'UTÉRUS AUX APPLICATIONS GALVANIQUES OU FARADIQUES

M. Apostoli prétendait que, par des galvanisations intra-utérines, on pourrait savoir si les annexes sont saines ou ne le sont pas, si un fibrome est fibro-kystique ou en voie de dégénérescence maligne ; que par des faradisations extra ou intra-utérines, on pourrait savoir si une douleur ovarienne est le fait de l'hystérie ou d'un processus inflammatoire.

Je ne crois pas pour mon compte que les courants galvaniques et faradiques peuvent donner toutes ces indications en gynécologie. Je crois même que des recherches électrodiagnostiques conduites ainsi que le voulait M. Apostoli, non seulement sont illusoires, mais encore peuvent être dangereuses.

J'ai montré, dès 1895, que la galvanisation intra-utérine, même à doses faibles, pouvait avoir les effets les plus nocifs en cas d'annexites purulentes ; MM. Doléris et Pichevin d'autre part, ont rapporté des observations de femmes ayant supporté 60, 80 et même 100 milliampères alors qu'elles avaient des lésions annexielles suppurées.

D'autre part, toutes les douleurs anciennes, *sine materia*, résultant de l'hystérie, sont loin de disparaître ou d'être atténuées par les faradisations.

Je n'attribue pour ma part au traitement électrique qu'une valeur pronostique dans le cas des fibromes. Si après six semaines à deux mois d'applications, un traitement électrique *approprié, bien fait* et *bien conduit*, ne produit aucune amélioration, si même il y a aggravation des symptômes, c'est que le fibrome auquel ce traitement s'adresse est justiciable de l'intervention chirurgicale.

CHAPITRE V

ÉLECTRODIAGNOSTIC BASÉ SUR LES MESURES DE LA RÉSISTANCE ÉLECTRIQUE DU CORPS HUMAIN

§ 1. — *Technique des mesures de résistance du corps humain.*

Pour mesurer la résistance du corps humain au passage de l'électricité, on ne peut employer les méthodes habituelles de la physique, ni la méthode de substitution, ni la méthode du pont de Wheatstone ; ces deux méthodes supposent soit la fixité de la résistance du corps substitué, soit la fixité des résistances des branches du pont ; le corps humain a une résistance variable par suite, soit des actions vasomotrices, soit surtout de la polarisation des tissus bien mise en évidence par M. Weiss.

La méthode de Kolbrausch consistant à substituer, dans le pont de Wheatstone, des courants alternatifs aux courants continus et à chercher, par la variation des résistances intercalées, à obtenir le silence d'un récepteur téléphonique, mis au lieu et place du galvanomètre, ne convient pas non plus pour étudier la résistance du corps humain ; car si l'on obtient le silence absolu dans le téléphone lorsqu'on opère sur un conducteur liquide, on n'obtient même pas un silence relatif pouvant permettre une mesure quelconque, dès qu'on introduit le corps humain dans l'une des branches du pont.

Parmi les méthodes possibles, il faut seulement citer la méthode de M. Weiss, la méthode de l'ohmmètre, la méthode de M. Vigouroux, la méthode de MM. Spehl et Sano.

La méthode de M. Weiss est la méthode du pont de Wheatstone, modifiée de façon à éviter précisément l'erreur provenant de la polarisation des électrodes (voir *Archives d'électricité méd.*, p. 273, juillet 1893) ; c'est une méthode exacte, mais elle nécessite des mesures d'assez longue durée ; elle convient plus à des recherches de laboratoires qu'à des recherches cliniques.

La méthode de l'ohmmètre a été utilisée par M. Mergier ; son principe est exposé ainsi par M. Weiss. « Dans le circuit d'une pile P (fig. 61) se trouve un cadre à gros fil AB et deux cristallisoirs C et C' contenant de l'eau salée pour prendre les contacts. Un second cadre à fil fin perpendiculaire au précédent est mis en dérivation sur ce circuit des deux côtés des cristallisoirs et le courant qui y passe

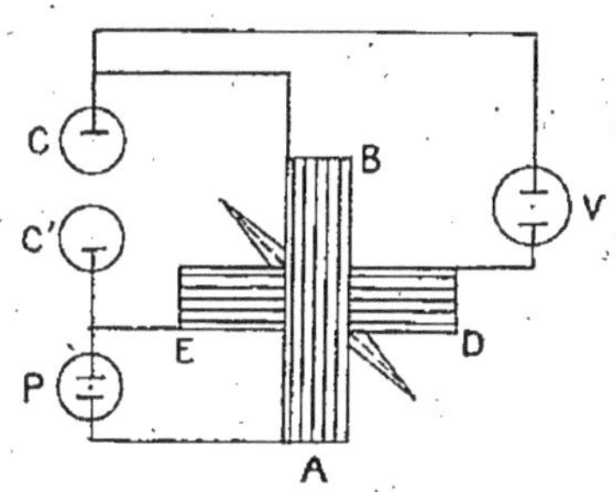

Fig. 61. — Figure schématique d'un ohmmètre.

traverse un voltamètre constitué comme C et C' pour compenser la polarisation. Une aiguille aimantée mobile, sous l'influence des deux cadres, prend une position d'équilibre variable *avec la résistance qui se trouve entre C et C'*. Quand cette résistance est nulle, l'aiguille est perpendiculaire à AB, et en combinant l'appareil on peut lui faire prendre des déviations proportionnelles à la résistance placée entre C et C' ; en tout cas on peut toujours établir une graduation empirique. » L'on conçoit donc comment, en réalisant un appareil où l'aiguille est soustraite à l'action de la terre et en employant les courants alternatifs pour éviter toute polarisation, l'on peut ainsi que M. Mergier l'a fait, constituer une méthode pouvant s'appliquer à l'homme et où une seule lecture peut donner la résistance demandée. Mais comme l'ohmmètre est un instrument fort délicat, l'on conçoit aussi comment jusqu'à présent, malgré sa précision théorique, cette méthode n'est pas employée.

La méthode de M. Vigouroux est une modification de la méthode de substitution ; le sujet, une boîte de résistances, et un galvanomètre sont placés en série dans le circuit d'une pile. Dans une première mesure, on fait passer un courant d'une certaine intensité à travers le sujet; la boîte de résistances est alors à son minimum ; on note cette intensité, puis on met le sujet hors du circuit, en fermant le circuit par la mise au contact des deux électrodes qui amenaient le courant à travers lui, et l'on abaisse l'intensité — à la même valeur que précédemment — sans toucher, en quoi que ce soit, à la source et au réducteur de potentiel, mais en introduisant des résistances de la boîte. Le nombre qui mesure les résistances introduites ainsi, mesurerait la résistance du corps, si l'on estimait avec M. Vigouroux, que le fait de laisser les électrodes polarisées dans le circuit pendant le second temps de l'opération suffit à éviter les erreurs dues à la polarisation; mais il faut bien savoir que cette manœuvre n'est qu'illusoire car, dans ces conditions, le simple déplacement des électrodes leur fait perdre une grande partie de leur force électromotrice de polarisation ; aussi cette méthode n'est-elle pas tout à fait exacte.

La méthode de MM. Spehl et Sano, basée sur l'emploi d'un galvanomètre différentiel est au contraire à la fois pratique et rigoureuse; ses auteurs exposent ainsi sa technique :

« De la pile P (fig. 62), le courant, en passant par le collecteur S et par le commutateur C, arrive en A ; il s'y divise en deux, le circuit se dédoublant. Par E, il se rend dans le conducteur sur le trajet duquel se trouve interposée une boîte de résistance, donnant de 1 ohm à 99,999 ohms, et dans laquelle les bobines sont disposées de telle façon que les fiches sont remplacées par cinq manettes mobiles sur cinq cadrans : la première donnant les dizaines de mille ohms (de 10 000 à 90 000), la deuxième les mille ohms (de 1 000 à 9 000), la troisième les centaines d'ohms (de 100 à 900), la quatrième les dizaines et enfin la cinquième les unités (de 1 à 9 ohms). Grâce à cette disposition, les recherches se font très rapidement. Par F, il se rend dans le conducteur sur le trajet duquel nous plaçons

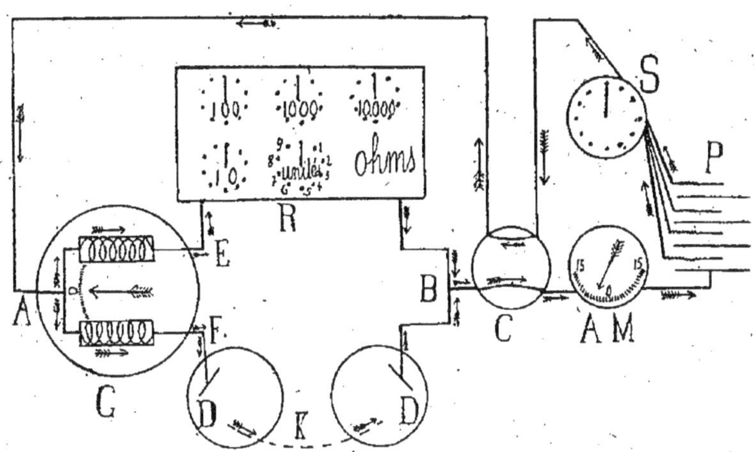

Fig. 62. — Dispositif de MM. Spehl et Sano pour la mesure de la résistance du corps humain.

les deux bocaux dans lesquels plongent les mains du sujet K. Le courant se reconstitue en B; pour repasser par le commutateur C, puis se rendre par le milliampèremètre AM, à la pile P. Le collecteur S nous permet de recourir au nombre d'éléments nécessaire pour obtenir une intensité de courant toujours égale.

C'est au point de bifurcation A que se trouve le galvanomètre différentiel G, formé de deux bobines enroulées en sens inverse, et qui constitue l'élément principal du dispositif ; la déviation de l'aiguille est d'autant plus forte que la différence d'intensité des deux courants est plus grande; elle reste à 0° lorsque leur intensité est égale. Pour arriver à cette égalité, on augmente ou on diminue, suivant les besoins, la valeur de la résistance dans le circuit ARB, au moyen de la caisse de résistance étalonnée R, la résistance AKB restant indentique pendant toute la durée de l'expérience. C'est dans ce dernier point que gît la difficulté principale. Pour réduire à son minimum l'erreur provenant de la polarisation intime des tissus, il faut sans cesse renverser le courant au moyen du commutateur C. Grâce à cette manœuvre, les courants secondaires et la résistance due à la polarisation sont considérablement réduits et ne faussent plus sensiblement le résultat final...

Le sujet plonge les mains, jusqu'aux poignets, dans les bocaux D. Nous plaçons la résistance en R à un chiffre approximatif, 1 300 ohms, par exemple. Puis nous fermons le circuit. Au moyen du collecteur S, nous élevons le courant à 5 milliampères; le courant qui traverse le sujet sera donc de 2 milliampères 1/2, dès que l'égalité des résistances aura été obtenue.

De temps en temps nous renversons le sens du courant au moyen du commutateur C. Au commencement, l'aiguille du galvanomètre dévie avec rapidité à chaque renversement du courant. Nous augmentons ou nous diminuons la résistance suivant les besoins, jusqu'à ce que l'aiguille reste immobile au 0°, ou n'exécute plus que des oscillations très restreintes et très lentes. A ce moment l'ouverture, la fermeture ou le renversement du courant n'ont presque plus d'influence sur elle, à moins que l'on attende trop longtemps sans renverser le courant, auquel cas la polarisation intervient pour modifier les résultats. En ce moment, il passe donc par les deux branches du circuit une égale intensité du courant. Il suffit de lire le chiffre des résistances interposées dans le conducteur ARB pour connaître celui du conducteur AKB. Et déduction faite de la valeur des accessoires dont la résistance n'est que de quelques unités, on connaîtra exactement le chiffre de la résistance du sujet examiné. L'expérience n'a duré que deux minutes, et les chiffres ont une valeur absolue et comparable à tous ceux consignés dans les expériences précédentes. »

Dans toutes les recherches de résistance bien faites, l'on voit ainsi que la résistance moyenne du corps varie de 1 500 à 3 000 ohms, et que dans les cas extrêmes elle peut atteindre 30 000 ohms et plus, et descendre à moins de 500 ou 400 ohms.

Il est du reste évident que la position des électrodes a une grosse influence pour le resultat trouvé ; d'Arman a bien insisté sur ce point.

De plus il est des régions (le sternum et l'hypogastre par exemple) telles que lorsqu'on y place les électrodes, la résistance diminue très considérablement peu de temps après le passage du courant ; aussi comme l'expérience a montré que lorsqu'on se sert comme électrodes d'un bain où l'on fait plonger les pieds ou les mains, la résistance est très constante, c'est toujours cette technique qu'il faut employer dans des recherches de résistance.

§ 2. — *Variations de la résistance dans divers états pathologiques.*

Les observateurs ne sont pas d'accord sur la valeur des mesures des résistances pour corroborer un diagnostic ; selon les uns, elles seraient des plus utiles ; selon les autres elles ne donneraient aucuns renseignements positifs.

Si M. Vigouroux prétend que dans la maladie de Basedow, la résistance est toujours diminuée et diminue surtout pendant l'application du courant, que dans l'hystérie, dans la mélancolie, la résistance est augmentée, si M. d'Arman croit que dans l'épilepsie, l'idiotie et la paralysie infantile, la résistance est augmentée, si M. Pardot prétend que la résistance est diminuée chez les délirants systématiques, si Eulenburg la trouve très augmentée dans la sclérodermie, MM. Rosenthal et Leube, et MM. Spehl et Sano formulent des opinions contraires. Ils croient que les différences observées dans les valeurs des résistances tiennent à la plus ou moins grande tendance à la transpiration mais ne sont nullement constantes ; et qu'on ne saurait attribuer à des affections déterminées la caractéristique d'entraîner des augmentations ou des diminutions de ces valeurs ; ainsi ils n'ont jamais retrouvé pour le goitre exophtalmique et l'hystérie, les modifications caractéristiques signalées par M. Vigouroux. Ils reconnaissent bien les variations énormes que peuvent présenter certains malades, mais ils les attribuent à des modifications cellulaires dues à la nutrition sans qu'on puisse pour le moment en donner la loi [1].

Entre toutes ces opinions contraires, il est assez difficile de se prononcer ; il me semble pourtant bien, par le constat, tout empirique, de la facilité avec laquelle on monte à des intensités élevées dans les applications galvaniques chez des basedowiens avec de faibles différences de potentiels à la source, — que dans le goitre exophtalmique la résistance est diminuée. Mais il est indiscutable que la question, comme toutes celles qui ont trait aux mesures de résistances dans les autres états pathologiques méritent de nouvelles recherches [2].

---

(1) Grâce à des recherches très minutieusement faites soit sur des cadavres, soit sur des animaux, on a pu fixer les résistances des divers tissus ; on a de même étudié la résistance des divers liquides de l'organisme.

(2) Dawson-Turner a voulu tirer des mesures de la résistance électrique de l'urine des données importantes pour l'analyse et le diagnostic : il croyait à une relation entre les variations de la résistance et la présence de sucre, d'albumine, d'un excès d'urée, etc. Jusqu'à présent ces recherches n'ont pas été confirmées et n'ont pas eu d'applications cliniques.

QUATRIÈME PARTIE

CHAPITRE PREMIER

MALADIES DE LA NUTRITION

§ 1. — *Diathèse arthritique.*

L'on naît — et c'est là le fait des lois de l'hérédité puisqu'il n'est pas d'hérédité parfaite — sous l'influence d'une disposition morbide, d'une diathèse qui ne fait que s'accentuer, si l'hygiène, des pratiques préventives appropriées ne viennent l'atténuer et la faire disparaître.

Parmi toutes les diathèses, une des plus répandues est la diathèse arthritique.

Sa caractéristique est la rapidité moins grande des échanges, la destruction incomplète des principes élaborés dans l'intimité des tissus, une élimination imparfaite, en un mot le ralentissement de la nutrition.

Si ce sont les graisses qui se combinent trop lentement, cette diathèse amène l'obésité ; si c'est le sucre qui se transforme mal, elle engendre le diabète ; si ce sont les substances protéiques qui s'éliminent mal, elle produit la gravelle, la goutte et le rhumatisme chronique ; si ce sont les acides organiques qui s'oxydent incomplètement elle détermine la dyscrasie acide d'où résulte quelquefois le rachitisme, et, plus souvent, la lithiase biliaire : goutte, rhumatisme chronique, gravelle, obésité, diabète sont l'aboutissant rationel des états diathésiques arthritiques.

Ces états pathologiques confirmés réclament une thérapeutique polymorphe où l'électricité peut avoir en certains cas une légitime place ; mais c'est surtout contre la diathèse que les applications générales de certaines modalités électriques me paraissent avoir le plus d'effet.

La tendance à l'obésité, de la dyspepsie associée aux hémorrhoïdes, des douleurs articulaires passagères, un peu de glycosurie, des coliques hépatiques frustes, sont autant d'avertissements précurseurs de troubles nutritifs plus profonds ; ce sont les manifestations de la diathèse qui se confirment. A coté des cures hydrominérales qui peuvent modifier la nutrition et empêcher son ralentissement de s'accentuer, je crois à l'efficacité des cures, espacées tous les deux ou trois mois, de vingt séances environ chaque fois, par les courants de haute fréquence suivant la technique suivante :

Une plaque électrode reliée à l'extrémité supérieure d'un des résonateurs est placée dans le dos ; l'électrode-balai fixée à la spire supérieure de l'autre résonateur est dirigée vers la région hépatique, l'estomac ou les articulations, selon la nature des symptômes principaux.

Les deux résonateurs sont accordés de façon à produire l'effluve maximum : la séance est de vingt minutes environ.

J'ai toujours remarqué que les arthritiques ainsi traités avaient à la suite de chaque séance une *sensation de bien-être*, la disparition des phénomènes si désagréables de plénitude, une plus grande activité cérébrale et physique ; j'attribue du reste une grande partie de ces effets à l'action analgésique profonde des effluves, et c'est une des multiples raisons pour lesquelles je considère l'application bipolaire, avec l'effluve maximum, comme bien supérieure à l'autoconduction ou au lit condensateur. En général, après une vingtaine de séances, les douleurs articulaires, les migraines, les modifications urinaires légères, etc., se sont considérablement amendées.

Une de mes observations les plus intéressantes, a été celle d'une dame, migraineuse, atteinte de déformations articulaires des phalanges ayant déjà été soignée à Dax sans succès, que j'ai traitée au commencement de cette année ; à la suite de vingt-cinq applications avec l'effluve du résonateur bipolaire, cette dame, depuis six mois, n'a plus souffert, n'a pour ainsi dire plus eu de migraines et a vu ses articulations récupérer presque leur souplesse, sans pourtant que les déformations articulaires aient disparu.

§ 2. — *Goutte.*

La goutte est une maladie générale caractérisée par une élaboration imparfaite des aliments et une oxydation insuffisante des matières azotées introduites dans l'économie, leur élimination incomplète, et l'accumulation de déchets toxiques, particulièrement d'acide urique, dans les articulations.

La goutte résulte généralement d'une tare originelle, de la diathèse arthritique, dont les effets nocifs sont accrus encore par une hygiène défectueuse, une alimentation vicieuse.

La thérapeutique de cette affection peut donc être préventive et curative ; préventive, elle s'efforcera par des pratiques d'hygiène, une nourriture appropriée, des cures d'eau, des traitements par les agents physiques (comme nous l'avons expliqué plus haut), d'enrayer la prédisposition morbide ; curative, elle aura un double but, un premier, celui d'accélérer les échanges, un second celui de dissoudre les dépôts déjà formés.

M. Th. Guilloz a des mieux compris ce double rôle, et le traitement électrique qu'il propose, après l'avoir expérimenté dans plus de soixante-dix cas, y répond admirablement. Sa technique est la suivante : le goutteux trempe son membre malade dans un baquet de porcelaine, renfermant une solution de lithine à 2 p. 100 additionnée d'un peu de lithine caustique, relié au pôle positif ; le pôle négatif est placé sur la région lombaire, et le courant est débité progressivement de 0 à 150 et 200 milliampères. La séance dure de vingt à trente minutes. Puis le malade subit encore un quart d'heure d'autoconduction. Les séances sont quotidiennes et même quelquefois biquotidiennes.

Les courants continus servent là, non seulement à l'introduction du lithium, mais encore à suractiver les échanges (l'amaigrissement peut être de un kilog, par semaine, aux dépens des graisses et des hydrocarbures), et les courants de haute fréquence complètent cette action générale.

J'ai employé plusieurs fois cette méthode ; sur deux goutteux obèses à accès francs entre autres, j'ai obtenu avec deux cures de vingt séances environ à deux mois d'intervalle, la disparition des empâtements et jusqu'à présent la disparition des crises. Ma technique est celle de M. Guilloz ; mais au lieu de recourir à l'autoconduction, j'emploie l'effluvation bipolaire, certes bien plus active.

Il est à noter que ce traitement ne s'adresse qu'à la goutte subaiguë ; dans l'accès de goutte aiguë, chez les sujets dont le système vasculaire est intact, il y a lieu ainsi que M. Guyenot (d'Aix) le recommande, de recourir aux bains de chaleur radiante soit locaux, soit généraux.

§ 3. — *Rhumatisme chronique.*

Parlant de la nature du rhumatisme chronique, Trousseau disait naguère : « je ne crois pas qu'il soit permis de poser des conclusions nettes et précises ». Trente-cinq ans se sont passés et ces paroles restent encore l'expression de la réalité, l'accord est loin d'être fait sur l'origine de cette terrible affection. En tout cas, elle doit être nettement séparée du rhumatisme articulaire aigu, des arthrites chroniques de la blennorrhagie, de la tuberculose et des maladies infectieuses aiguës ; c'est pour les uns une trophonévrose infectieuse, pour les autres une maladie de la nutrition entraînant à sa suite, comme lésions reflexes, des lésions médullaires.

Son évolution est presque fatale ; la thérapeutique ne peut qu'en reculer le terme et prévenir dans une certaine mesure les difformités.

Comme traitements généraux, l'on peut employer les bains de chaleur radiante ainsi que l'a recommandé M. Douglas Kerr (de Bath), les applications générales de haute fréquence, les bains galvaniques suivant la technique formulée par M. Guilloz pour le traitement de la goutte. Il faut y adjoindre la faradisation, avec le courant de la bobine à gros fil et des interruptions espacées, des divers muscles entourant les articulations malades pour prévenir leur atrophie.

Chez un malade atteint de rhumatisme chronique, de toutes les articulations pour ainsi dire, que je soigne, depuis 1897, exclusivement par ces faradisations locales, jointes à des faradisations générales (un pôle aux pieds, l'autre à la nuque) j'ai non seulement prévenu l'atrophie musculaire, mais j'ai déterminé la disparition des douleurs et une atténuation notable de l'impotence.

§ 4. — *Diabète.*

On a proposé comme traitement du diabète les courants continus (Cavallo, Robertson), la franklinisation (Vigouroux, Massy), les courants de haute fréquence (d'Arsonval et Charrin). Des résultats assez satisfaisants ont été obtenus quelquefois.

Vigouroux affirme que l'électricité statique peut n'être pas limitée au traitement des cas légers : en 1887, il a traité un homme qui, avec seize litres d'urine, produisait 1 200 grammes de sucre par jour : en trois mois, sans autres médications que l'électricité statique et sans régime spécial, le volume de l'urine est descendu à quatre litres et le poids du sucre à 350 grammes par jour. Des résultats analogues sur des malades moins atteints ont été obtenus par M. Massy (de Bordeaux) par des séances quotidiennes de franklinisation (bain et étincelles).

Les procédés d'électrisation, à mon avis, peuvent prendre place dans la thérapeutique du diabète, à côté des multiples traitements préconisés et faire partie d'une *médication alternante*. Mais il faut bien savoir que l'action désassimilatrice provoquée par les modalités électriques employées, peut dans certain cas, être défavorable. MM. de Renzy et Réale ont rapporté des cas de diabétiques virtuels dont le sucre avait disparu de l'urine et qui l'ont vu réapparaître à la suite de l'emploi des courants de haute fréquence.

Le traitement électrique du diabète ne peut donc être tenté que dans les cas où la nutrition est ralentie, quand le coefficient azoturique est inférieur à la moyenne et, jamais dans les cas où la dénutrition est exagérée.

§ 5. — *Obésité.*

Indépendamment du régime, de l'exercice, des cures hydrominérales, les applications des modalités électriques peuvent donner des résultats très nets dans l'obésité. D'aucuns ont proposé des séances d'électricité statique, d'autres les applications de haute fréquence (autoconduction) associées ou non à l'ingestion de thyroïdine ; d'autres enfin, à la suite de M. Guilloz, les applications de courants continus intenses. Cette dernière méthode est à mon avis, la meilleure et la plus efficace.

Un des procédés les plus pratiques pour l'appliquer, est de faire asseoir le sujet dans un fauteuil et de placer ses pieds dans des vases inférieurs reliés à l'un des pôles, ses bras dans des vases supérieurs reliés à l'autre; ou bien de placer ses bras ou ses jambes seulement dans des vases pleins d'eau et de fermer le courant au moyen d'une plaque sur tout abdomen : j'estime ce dernier mode indiqué particulièrement chez les personnes « ayant du ventre », car je crois l'amaigrissement plus considérable aux points d'application des électrodes. Avec des intensités de 175 à 200 milliampères, des séances quotidiennes d'une demi-heure de durée, on peut arriver facilement à un amaigrissement hebdomadaire de un kilog, obtenu exclusivement aux dépens des graisses et des corps hydrocarbonés.

M. Guilloz recommande l'adjonction au courant continu des applications de courants de haute fréquence. Il conseille l'autoconduction; dans ma pratique j'ai obtenu de très bons résultats par l'effluvation avec le résonateur bipolaire pratiquée pendant un quart d'heure chaque jour, après le bain de courant continu.

Ce traitement convient surtout aux obèses goutteux, aux obèses florides et même aux obèses anémiques; mais chez les obèses avec insuffisance cardiaque et surtout chez les artérioscléreux, il est contre-indiqué.

J'ai dit qu'il était utile d'appliquer une des électrodes sur la région à faire maigrir; j'ai obtenu en effet dans un cas au moyen de vingt séances quotidiennes et de dix séances espacées un jour sur deux, en plaçant l'électrode négative de grande surface sur l'abdomen, la diminution notable d'un vrai plastron graisseux abdominal chez une dame de quarante ans ; la mensuration m'a donné à la fin du traitement plus de 6 centimètres de différence, dans le pourtour, avec la mensuration primitive. Depuis six mois que ce résultat a été obtenu, il s'est complètement maintenu; depuis la cessation du traitement électrique, la malade, comme seule thérapeutique, se fait faire tous les matins, des frictions à l'alcool et des massages très légers.

§ 6. — *Rachitisme.*

Le rachitisme est une maladie de la nutrition caractérisée par l'impossibilité de fixer les sels calcaires dans l'organisme. Ce vice nutritif peut être le fait de l'auto-intoxication; c'est surtout le cas des enfants à qui a manqué le lait de leur mère et qui ont été nourris d'une façon irrationnelle ; il peut être le fait d'un trouble du système nerveux trophique. En tout cas, ses lésions ne se portent pas seulement sur les os. « Pour nous, dit avec raison le professeur Cantani, c'est vouloir diminuer l'importance du rachitisme que de vouloir le limiter à ces troubles osseux.

Le rachitisme nous apparaît comme une affection constitutionnelle générale aux déterminations localisées. Le fait qui domine est un trouble nutritif général, plus ou moins prononcé et consécutif à l'inanition calcaire, survenant à l'époque où les os sont doués d'une vie très active, d'un accroissement rapide, et où se produisent les phénomènes de la dentition. »

Pour réformer ce vice nutritif, il ne s'agit pas de gaver les petits malades de phosphate de chaux puisqu'ils ne peuvent l'assimiler ; il faut absolument réformer le régime alimentaire quand on peut suspecter ce régime, et surtout modifier la diathèse.

Les applications des formes de l'énergie électrique peuvent remplir ce dernier but. M. Sagretti (de Rome) qui a traité une quarantaine de rachitiques par les bains hydroélectriques alternatifs sinusoïdaux, en localisant l'action sur la moelle, pense que ces bains administrés trois fois par semaine peuvent en peu de temps réussir même dans les cas graves. M. Tederchi, M. Bonadeï, directeur de l'hôpital de rachitiques de Crémone, recommandent au contraire dans le même but l'électrisation galvanique de la moelle.

Je n'ai point encore traité de rachitiques exclusivement pour leur rachitisme ; mais comme il n'est pas rare de voir des enfants atteints de paralysie infantile présenter des arrêts de développement des os du membre atteint, et que j'ai toujours vu sous l'influence du traitement galvanique appliqué ainsi que je le fais (voir p. 180) le membre se mieux nourrir, l'os se développer, je crois que les applications de courant galvanique *à faible intensité* (5 à 6 milliampères au plus), la cathode à la nuque, l'anode dans un bain de pieds ainsi que le font Tederchi et Bonadeï, peuvent être des plus efficaces dans le rachitisme si les séances sont répétées au moins trois fois par semaine. Ce mode de procéder, en tout cas, me paraît plus rationnel que d'user du bain hydro-électrique sinusoïdal, puisque ce bain alternatif sinusoïdal active la désassimilation, alors qu'au contraire les courants continus à doses faibles activent l'absorption.

§ 7. — *Troubles de la croissance.*

Sans qu'il y ait lieu d'incriminer le rachitisme, il peut exister dans l'enfance des troubles de la croissance, des arrêts de développement.

Le docteur Springer a montré que ces troubles peuvent être enrayés par une alimentation appropriée (ingestion de phosphates organiques naturels) par l'exercice, l'électrisation des os au niveau des épiphyses.

Les procédés d'électrisation peuvent être, soit l'étincelle statique, soit les étincelles de haute fréquence, soit tout simplement les courants faradiques : l'on peut du reste y joindre utilement l'électrisation de la moelle, suivant le procédé indiqué pour la thérapeutique du rachitisme.

§ 8. — *Anémie.*

Si le rachitisme est le résultat de l'impossibilité pour l'organisme de fixer les phosphates, l'anémie est le résultat de la privation du fer, substance indispensable pour la constitution du globule sanguin.

En général, l'absorption d'une préparation ferrugineuse quelconque suffit à enrayer la maladie, le fer ingéré n'étant pas absorbé lui-même, mais permettant à l'organisme d'utiliser celui qui existe dans les aliments et de ne point désassimiler celui qu'il renferme. Mais il est d'autre part des anémies graves qui prennent rapidement un caractère de gravité extrême ; contre ces cas, on peut avec succès, concurremment avec d'autres médications, recourir aux inhalations d'ozone fréquemment répétées (séances quotidiennes) ou employer l'électrisation de la moelle par les courants galvaniques de faible intensité.

CHAPITRE II

MALADIES DU SYSTÈME NERVEUX

1re SECTION. — NÉVROSES

§ 1. — *Hystérie.*

L'hystérie est un mal protée qui peut sommeiller ou se manifester par des paroxysmes. « L'étude des manifestations interparoxystiques de ce que nous avons appelé le fond commun de l'hystérie sur lequel évoluent des paroxysmes », dit M. Gilles de la Tourette « nous montre que la dominante de cet ensemble réside dans les troubles de la sensibilité tant générale que spéciale. La base de la thérapeutique des accidents hystériques réside donc à notre avis dans le rétablissement des diverses sensibilités perverties ou disparues. » Pour produire ce rétablissement les modalités électriques ont souvent à intervenir.

En première ligne, il faut placer le bain statique avec souffle qui constitue un sédatif puissant du système nerveux et qui est vraiment le médicament de fond de l'hystérie. Quelques séries de vingt bains administrés pendant plusieurs mois avec des interruptions de quelques jours par mois suffisent souvent à empêcher la venue de tous accidents.

Mais les bains statiques ne sont généralement pas suffisants pour triompher des diverses manifestations de la maladie : il est souvent nécessaire dé recourir à d'autres modalités électriques.

Contre les paralysies hystériques et les anesthésies, le pinceau faradique, déjà recommandé par Duchenne de Boulogne, est particulièrement indiqué ; il faut l'appliquer quotidiennement sur chaque muscle paralysé ou sur les diverses régions anesthésiées ; dans les cas heureux, deux à trois séances suffisent pour la guérison ; dans d'autres cas ce procédé échoue ; il faut alors essayer l'emploi des étincelles frankliniques induites ou des étincelles de haute fréquence.

Les hyperesthésies demandent une thérapeuthique très douce ; certains malades très sensibles ne supportent ni pinceau faradique, ni étincelles, et ne trouvent d'amélioration que dans l'effluve ou la galvanisation locale positive ou négative. D'une façon générale, contre ces symptômes, il faut être très prudent car, en insistant plus qu'il ne convient, on risque de transformer les zones hyperesthésiques en zones hystérogènes.

Les tremblements doivent être traités par le bain statique et les étincelles locales.

Les contractures sont justiciables de l'effluvation et de galvanisations négatives stables à faibles intensités de très longue durée (plusieurs heures chaque jour).

Les troubles digestifs, améliorés par les modalités électriques, sont la diarrhée, le spasme de l'œsophage et les vomissements. Selon M. Gilles de la Tourette, la sialorrhée est amendée par la faradisation de la muqueuse buccale.

Le spasme de l'œsophage est souvent guéri par la faradisation tétanisante pratiquée, ainsi que le recommande M. Debédat. Une olive œsophagienne de métal montée sur une tige de baleine est introduite dans l'œsophage. Elle est reliée à l'un des pôles d'une bobine faradique à fil fin alors qu'une électrode souple en forme de bracelet est fixée au poignet. Le courant est augmenté jusqu'à ce que se produise une contraction énergique des muscles du membre supérieur. Les séances ont lieu tous les jours ; il en faut généralement un très petit nombre pour triompher du spasme.

Le hoquet peut être traité par la même méthode ou par des galvanisations faibles suivies d'intermittences rythmées (grande électrode négative sur l'épigastre, tampons positifs successivement aux deux points d'excitation des pneumogastriques).

Les vomissements incoercibles cèdent souvent à des galvanisations lentes suivies d'intermittences rythmées. La technique du traitement sera exposée plus loin (p. 219).

§ 2. — *Neurasthénie.*

La neurasthénie est une névrose constituée essentielle-ment par une diminution de l'énergie nerveuse, par un état d'asthénie générale. « Ses variétés cliniques », dirons-nous avec M. Brissaud « ne sont pas si nombreuses qu'on est tenté de le croire. S'il y a une neurasthénie hyperacide, une neurasthénie arthritique, une neurasthénie génitale, il y a surtout une neurasthénie banale sans autre qualifi-catif et qui est le fond commun et en quelque sorte le canevas sur lequel chaque malade brode au gré de sa fan-taisie personnelle. »

Le traitement de la neurasthénie doit être général et local ; il doit s'adresser au système nerveux central, qu'il faut en quelque sorte *dynamiser ;* il doit s'adresser aux divers symptômes prédominants, céphalées, vertiges, insomnie, troubles digestifs, angoisse, impuissance, fai-blesse musculaire, etc.

Certes le régime, le repos, l'*hydrothérapie,* l'*isolement* sont souvent des facteurs essentiels de la guérison ; mais les procédés d'électrisation totale et les applications d'élec-triques locales peuvent y contribuer puissamment.

Comme procédés généraux, les uns ont préconisé le bain statique, d'autres le bain avec douche céphalique, étin-celles rachidiennes, d'autres les courants de haute fré-quence (autoconduction ou étincelles sur le rachis) d'autres la faradisation générale, d'autres le bain hydro-électrique sinusoïdal, d'autres enfin la voltaïsation centrale.

Une remarque générale est à faire : quel que soit le pro-cédé employé, *il faut toujours commencer en ne soumet-tant le malade qu'à une très petite quantité d'énergie électrique :* les neurasthéniques généralement sont fort impressionnables, et une excitation trop vive peut produire sur eux des effets tout contraires à ceux qui sont recherchés. Je me souviens d'une malade, qui m'avait été adressée par mon ami le docteur Rellay, et qui était atteinte de grande neurasthénie avec myasthénie généralisée, rachialgie et insomnie. Comme première séance, je lui fis subir un bain statique avec douche à l'aide d'une machine à très fort débit et une série d'étincelles sur la colonne vertébrale. Loin d'avoir été calmée et tonifiée par cette première séance, elle ne put fermer l'œil la nuit suivante et elle vit tous ses symptômes s'exacerber. Au contraire, quand on procède dès l'abord très doucement, on n'a jamais ces accrocs du début du traitement ; et l'on peut en augmentant, et la durée et l'intensité des applications, arriver progressivement à réparer les défaillances de l'influx nerveux.

Le mode d'électrisation générale de choix est l'effluve de haute fréquence du résonateur bipolaire ; une électrode métallique reliée à la spire supérieure d'un des résonateurs est placée sur la nuque et l'électrode effluvante, reliée à la sphire supérieure de l'autre, est placée en face de l'abdomen. Les appareils étant réglés pour donner l'effluve maximum, je fais durer l'application un quart d'heure et je termine la séance en faisant dix minutes d'effluvation sur la colonne vertébrale pendant que l'autre électrode est sur l'épigastre. Je répète les séances quotidiennement, vingt jours durant, dans la majorité des cas.

J'usais naguère du bain statique comme traitement général, mais je crois que les courants de haute fréquence ainsi que je les emploie maintenant sont bien supérieurs comme efficacité, à cause de leur action tonique et analgésique profonde dont j'ai déjà parlé. Le bain statique reste néanmoins indiqué quand certains symptômes, l'insomnie surtout, sont prédominents. J'ai traité un assez grand nombre de neurasthéniques « essentiels » chez qui la myasthénie était le symptôme primordial ; j'ai eu le plus souvent une amélioration très considérable, la guérison même quand ces malades se sont astreints à suivre régulièrement le traitement. Généralement la guérison demande deux ou trois séries de quinze à vingt séances ; mais l'on comprend qu'il est difficile de fixer des règles bien précises. Chaque neurasthénique répond d'une manière spéciale au traitement ; « la neurasthénie tient » chez l'un, alors qu'en un cas paraissant entièrement analogue, elle est rapidement jugulée.

Dans la neurasthénie cérébrale (sensation de cercle, incapacité de travail) indépendamment des applications générales de l'effluve du résonateur bipolaire, il faut agir directement sur les centres idéateurs.

La galvanisation céphalique pratiquée suivant les indications formulées par M. Leduc répond à ce but ; une grande électrode reliée au pôle positif est placée sur la nuque, une électrode de 5 centimètres de large sur 10 de long, est placée sur le front et reliée au pôle négatif. Le courant est augmenté progressivement (cela est essentiel, les secousses à travers le cerveau étant accompagnées de vertiges fort désagréables), jusqu'à 20 milliampères. La durée de chaque séance est d'un quart d'heure : l'effet immédiat, selon M. Leduc, est de rendre la tête plus libre, le travail plus facile. Quand, au contraire, le pôle positif est placé sur le front, la séance rend la tête lourde, l'idéation pénible et provoque la somnolence.

Les douleurs cérébrales (plaque occipitale), sont généralement atténuées ou guéries par le bain statique avec effluvation dirigée sur la partie douloureuse : le traitement consiste alors en une application de courants de haute fréquence (effluvation avec résonateur bipolaire) de vingt minutes suivie d'un bain statique avec souffle pendant dix minutes environ. Les séances sont quotidiennes et interrompues sept à huit jours par mois. Dans les cas que j'ai eus à traiter, il m'a fallu généralement deux mois de traitement pour déterminer la guérison ; mais le plus souvent, après quinze jours, la céphalée disparaît.

L'insomnie est très efficacement combattue par le bain statique positif avec douche sur la tête. Un des cas les plus intéressants que j'ai soigné ainsi, est celui d'une dame qui se réveillait régulièrement à une heure du matin et qui ne pouvait plus se rendormir. Dès la quatrième séance elle eut un sommeil tout à fait paisible ; elle prit en tout trente bains statiques et depuis deux ans elle ne s'est jamais plainte de manquer de sommeil.

Quand le bain et la douche statique ne réussissent pas, on peut essayer le bain faradique ou le bain alternatif sinusoïdal ou même le bain galvanique : Hedley rapporte le cas d'un médecin que le bain galvanique à quatre cellules (les deux bras reliés au pôle positif, les deux pieds reliés au pôle négatif) a complètement guéri, alors qu'auparavant il avait été traité, pendant de longs mois, par des bains faradiques.

L'hypotension artérielle accompagne généralement la neurasthénie. Les applications de haute fréquence (effluvation bipolaire pendant un quart d'heure) suffisent généralement à faire remonter la pression ; mais quand l'hypotension est très accentuée, on termine la séance, en plaçant l'électrode reliée à la dernière spire d'un des résonateurs sur l'épigastre et en promenant le balai relié à la spire supérieure de l'autre, le long de la colonne vertébrale, de façon à avoir un flux d'étincelles. Grâce à ce procédé, la pression augmente chaque jour. Entre chaque séance elle retombe toujours un peu, mais jamais aussi bas qu'elle l'était auparavant, si bien qu'avec dix applications en général, on la maintient à un taux à peu près normal. Il n'est pas rare de voir des écarts de plus de 10 degrés comptés au sphygmomètre du Dr Chéron entre sa valeur, après et avant le traitement. J'en ai eu encore, tout récemment, un très bel exemple sur une malade qui m'avait été adressée par mon ami le Dr Bouteil et qui, grâce à six séances d'effluvation bipolaire vit sa pression remonter de plus de 8 degrés[1].

Les troubles dyspeptiques sont un des symptômes les

___

(1) Le Dr Moutier, qui a signalé le premier ce relèvement de la pression artérielle sous l'influence de la haute fréquence, emploie

plus tenaces et les plus constants de la neurasthénie ; si bien que nombre de médecins se demandent, si souvent la neurasthénie n'est pas secondaire et, si le trouble stomacal n'est pas le trouble primordial retentissant sur le système nerveux.

Ce trouble stomacal consiste surtout en asthénie gastrique, que les divers traitements pharmaceutiques ne font qu'accentuer et que seuls, à mon sens, le repos, le régime et un traitement électrique bien fait peuvent enrayer.

L'effluvation bipolaire, qui constitue le traitement de fond de la neurasthénie, suffit souvent à calmer la gêne stomacale et à régulariser le fonctionnement du tube digestif (effluvation prestomacale, plaque vertébrale). Quand elle n'est pas suffisante, il faut avoir recours au procédé de galvanisation que Beard et Rockwell ont recommandé, pour tonifier le grand sympathique. Une électrode de 100 à 150 centimètres carrés, reliée au pôle négatif, est placée sur l'épigastre. Le pôle positif, représenté par un tampon, est placé d'abord de chaque côté pendant cinq minutes sur les points d'excitation du pneumogastrique et du sympathique, puis pendant le même temps de part et d'autre de la colonne vertébrale dans la région du cou : l'intensité est de 8 à 10 milliampères.

La constipation peut être combattue par deux procédés, soit par des applications monopolaires intrarectales avec une électrode métallique ou une électrode à manchon de verre reliée à la spire supérieure d'un résonateur Oudin en fonctionnement, suivant le procédé de M. Doumer, ou plutôt par des intermittences rythmées de courant continu (électrode dorsale de 150 centimètres carrés, électrode abdominale de même surface, 30 à 40 milliampères, intermittences, pendant dix minutes) ; chez un grand nombre de constipés neurasthéniques, j'ai pu obtenir ainsi une selle quotidienne.

l'étincelle du résonateur monopolaire. L'effluvation bipolaire et l'étincelle appliquée avec ce double résonateur m'a toujours paru avoir des effets plus puissants.

Dans le sexe masculin, la neurasthénie s'accompagne quelquefois de difficile mise en action de la miction, de peu de force du jet. Suivant la pratique du Dr Courtade, on associe, pour combattre ce symptôme, au traitement général, un traitement local ; dans le cas de phénomènes douloureux prédominants, on pratique la galvanisation (électrode positive sur le périnée, large électrode négative sur la région abdominale ou sur les dernières vertèbres dorsales ; intensité supportable ; durée, dix minutes) ; dans le cas de phénomènes paralytiques, on pratique la faradisation avec la bobine à fil fin et des intermittences rapides (un pôle sur le ventre ou les dernières vertèbres dorsales et un pôle actif porté successivement sur le périnée, les bourses).

L'impuissance est une complication très fréquente de la neurasthénie masculine ; elle survient chez ceux qui observent trop leurs sensations, qui ont peur d'en être atteints ; elle est surtout d'ordre psychique et est le fait d'une distraction ; car comme le dit le professeur Brissaud « c'est une intempestive distraction que de méditer, au moment du coït, sur une impuissance actuellement problématique ».

Le traitement électrique peut maintes fois réussir à replacer les centres génitaux érectiles et éjaculateurs sous l'influence de la volonté. Ce traitement est le traitement électrique, général de la neurasthénie (effluvation bipolaire) complété par des flux d'étincelles sur le centre érecteur, soit en employant le résonateur monopolaire, soit en plaçant une plaque reliée à l'autre résonateur sur le ventre. Puis comme traitement spécial du symptôme, j'emploie la galvanisation (grande électrode positive sur les centres médullaires génitaux, tampon labile négatif sur le périnée, les bourses, le cordon, la racine de la verge ; intensité 10 à 20 milliampères ; durée un quart d'heure ; séances quotidiennes) et je termine quelquefois par des galvanisations rythmées. J'ai soigné avec cette technique, il y a quelques mois, un malade qui m'avait été adressé par mon éminent maître le Dr Jullien, pour une impuissance qui était venue compliquer une véritable neurasthénie parasyphilitique : quinze séances, associées du reste à un traitement antisyphilitique pratiquée par M. Jullien, ont amené incontestablement une très grande amélioration.

Chez la femme, la neurasthénie est bien souvent la cause efficiente de grandes névralgies pelviennes qu'on a voulu vaincre par l'ovariotomie, sans succès d'ailleurs ; pour les arrêter la faradisation vaginale, avec un tampon relié à l'un des pôles d'une bobine à fil fin, alors que l'autre pôle est relié à une électrode abdominale (interrupteur très rapide, flux d'induction maximum, dix minutes chaque jours) ou plutôt des applications frankliniques induites (un tampon vaginal relié à la cloche de mon rhéostat, et l'opérateur massant l'abdomen de sa main qui ne tient pas le manche isolant de l'électrode, pendant que les appareils sont disposés pour donner le débit maximum supportable) réussissent fort souvent.

La myasthénie demande à être traitée par le courant galvanique rythmé suivant une pratique imitée de celle de Betton-Massey : on place l'électrode positive dans la région dorsale et à l'aide d'une petite électrode reliée au pôle négatif, l'on excite les différents points moteurs des muscles des membres et du tronc, en produisant les interruptions grâce au métronome interrupteur. L'intensité est de 20 milliampères en moyenne, la séance dure dix à quinze minutes chaque fois.

§ 3. — *Epilepsie.*

Quoique Sgobbo prétende avoir produit l'éloignement très marqué des crises par des faradisations de quinze minutes de durée pratiquées tous les deux jours (une électrode sur le corps thyroïde, l'autre dans la main), quoique Sudnick dit avoir eu par des applications directes de haute fréquence une grande amélioration sur un malade atteint de petit mal, je crois que toutes ces améliorations ne sont que fugitives et illusoires, et que le traitement électrique de l'épilepsie n'existe pas.

§ 4. — *Paralysie agitante.*

Les tremblements, les raideurs articulaires sont avantageusement combattus par le massage vibratoire (tabouret trépidant et massage vibratoire sur tous les muscles atteints. Les modalités électriques (courants galvaniques, courants induits, bains statiques) n'ont donné que des améliorations inconstantes et temporaires.

§ 5. — *Migraines.*

Le traitement de l'accès de migraine vrai, pas plus électrique que pharmaceutique, n'existe ; obscurité et silence en sont les seuls facteurs vraiment efficaces.

Le traitement prophylactique est seul à considérer. L'effluvation de haute fréquence avec le résonateur bipolaire, suivie de bain statique peuvent le constituer s'ils sont appliqués assez longtemps (20 séances répétées à deux ou trois reprises).

On traite au préalable la dyspepsie, si la migraine complique des troubles stomacaux.

§ 6. — *Anémie cérébrale. Vieillesse prématurée.*

Si l'on appelle, comme Althaus, la vieillesse prématurée une affection caractérisée par une fatigue générale, une myasthénie, un affaiblissement précoce des fonctions cérébrales et motrices, elle constitue bien une névrose. Ses symptômes sont du reste analogues à ceux du surmenage et de l'anémie cérébrale.

Althaus prétend guérir cet état en un laps de temps variant de quinze jours à trois semaines, grâce à des galvanisations du cerveau méthodiquement faites ; il croit pouvoir, par une technique spéciale, localiser le courant dans ce qu'il appelle les centres d'association antérieur, moyen et postérieur. Je ne crois pas ces localisations possibles mais je suis persuadé qu'en appliquant exactement le traitement que j'ai formulé, à la suite de M. Leduc, pour l'anémie cérébrale des neurasthéniques, on peut améliorer considérablement les malades qui font l'objet de ce paragraphe.

§ 7. — *Maladie de Basedow.*

Le goitre exophtalmique n'est plus regardé aujourd'hui que comme un syndrome ; mais il faut avouer que l'on ne sait de quoi exactement. Les cliniciens se partagent en plusieurs camps ; les uns l'attribuent à une névrose bulbaire, d'autres à une hypersécrétion de la glande thyroïde ; d'autres enfin à une surexcitation du sympathique ; une connaissance exacte de la pathogénie serait certes utile pour formuler une thérapeutique rationnelle; pourtant ceux mêmes qui ont cru à l'hyperthyroïdation, comme cause efficiente n'ont pas été les derniers à essayer l'ingestion de thyroïdine pour la combattre.

Pour moi, d'accord du reste avec nombre de neuropathologistes, le traitement de choix est l'électrothérapie bien appliquée ; le traitement chirurgical n'est que la ressource ultime dans les cas très graves, en cas d'échec de toutes les autres médications.

Divers traitements électriques ont été proposés; les uns ont recommandé les galvanisations sur le goitre avec des courants faibles, associés aux galvanisations labiles de part et d'autre de la colonne vertébrale (Erb); d'autres des courants galvaniques intenses sur la région préthyroïdienne; d'autres enfin des faradisations préthyroïdiennes, carotidiennes, périoculaires et précordiales (Vigouroux). Ce dernier traitement surtout a eu longtemps la plus grande vogue; avec lui, disait Charcot « la guérison n'est, en général, qu'une affaire de temps. Tout au plus, peut-il rester, si le goitre est de date ancienne, un léger degré de tuméfaction dû à la persistance du tissu conjonctif de néoformation. »

Le traitement que je crois le plus efficace est l'association de la galvanisation, à hautes intensités, positive, sur la région préthyroïdienne et de la faradisation avec la bobine à fil moyen sur les régions carotidienne, précordiale et orbiculaire.

La galvanisation positive à hautes intensités (50, 60 ou 80 milliampères) pratiquée avec une électrode moulant le goitre et le débordant de tous côtés, a pour effet de calmer l'excitabilité du sympathique ; les faradisations tétanisantes, faites, grâce à un interrupteur très rapide, ont pour effet de calmer l'éréthisme carotidien, de diminuer l'exophtalmie, par suite de la fatigue qu'elles produisent dans les filets nerveux.

Pour toutes ces applications, l'électrode indifférente de 150 centimètres carrés est dans le dos ; l'électrode galvanique positive est formée d'un rectangle de feutre recouvrant une plaque métallique moulant le goitre ; l'électrode faradique est un tampon de 3 centimètres carrés ou une olive. Les galvanisations durent quinze minutes ; les faradisations cinq à six minutes ; les séances ont lieu trois fois par semaine.

J'ai traité ainsi trois cas avec succès. Le plus heureux est le suivant :

Observation résumée. — Mme V..., quarante ans, vient me consulter le 4 avril 1901.

Ses parents ont toujours été bien portants : ils sont morts l'un à quatre-vingt-deux ans, l'autre à soixante-seize ans.

Elle a généralement été bien portante, elle a été réglée à treize ans, mariée à vingt-neuf, mère à trente-quatre ; elle a toujours été extrêmement nerveuse et impressionnable.

L'affection pour laquelle elle vient me consulter a débuté il y a trois ans ; mais c'est surtout depuis deux ans que la malade a des bouffées de chaleur, des malaises, de l'essoufflement, que ses yeux lui semblent plus gros. Il y a dix mois ses jambes ont commencé à se dérober sous elle ; et elle est de temps en temps dans l'impossibilité de se lever ou de se baisser.

Depuis quatre mois surtout les malaises ont augmenté ; la malade a presque quotidiennement des insomnies ; elle a des

tremblements dans les mains ; des maux de tête très douloureux ; elle ne peut marcher sans croire qu'elle va tomber. Elle
a maigri de plus de 3 kilogrammes en deux mois.

Par l'examen du cou l'on constate un goitre faisant manifestement saillie ; il paraît unilobulaire, mais par un palper
minutieux on peut distinguer trois lobes ; les mensurations du
cou sont : à la partie inférieure du goitre 39 centimètres et
demi, en son milieu 38 centimètres et demi.

Le pouls est à 108 pulsations : les yeux sont *un peu* proémi-
nents.

Le 4 avril, je fais une première séance (galvanisation 50 m. a.,
faradisation moyenne). Dès les premières séances, la malade se
trouve bien mieux ; après trois séances elle peut venir à pied
de la rue Bichat à mon domicile, elle a moins d'essoufflement.
Au bout d'un mois, c'est-à-dire au bout de quatorze séances,
l'amélioration est manifeste, le pouls est à 72 ; les tremblements,
la faiblesse des jambes ont disparu ainsi que les étourdisse-
ments.

Le deuxième et le troisième mois je ne fais plus que deux
séances par semaine ; à la fin du mois de juin la malade est
tout à fait bien, elle peut travailler beaucoup, ce qu'elle n'avait
jamais fait avec aussi peu de fatigue auparavant ; son pouls est
à 84, le goitre a un peu diminué (37 et 36 sont les mensurations
correspondantes à celles qui ont été précédemment prises).

La malade se considère comme guérie, mais pendant le mois
de juillet je fais encore une séance par semaine. Depuis lors,
le résultat ne s'est pas démenti.

§ 8. — *Chorée de Sydenham.*

La chorée de Sydenham est rarement une névrose primitive, elle survient à la suite de rhumatisme, à la suite
d'infection, ou à la suite d'auto-intoxication ; aussi, comme
dit Lannois, « la diversité des conditions étiologiques que
nous venons d'énumérer, le caractère encore hypothétique
de la plupart d'entre elles permettent d'affirmer que le
traitement spécifique de la chorée n'existe pas ».

Il est des cas où le traitement pharmaceutique et hydro-
thérapique ne donne que des améliorations temporaires ;
on doit alors essayer l'électrothérapie, soit en supprimant

les préparations médicamenteuses, soit en les y associant.

Le bain statique avec souffle ne convient que dans les chorées hystériques; les courants continus, au contraire, peuvent donner une amélioration dans les autres variétés.

M. Gautier, après Onimus et Legros, emploie des courants faibles (3 à 10 milliampères) ; il place les tampons à la partie supérieure de la moelle.

Je trouve préférable de faire traverser tout l'organisme par le courant : je place une électrode négative de 10 centimètres carrés à la nuque et je fais plonger les pieds dans un récipient de verre ou de porcelaine rempli d'eau relié au pôle positif; j'emploie des intensités de 20 à 30 milliampères pendant vingt minutes chaque fois et je fais trois séances par semaine, au moins. Dans deux cas, j'ai eu ainsi des guérisons extrêmement rapides.

§ 9. — *Asphyxie locale des extrémités.*

L'asphyxie locale des extrémités serait heureusement amendée, d'après Maurice Raynaud, par des courants continus descendants appliqués quotidiennement pendant une demi-heure (membres asphyxiés dans un bain négatif, intensité 10 à 20 milliampères ; plaque positive à la nuque).

§ 10. — *Erythromélalgie.*

L'érythromélalgie est caractérisée par une rougeur douloureuse des membres, accompagnée de douleurs paroxystiques. Duchenne de Boulogne a préconisé contre elle la faradisation. Tout récemment M. Denoyès a publié l'observation d'un cas où l'affection limitée aux membres inférieurs a été guérie par vingt-cinq applications directes de haute fréquence (le malade en dérivation sur le petit solénoïde, une plaque électrode sur la région lombaire et une électrode sur les deux mollets)

§ 11. — *Myoclonies.*

Sous le nom de myoclonies, on englobe aujourd'hui, avec M. Raymond, la paramyoclonie de Friedreich, la chorée électrique de Hénoch-Bergeron, le tic non douloureux de la face de Trousseau, et la maladie des tics. Les spasmes des nerfs moteurs ou mixtes reconnaissant pour cause une lésion centrale ou périphérique du système nerveux, les tics coordonnés de Letulle produits par une mauvaise habitude ne doivent pas être rangés parmi eux.

Le degré le plus simple des myoclonies est le tic de la face ; il constitue, en général, dit M. Destarac, la première manifestation de la maladie et se présente le plus souvent dans l'enfance.

Les seuls traitements qu'on puisse opposer à ces spasmes sont la suggestion, qui réussit surtout quand l'hystérie est la cause efficiente, les modalités électriques et dans certains cas l'intervention chirurgicale.

Parmi les traitements électriques, le plus efficace est le suivant, préconisé par M. Destarac : une grande électrode recouvrant les muscles atteints est reliée au pôle positif d'un appareil à courant constant; une électrode indifférente est placée dans le dos ; le courant est débité lentement et l'intensité est amenée graduellement au maximum supportable.

Les séances ont lieu tous les jours ou tous les deux jours et sont suivies chacune d'un bain statique.

Dans plusieurs cas, quinze à vingt jours de traitement ont donné des succès complets à M. Destarac.

§ 12. — *Crampes fonctionnelles.*

Les crampes fonctionnelles constituent des troubles qui ne surviennent que dans certaines manipulations déterminées; elles peuvent consister en spasmes, en tremblements ou en une lassitude insurmontable. La plus fréquente constitue la crampe des écrivains. D'autres surviennent dans d'autres corps de métier; elles sont plus ou moins différentes de celle-ci.

Ces crampes constituent-elles une névrose, comme le pense la généralité des auteurs, ou sont-elles le fait d'altérations des nerfs ou des muscles, comme le croit M. Vigouroux? La question n'est pas encore résolue ; la thérapeutique en tout cas est assez impuissante. Erb recommande la galvanisation stable du système nerveux central et la galvanisation labile des muscles atteints avec de faibles intensités pour éviter toute excitation intempestive de l'appareil moteur.

§ 13. — *Crampes passagères.*

A côté des crampes fonctionnelles graves, il existe des états pathologiques caractérisés par des crampes passagères. Quand ces crampes ne sont pas le fait d'une maladie infectieuse (choléra) ou d'une maladie organique (albuminurie), et sont, pour ainsi dire, spontanées, elles sont justiciables d'un traitement galvanique à faibles intensités (électrode négative au niveau de la nuque, électrode positive constituée par un bain dans lequel plonge le membre atteint). Ce procédé m'a particulièrement réussi chez un jeune homme qui marchait beaucoup et qui eut tout à coup dans la jambe gauche des crampes compliquées par une légère déformation plantaire. Après quinze galvanisations quotidiennes et quinze galvanisations espacées, un jour sur deux, tous les phénomènes douloureux ont disparu. Ils ne se sont pas reproduits; la guérison est restée complète depuis plus de deux ans.

2e Section. — MALADIES DU SYSTÈME NERVEUX CENTRAL

§ 1. — *Hémiplégie cérébrale.*

L'hémiplégie qui s'établit à la suite d'une embolie d'une congestion, d'une hémorragie cérébrale peut évoluer de trois façons différentes. Si, dans les jours qui suivent la sortie de l'état apoplectique, les réflexes restent normaux, l'hémiplégie n'est que transitoire; si les réflexes sont abolis, l'hémiplégie est flasque et le reste, mais des complications ne tardent pas à survenir et le malade succombe rapidement; si les réflexes paraissent exagérés, l'hémiplégie va être accompagnée de contractures, c'est-à-dire, à la paralysie flasque va succéder bientôt un état spasmodique.

Duchenne de Boulogne disait naguère qu'on ne devait traiter les hémiplégiques par les modalités électriques que six mois après l'ictus; d'autres électrothérapeutes modernes, au contraire, veulent agir directement sur le cerveau et commencer un traitement électrique à la sortie même de l'ictus, contre la lésion cérébrale elle-même. Ces manières de faire sont toutes à rejeter; la première parce qu'elle est trop temporisatrice et qu'ainsi, l'on se prive du bénéfice que pourrait donner un traitement prudemment conduit; la deuxième, parce qu'elle est trop hardie et dangereuse; agir directement sur le cerveau par la galvanisation chez des malades dont les artères, comme c'est le cas ici, sont friables, ne peut que causer de graves désordres.

Le meilleur moment pour intervenir électriquement dans toute hémiplégie est la fin de la deuxième semaine; mais la seule méthode à employer est la galvanisation des membres à faibles intensités; il faut absolument rejeter la faradisation dont on fait tant abus : « Il est de pratique usuelle » dit avec raison M. Gilles de la Tourette (*Semaine médicale*, 1898, p. 372) « de faradiser à outrance les hémiplégiques; le plus souvent, d'ailleurs, là se borne tout le traitement qu'on oppose à l'hémiplégie. Il semble que lorsqu'on a obtenu quelques mouvements passifs des muscles à l'aide de l'électricité, on ait tout fait pour rétablir les mouvements spontanés. C'est de la pure illusion thérapeutique, d'autant plus condamnable qu'elle est certainement préjudiciable. La pratique démontre, en effet, que si les mobilisations et les massages légers sont capables de prévenir la contracture, les secousses faradiques, trop intenses, trop fréquemment renouvelées, excitent par contre l'état spasmodique, qui est toujours en puissance dans les membres paralysés. »

La technique à suivre est la suivante. Si l'on veut agir sur le membre supérieur, le malade trempe son bras dans une cuvette pleine d'eau salée reliée au pôle négatif ; une électrode positive de 100 centimètres carrés est placée au niveau des omoplates sur la colonne vertébrale ; l'on débite un courant de 10 milliampères environ et l'on termine la séance, qui doit avoir une durée de dix minutes environ, par quelques interruptions lentes, soit en laissant les électrodes en place, soit en remplaçant le bain par un tampon que l'on promène sur les diverses masses musculaires. Pour le membre inférieur, on procède de même en mettant l'électrode indifférente au niveau des lombes.

Contre l'hémiplégie faciale, il ne faut intervenir qu'un mois après l'ictus, si elle persiste encore, et employer des secousses galvaniques espacées : l'électrode indifférente est placée dans le dos ; un tampon relié à l'autre pôle est placé, successivement, sur les divers muscles paralysés pendant qu'avec le métronome interrupteur, l'on produit une série d'interruptions et de renversements.

Ce traitement doit être appliqué tous les jours et continué souvent plusieurs mois ; l'on peut associer à la galvanisation le bain statique et l'effluvation surtout si les contractures sont très considérables.

§ 2. — *Hémiplégie cérébrale infantile.*

L'hémiplégie cérébrale infantile se produit parfois lentement, mais le plus souvent elle survient après un véritable ictus ; ce qui la caractérise c'est que les lésions cérébrales (hémorragie, ramollissement, encéphalite) survenant avant le développement complet du système nerveux, il en résulte des troubles profonds et des désordres anatomiques indélébiles.

L'on peut faire intervenir l'électricité à deux moments, dans le traitement : au moment du début de la maladie et plus tard contre les phénomènes permanents qui la constituent.

Au début de la maladie, immédiatement après la période aiguë, Hammond a conseillé les applications galvaniques à faibles intensités (un tampon sur chaque apophyse mastoïde). Je ne sais ce que vaut une pareille pratique, mais je l'estime sans danger car chez l'enfant le système artériel est intact.

Contre les phénomènes permanents, la paralysie et les contractures, quand les déformations des membres ne sont pas extrêmement considérables — car, dans ces cas-là des ténotomies donnent des résultats rapides, — je crois que l'on peut avec avantage recourir à la galvanisation à faibles intensités. La technique doit être la suivante : le membre contracturé plonge dans un bain d'eau salée relié au pôle positif d'une source à courant continu ; une électrode indifférente de 100 centimètres carrés est placée sur la colonne vertébrale, le courant est débité avec une intensité de 5 à 6 milliampères, quinze minutes durant trois fois par semaine ; puis des intermittences rythmées sont pratiquées à la fin de la séance. Je traite ainsi, avec avantage, depuis quelques mois trois petits malades à l'hôpital Trousseau : une petite fille qui avant le traitement avait toujours sa main gauche complètement fermée avec le poignet en flexion forcée, peut en ce moment remuer facilement son articulation radio-carpienne, laisser ses doigts étendus et par suite tenir une cuillère, etc., etc.

§ 3. — *Paralysie labio-glosso-laryngée.*

M. Bénéditk prétend, grâce à des galvanisations cérébrales longitudinales et transversales, continuées indéfiniment, avoir pu prolonger plus de dix ans au delà du début de la maladie, certains individus atteints de paralysie labio-glosso-laryngée, alors que l'on sait que cette maladie évolue généralement en deux ans de temps.

Actuellement, l'on semble pourtant à peu près d'accord pour reconnaître, avec Onimus, que généralement l'effet satisfaisant des applications électriques n'existe pas.

§ 4. — *Maladie de Little.*

La cause réelle de la maladie de Little, maladie voisine de l'hémiplégie cérébrale enfantile, est si l'on en croit van Gehuchten un arrêt ou un retard dans la croissance des fibres pyramidales : ce qui caractérise cette affection est une rigidité spasmodique limitée aux membres inférieurs. Pour en triompher ou plutôt pour atténuer ses symptômes l'on peut user de la galvanisation à faibles intensités (électrode de 100 centimètres carrés négative sur les lombes ; les pieds dans un pédiluve relié au pôle positif ; intensité 5 à 8 milliampères).

Dans le cas où les difformités sont devenues très considérables, il peut être nécessaire de pratiquer contre elles des sections tendineuses ; il y a lieu, le plus souvent ensuite de recourir à quelques séances de galvanisation rythmée pour exciter les muscles, surtout quand les jambes ont été immobilisées pendant quelque temps, dans un appareil plâtré.

§ 5. — *Maladie de Friedreich.*

La maladie de Friedreich ou tabes familial est assez rare ; elle est caractérisée par de l'incoordination motrice, du nystagmus, de l'embarras de la parole, de la scoliose, un pied creux avec cambrure et hyperextension des orteils, etc., etc.

M. Ladame (de Genève) et M. Deschamps (de Rennes) recommandent contre elle la galvanisation de la moelle à l'aide de deux électrodes, l'une de 50 centimètres carrés, l'autre de 100 centimètres carrés placées à la partie cervicale et lombaire du rachis (le pôle positif était à la partie cervicale) avec des intensités de 20 milliampères au moins pendant quinze minutes, chaque jour. M. Deschamps a publié deux observations montrant de la façon la plus nette l'heureuse influence de cette manière de faire et son succès au bout de deux à trois mois de traitement.

§ 6. — *Ataxie locomotrice.*

Comme le dit M. Rauzier, les indications à remplir en face d'un tabétique sont de trois ordres :

1° Traiter la cause de l'affection ;

2° Combattre le processus anatomique (sclérose médullaire et radiculaire) ;

3° Combattre les symptômes prédominants.

Pour traiter la cause de l'affection, il y a lieu de s'adresser au traitement mercuriel et ioduré ; pour combattre le processus anatomique, l'on peut avec avantage recourir à divers procédés électriques, en même temps que l'on emploie les pointes de feu, les toniques, l'éducation motrice, etc., etc.

Duchenne de Boulogne, Jules Lecoq, Carré Marius, Rockwell, Rumpf, Niermeyer préconisaient soit la faradisation avec des tampons, soit le pinceau faradique sur la colonne vertébrale ; mais à l'heure actuelle l'on a renoncé à ces manières de faire ; car, comme le disent Onimus et Legros, ces applications peuvent produire les excitations les plus violentes et amener les plus funestes conséquences. L'on préfère user des courants galvaniques que Charcot, Bénédikt, Althaus, Byrom Bramwell, etc., ont recommandé, en n'indiquant pas tous, il est vrai, la même technique.

J'emploie la technique de MM. Onimus et Legros modifiée par M. Simon Laborde ; j'applique à la région cervicale et à la région lombaire, de grandes électrodes de 150 centimètres carrés environ et je fais passer, pendant dix à quinze minutes, un courant de 12 à 20 milliampères d'intensité sans me préoccuper du sens du courant ; je pratique des séances quotidiennes. J'ai traité ainsi trois malades ; j'ai eu deux fois des améliorations passagères (une entre autres sur un malade que j'avais vu au début du traitement, avec M. le docteur Gilbert Ballet) et une fois un très beau succès qui s'est maintenu complètement depuis plus de dix mois.

Pour combattre certains symptômes prédominants, l'on doit, indépendamment de ces applications centrales, à la fin de chaque séance recourir à des applications électriques locales.

Pour triompher des points douloureux localisés aux membres, on peut employer la méthode de M. Massy : une plaque électrode négative de 200 centimètres carrés est placée sur le rachis sur une portion de moelle qui ne correspond pas à l'origine des nerfs des extrémités malades ; une de 100 centimètres carrés, si la région douloureuse est étendue, un tampon de 4 à 5 centimètres carrés si la région est limitée, est placé sur les points douloureux, après avoir été relié au pôle positif ; et l'on débite chaque jour pendant un quart d'heure environ un courant de 15 milliampères.

Pour déterminer un temps d'arrêt dans l'atrophie débutante du nerf optique, l'on doit, ainsi qu'Erb le recommande, recourir à des galvanisations quotidiennes de courte durée chaque fois et de faible intensité. L'on place généralement une électrode sur chaque tempe ; grâce à la diffusion du courant, les lignes de flux atteignent les nerfs optiques dans l'orbite. Dans certains cas, il est préférable de placer un tampon négatif sur l'œil le plus atteint, en maintenant l'autre électrode à la nuque ou sur l'orbite opposée.

Contre la parésie vésicale, l'atonie du sphincter anal, l'on doit employer la galvanisation rythmée ou la faradisation à interruptions lentes (bobine à fil gros) avec un pôle sur le pubis, l'autre dans le rectum.

Contre les atrophies musculaires localisées, l'on doit de même user des applications galvaniques rythmées ou des applications faradiques (bobine à gros fil, intermittences espacées).

Contre le mal perforant plantaire, M. Crocq a, en 1899,

préconisé la faradisation quotidienne du nerf tibial et de
ses branches terminales ; une électrode très petite est
placée sur le tronc du nerf derrière la malléole interne,
l'autre électrode est en arrière de l'ulcération. L'interrupteur est réglé pour donner des intermittences espacées, le
courant utilisé est celui d'une bobine induite à fil gros.
M. Crocq, en trois semaines de traitement, a obtenu une
guérison complète sur un homme de trente et un ans.

§ 7. — *Poliomyélite chronique essentielle ou atrophie musculaire progressive.*

L'atrophie musculaire progressive, affection d'origine
myélopathique, débute généralement par les éminences
thénar ou hypothénar, atteint seulement ensuite les bras
et les épaules (type Aran-Duchenne); d'autres fois, elle
débute par les épaules (type scapulo-huméral de Vulpian).

Pour combattre cette affection, il y a lieu de reconnaître
avec Rauzier, quatre indications : 1º celle de modifier la
nutrition de la moelle ; 2º celle de réveiller et d'entretenir
la contractilité musculaire ; 3º celle de tonifier l'organisme ;
4º celle de combattre les complications telles que les troubles bulbaires.

Pour remplir les deux premières indications, il n'existe
nul moyen plus actif que la méthode électrique de Erb.
Elle repose d'abord sur l'emploi de la galvanisation centrale : une grande électrode de 100 centimètres carrés est
placée sur la colonne vertébrale à la région du cou, une
autre de même surface est placée sur les lombes. On les
relie aux deux pôles d'une source à courant continu et
l'on fait passer pendant cinq minutes un courant de
10 milliampères dans un sens et pendant cinq autres
minutes, un courant dans l'autre sens.

Puis, on place la main du membre qui est le siège de
l'atrophie dans une cuve pleine d'eau, reliée au pôle
négatif, alors qu'une électrode de 100 centimètres carrés,
fixée au pôle positif, est placée sur la nuque et l'on fait

à nouveau passer un courant de 10 à 15 milliampères. On termine par quelques interruptions et renversements soit en laissant la main dans l'eau, soit plutôt en promenant un tampon sur chaque point moteur des muscles atrophiés.

Le traitement doit être fait tous les deux jours et « doit être continué, dit Erb, jusqu'à ce qu'il y ait des résultats favorables ou jusqu'à ce que l'impossibilité d'obtenir des succès soit nettement constatée ».

Récemment M. Dénoyes vient de publier l'observation d'un cas d'atrophie musculaire progressive (type Vulpian) que des applications directes de haute fréquence (une plaque, reliée à l'une des extrémités d'un petit solénoïde de liaison des armatures externes des deux condensateurs, à la nuque, une poignée reliée à l'autre extrémité dans la main) au nombre de 67 ont nettement amélioré ; elles ont permis le retour de la motilité, alors que la galvanisation et la faradisation avaient échoué.

Il est certain que, d'après un cas, l'on ne peut formuler de conclusions fermes ; mais cette observation légitime l'essai des applications directes de hautes fréquences associées à la faradisation et à la galvanisation pour entretenir la contractilité musculaire, quand le traitement classique a échoué.

§ 8. — *Paralysie spinale aiguë de l'adulte.*

A la période de début, quand le processus fébrile est terminé, le traitement électrique que je viens d'exposer pour l'atrophie musculaire progressive, doit être mis en œuvre contre cette affection : galvanisation centrale, puis galvanisation rythmée pour déterminer les contractions des muscles atrophiés. En tout cas, il doit être appliqué longtemps, pendant des mois et quelquefois des années. « On aura soin », dit Rauzier, « de l'interrompre de temps en temps pendant quelques jours tous les mois. On n'est en droit d'y renoncer que lorsqu'il n'est survenu aucun

progrès durant un espace de temps assez long; encore,
est-il bon, même alors, de revenir à l'électrisation une ou
deux fois chaque année et chaque fois pendant quelques
semaines. »

§ 9. — *Paralysie spinale infantile.*

La paralysie spinale infantile est mieux nommée poliomyélite antérieure aiguë de l'enfance, car l'on connaît ainsi,
par la dénomination même, la cause de l'affection ; c'est
une véritable maladie infectieuse à premier stade fébrile,
dont les manifestations ultérieures ne sont que le résultat des lésions médullaires : elles consistent en atrophies
et en paralysies musculaires localisées à un ou plusieurs
membres, accompagnées souvent d'arrêt de développement.

A la période aiguë qui se termine le plus souvent en
quelques jours, la thérapeutique est purement expecta-
tive ; elle consiste simplement en l'administration de calmants.

Dans la phase qui succède à cette période aiguë, dans
la période chronique, les toniques, l'hydrothérapie comme
traitements généraux, les frictions, le massage et surtout
les modalités électriques, aidées, surtout quand l'affection frappe les membres inférieurs, par des appareils ortho-
pédiques, peuvent intervenir avec efficacité.

Divers traitements électriques ont été proposés ; Duchenne proscrivait l'électropuncture, l'excitation électro-
cutanée, la faradisation à intermittences rapides, la
galvanisation ; il se servait de courants faradiques à
intermittences lentes (deux ou trois interruptions par
seconde) et faisait des séances courtes, en se contentant
d'agir sur les muscles atrophiés.

Erb au contraire reconnaît la nécessité d'agir sur le
processus infectieux lui-même et sur les muscles atteints.
Sachant que la maladie frappe soit le renflement médullaire cervical, soit le renflement médullaire lombaire,
selon que les lésions siègent aux membres supérieurs ou

aux membres inférieurs, il recommande de placer une grande électrode sur la partie médullaire malade, et l'autre sur le sternum et de faire passer le courant continu dans un sens, puis dans l'autre, une à deux minutes chaque fois, avec une intensité faible. Si les deux renflements sont malades, il applique une électrode sur chacun d'eux et dirige le courant d'abord dans un sens puis dans un autre. Puis, pour terminer la séance, il emploie la galvanisation périphérique des régions neuro-musculaires paralysées avec le pôle négatif labile, tandis que le pôle positif reste fixé sur le foyer morbide.

M. Lewis Jones plus récemment a vanté les bons effets du bain général à courant alternatif sinusoïdal ou du bain faradique, qu'il trouve le seul procédé facilement applicable chez les enfants.

Ma manière de faire est la suivante :

Je commence par faire un examen électrique aussi complet que possible des muscles et des nerfs de la région malade, en débutant bien entendu par l'exploration faradique. Cet examen me permet d'abord de délimiter exactement le siège du mal et en même temps d'établir le pronostic et de fixer la durée approximative du traitement. Si les muscles atteints ont simplement — comme on le voit quelquefois — une diminution des contractilités faradique et galvanique, le pronostic est bon, et l'on peut espérer un retour presque complet de la motilité en huit ou dix mois ; si la contractilité faradique est abolie, mais si la contractilité galvanique persiste tout en présentant les signes du syndrome de dégénérescence (contractions lentes, inversion de la formule, etc.), les muscles sont profondément atteints, un traitement bien conduit peut au bout d'un an ou dix-huit mois améliorer les lésions ou les faire disparaître ; si les contractilités faradique et galvanique ont disparu, même quand persiste encore la réaction longitudinale, en général la dégénérescence des muscles est irrémédiable ; néanmoins le traitement électrique peut quelquefois, s'il est continué avec persévérance pendant deux ans et plus, redonner aux muscles une certaine vitalité et surtout favoriser le développement du membre.

L'examen électropronostic, quelquefois fort difficile chez les jeunes enfants, une fois fait, je commence le traitement électrique.

Dans les rares cas où les malades me sont amenés à une période très rapprochée du début de la maladie, c'est à dire dans les jours qui suivent la fin de l'accès fébrile, je fais exclusivement des applications stables de courant continu à faibles intensités (10 milliampères au plus) ; une électrode de 100 centimètres carrés, reliée au pôle positif, est placée sur le renflement médullaire siège du mal (lombes ou cervix) ; l'extrémité du membre ou des membres atteints plonge dans un bain d'eau tiède reliée au pôle négatif. Les séances ont une durée de quinze à vingt minutes et sont répétées trois fois par semaine.

A partir de la troisième semaine qui suit le début de la maladie, je complète ces séances, pendant une ou deux minutes, par des intermittences rythmées, sans rien changer aux connexions avec la source à courant continu.

Ensuite, si l'examen m'a montré que les muscles malades se contractent encore au faradique, laissant l'électrode du dos en place, je la relie à l'un des pôles d'une bobine faradique à gros fil et je promène un tampon relié à l'autre pôle successivement sur chaque muscle pendant que l'interrupteur est réglé de façon à osciller très lentement. Bien entendu, l'induit est suffisamment enfoncé sur l'inducteur pour donner des contractions musculaires très nettes.

Si, au contraire, l'examen m'a montré l'inexcitabilité au faradique, je me contente de remplacer le bain, qui servait d'électrode dans les applications galvaniques rythmées, par un tampon que je promène sur les masses musculaires atrophiées, tout en faisant quelques interruptions et quelques renversements.

L'intensité du courant, quand cela est possible, c'est-à-dire quand les muscles sont encore excitables à une intensité de courant peu douloureuse, est celle nécessaire pour avoir la contraction mininale, soit à l'anode, soit à la cathode.

Ce traitement est toujours facilement supporté. Si à la première séance les enfants sont parfois indociles, ils ne tardent pas à prendre confiance ; je soigne ainsi en ce moment dans mon service à l'hôpital Trousseau, seize enfants ; quelques-uns ont moins de deux ans ; il n'en est pas un qui ne se laisse électriser de bonne grâce, sans cris et sans résistance.

Comme on le voit, je suis partisan du traitement galvanique hâtif et de sa mise en œuvre peu après le début de l'affection. Je sais bien, pourtant, que Duchenne a publié naguère l'observation d'un enfant qui électrisé peu après le début de sa paralysie eut une rechute de poliomyélite ; je sais bien que plus récemment M. Bacelli a observé un enfant de vingt mois qui avait été très amélioré par la galvanisation précoce pour une paralysie du membre inférieur due à la poliomyélite, et qui dans le cours du traitement eut une rechute, c'est-à-dire une paralysie d'un bras ; mais je sais aussi que ni Duchenne, ni M. Bacelli n'ont songé à incriminer l'électricité dans ces observations, et qu'il existe d'autres observations de rechute de paralysies infantiles, alors que nul traitement électrique n'avait été mis en œuvre. Aussi, si certains auteurs ont recommandé de s'abstenir du traitement électrique pendant les deux premiers mois de la maladie ; j'estime avec Duchenne, Erb, et Doumer qu'ils ont mal interprété les faits et qu'ils ont propagé une pratique déplorable : « Plus le traitement aura été commencé de bonne heure », dit Erb, « plus on aura de chance de dompter la maladie, de sauver ce qui ne sera pas encore complètement perdu, de préserver les éléments nerveux, tout d'abord à demi dégénérés, d'une complète destruction. Commencez donc le traitement le plus tôt possible, aussitôt que la période inflammatoire aiguë sera terminée, car en tout cas, c'est précisément durant les premières semaines qui suivent le processus foudroyant aigu, que l'on réussit; plus tard vous ne pouvez plus modifier beaucoup le foyer de la maladie. » Ces lignes de Erb doivent fixer la ligne de conduite, il faut entreprendre le traitement très peu de jours après la disparition de la fièvre ; mais bien entendu il faut attendre *sa disparition complète.*

Je suis également partisan, en général, du traitement électrique tardif, c'est-à-dire de l'emploi de la galvanisation même quand on me conduit des enfants plusieurs années après le début de la maladie, soit qu'ils n'aient pas été soignées, soit qu'ils aient été mal soignées par des faradisations à intermittences rapides.

Mais ici plusieurs cas sont à distinguer. Si l'atrophie est légère et si les contractilités faradique et galvanique sont normales, mais si néanmoins la paralysie et l'impotence sont manifestes, il ne peut y avoir doute il faut mettre en œuvre le traitement électrique. C'est ainsi que Duchenne a guéri, presque complètement, en un mois de temps, le jeune Piquefeu qui, depuis quatre ans ne pouvait mettre sa jambe gauche en extension sur sa cuisse et qui pourtant présentait des réponses normales à l'examen électrique des muscles exécutant ce mouvement ; de pareils cas sont rares, là du reste où l'on voit une paralysie persistante avec intégrité des réponses électriques l'on peut se demander s'il ne s'agit pas, bien plutôt, d'une paralysie hystérique que d'une poliomyélite antérieure.

Si l'atrophie est moyenne, et si les contractilités galvaniques et faradiques sont diminuées même considérablement, le traitement électrique est encore des plus efficaces. Dans son livre sur l'électrisation localisée, Duchenne a rapporté l'histoire d'un petit garçon de sept ans, atteint *depuis quatre ans* de paralysie spinale infantile ayant frappé la plupart des muscles du membre supérieur gauche en laissant pourtant subsister dans la plupart d'entre eux une certaine excitabilité faradique ; des faradisations à intermittences lentes fortifièrent les muscles au point que cet enfant put se servir de son bras. Je soigne, de même, en ce moment, à l'hôpital Trousseau, une petite fille atteint *depuis cinq ans* de paralysie des jumeaux et du soléaire de la jambe gauche, qu'on n'avait jamais traitée auparavant : quand je l'ai examinée pour la première fois, les muscles malades ne présentaient que de l'hypoexcitabilité galvanique et faradique ; actuellement, après trois mois de traitement, la jambe a déjà recupéré une grande patrie de ses mouvements ; l'enfant marche beaucoup moins sur le talon et ne boite presque plus.

Quand les muscles ne réagissent plus du tout à l'excitant galvanique ou faradique, il y a évidemment dégénérescence très avancée sinon disparition totale des fibres ; pourtant même *après plusieurs années* il peut persister dans un muscle dégénéré, des fibres noyés dans le tissu adipeux et de ce fait non décelés par l'examen électrique. Il est donc encore légitime d'espérer que la galvanisation les développera ; c'est ainsi que j'ai vu, des plus nettement, sur une petite fille de trois ans, atteinte depuis deux ans de polyomyélite, la contractilité galyanique revenir très faiblement dans l'extenseur commun des doigts et l'extenseur propre du gros orteil après quatre mois de traitement. Un tel résultat n'est évidemment *que l'exception* quand un si long espace de temps s'est écoulé entre le début du traitement et le début de la maladie, mais il suffit qu'il soit possible, pour que le traitement ne soit abandonné que si, après un essai de plusieurs mois, il n'a produit aucune amélioration.

Le traitement électrique n'est contre-indiqué, d'une façon absolue, que dans les cas ou les atrophies musculaires produisent des déformations des membres très considérables, déformations que certaines opérations chirurgicales (sections ou sutures tendineuses, arthrodèse) peuvent redresser et guérir très sûrement, alors qu'associé même au port d'appareil orthopédique, ce traitement électrique ne déterminerait qu'une amélioration problématique et peu rapide.

Cette intervention de la chirurgie est surtout fréquente dans la poliomyélite antérieure qui frappe les centres médullaires correspondant aux muscles des membres inférieurs, soit que cette poliomyélite ait déterminé le genu varum, le genum valgum ou toutes les variétés de pieds bots ; elle est de mise également pour le traitement des lésions telles que la luxation de l'épaule, la main bote etc., qui peuvent être la conséquence ultime de lésions du renflement médullaire cervical [1].

3e Section. — NÉVRITES PARÉSIQUES

ET PARALYTIQUES

D'une façon générale, les névrites sont des affections caractérisées par des altérations anatomiques des nerfs. On peut avec M. Babinski les diviser en trois catégories : celles qui sont consécutives à des lésions médullaires bien connues et bien déterminées ; celles qui sont consécutives à une infection banale due au streptocoque ou au staphylocoque, à la diphtérie, à la tuberculose, à l'alcoolisme, au saturnisme, et qui constituent aussi le groupe des névrites de cause interne ; celles qui sont dues au traumatisme, à la compression, au froid et qui constituent le groupe des névrites périphériques ou de cause externe.

Toutes les névrites se manifestent par des atrophies musculaires, des paralysies, des douleurs, des troubles circulatoires, etc.

Quand les atrophies ou les paralysies musculaires sont les symptômes principaux, les névrites peuvent encore être appelées parésies ou paralysies. Quand les symptômes principaux sont au contraire des douleurs vives et paroxystiques, les névrites constituent des névralgies qui peuvent être placées, surtout pour être

(1) Il convient d'ajouter qu'après réussite du traitement chirurgical, l'on peut et l'on doit souvent encore recourir au traitement électrique pour fortifier le membre et favoriser son développement.

étudiées au point de vue thérapeutique, à côté des névralgies, dites essentielles parce que jusqu'à présent l'on n'a pas décelé la lésion nerveuse qui les crée.

§ 1. — *Névrites de causes internes*

Les causes les plus fréquentes des polynévrites de cause interne sont le saturnisme, l'alcoolisme, la diphtérie, la tuberculose, les grandes pyrexies etc., etc. Leur début peut être brusque ou insidieux ; leur diagnostic est en général fort difficile, au moins pour certaines d'entre elles.

La paralysie saturnine frappe surtout les membres supérieurs, le plus souvent d'une façon bilatérale ; elle lèse généralement tout le territoire du nerf radial à l'avant-bras (extenseur commun des doigts, extenseur et long abducteur du pouce, premier et deuxième radial externes), mais respecte l'anconé et le long supinateur ; elle peut simuler parfois l'atrophie musculaire du type Aran-Duchenne ou l'atrophie du type Vulpian. Elle frappe très rarement les membres inférieurs.

La paralysie alcoolique est souvent accompagnée de troubles sensitifs, elle atteint surtout les membres inférieurs ; elle frappe principalement l'extenseur propre du gros orteil, l'extenseur commun et les péroniers.

La paralysie diphtéritique frappe le voile du palais en premier lieu, puis les membres inférieurs, puis seulement ensuite, en cas de généralisation les membres supérieurs ; elle est plus souvent accompagnée d'atrophies musculaires.

La plupart des autres polynévrites ont des caractères moins constants.

Indépendamment de la thérapeutique qui doit s'adresser *à la cause* et qui est la base du traitement, il y a lieu dans toutes névrites de cause interne de traiter les lésions qui d'ailleurs peuvent mettre très longtemps à disparaître, qui peuvent même rester indélébiles. Diverses modalités électriques judicieusement appliquées peuvent y concourir, mais évidemment elles ne doivent être appliquées qu'à la fin de la période de pyrexie, quand l'affection a eu un début fébrile ; ces modalités sont les courants continus faibles, stabiles ou labiles, les courants faradiques à rares intermittences de la bobine à gros fil, les étincelles frankliniques induites, les étincelles de haute fréquence, les applications directes de hautes fréquences.

Pour appliquer le courant continu stabile, l'on place une électrode positive de 100 centimètres carrés, sur la moelle, au niveau des racines des nerfs atteints, et l'on fait plonger le membre malade dans un bain relié au pôle négatif ; l'on débite un courant de 10 milliampères environ et l'on termine la séance par quelques galvanisations rythmées.

Pour appliquer le courant galvanique labile, on laisse un pôle au niveau des racines nerveuses et l'on promène un tampon relié à l'autre pôle sur les muscles malades, en s'arrêtant aux points moteurs, pour déterminer à l'aide du métronome des contractions ; c'est un procédé qu'on ne peut employer que si la contractilité galvanique n'a pas disparu.

Les courants faradiques labiles s'appliquent de même ; mais ils sont réservés aux cas ou l'excitabilité faradique subsiste.

Les étincelles de haute fréquence, les étincelles frankliniques induites sont tirées des muscles malades, pendant quelques minutes.

Les applications directes de haute fréquence sont pratiquées suivant la technique de M. Denoyès : une plaque d'étain reliée à l'extrémite du petit solénoïde de liaison des armatures externes des condensateurs est placée sur la région correspondant aux racines médullaires des nerfs atteints, une plaque reliée à l'autre extrémité du petit solénoïde est placée à l'extrémité du membre malade ; la séance dure de 10 à 15 minutes, l'intensité est de 400 à 500 milliampères.

En pratique, il faut toujours commencer par des applications galvaniques stabiles qu'on continue trois fois par semaine ; chaque séance doit être terminée par des intermittences rythmées pratiquées quand le tampon électrode est placé sur les diverses masses musculaires atrophiées; ce n'est que si cette méthode, tentée pendant un mois ou deux, échoue, qu'on doit essayer l'application directe de haute fréquence, ou les étincelles.

Les névrites alcooliques, diphtéritiques, arsenicales cèdent généralement assez rapidement, après disparition de la cause, et après un traitement électrique convenable. D'autres polynévrites de cause microbienne sont au contraire des plus longues à guérir, sinon incurables.

Il faut en tout cas toujours pratiquer l'examen électrique qui seul peut permettre de formuler un pronostic exact; mais il faut bien savoir que si un traitement électrique convenable est pratiqué très peu de temps après le début de l'affection, il ne faut pas être toujours aussi pessimiste que l'examen électrique peut y inciter. C'est ainsi que j'ai soigné une dame atteinte de névrite postphlébitique qui m'avait été adressée par le Dr Monel. A l'examen électrique la contractilité faradique avait complètement disparu dans les muscles de la partie antérieure de la jambe droite; la contractilité galvanique ne persistait que dans l'extenseur commun des orteils et les secousses étaient lentes. J'avais porté un pronostic assez défavorable; eh bien, des galvanisations stables et labiles pratiquées trois fois par semaine, complétées par des effluvations avec le résonateur bipolaire de haute fréquence, pour vaincre le symptôme douleur, ont produit une amélioration considérable, en trois mois de temps; les mouvements volontaires sont devenus possibles, la malade a pu étendre ses orteils, fléchir son cou de pied, etc., etc.; et les réactions électriques sont devenues à peu près normales. Après quatre mois de traitement la malade a été complètement guérie.

§ 2. — *Névrites de causes externes.*

Les névrites de cause externe sont le fait du froid et du traumatisme. Leurs effets principaux sont des paralysies.

Je vais passer en revue le traitement de quelques-unes d'entre elles.

A. Paralysies du nerf facial. — Les paralysies du nerf facial peuvent être d'origine cérébrale, bulbaire ou vraiment périphérique.

Les paralysies faciales de cause cérébrale respectent l'orbiculaire des paupières ; de plus, elles ne sont jamais accompagnées de syndrome de dégénérescence, ni d'anomalies dans la sécrétion sudorale sous l'influence de la pilocarpine.

Les paralysies faciales de cause bulbaire et de cause périphérique présentent des symptômes identiques ; elles sont dues au froid, au traumatisme, au rhumatisme, plus rarement à l'infection ; celles qui sont consécutives à un traumatisme intrarocheux, ayant déterminé ou la section ou la compression du nerf, sont justiciables d'un traitement chirurgical, ainsi que l'ont proposé MM. Faure et Furet ; toutes les autres sont justiciables d'un traitement électrique approprié, quelque soit le siège de la lésion, même quand elle est très élevée et que des troubles gustatifs, auditifs, salivaires, etc., en sont la conséquence.

Il faut bien savoir, que, par un examen électrique méthodique pratiqué à la fin de la première semaine qui suit le début de la maladie, l'on peut à l'avance prévoir la durée de ce traitement et les résultats qu'il peut fournir. Si, à ce moment, les muscles et le nerf sont excitables par les courants galvaniques et faradiques et, si l'on observe la réaction normale au galvanique c'est-à-dire KFS > An FS, l'on peut prévoir la guérison au bout de trois semaines à un mois. Si au contraire il y a diminution considérable des contractilités faradiques et galvaniques pour le nerf, si, en même temps qu'on constate pour les muscles une augmentation de l'excitabilité galvanique, l'on observe la lenteur des secousses ou l'inversion de la formule, la maladie est plus sérieuse mais peut néanmoins guérir en 8 à 10 semaines. Enfin, si l'on constate le syndrome de dégénérescence en son entier, s'il y a perte totale de l'excitabilité électrique du nerf, le pronostic est très peu favorable ; c'est seulement au bout du deuxième ou troisième mois que les premiers signes avantcoureurs du retour de la motilité, dit Erb, commencent le plus souvent à se montrer et il peut se passer plusieurs mois jusqu'à ce que la guérison soit à peu près complète. En général, dans ces cas-là, un œil exercé peut toujours reconnaître les traces de l'affection ancienne, grâce aux contractures, aux secousses fibrillaires qui en sont l'aboutissant.

Suivant M. Wertheim-Salomonson, même dans les cas de paralysie bénigne, on peut rencontrer le déplacement des points moteurs des muscles, ce qui, comme nous l'avons vu, est un des caractères du syndrome de dégénérescence ; dans les cas bénins il est vrai, la possibilité de cette réaction longitudinale est très fugace ; mais sa recherche et son constat méthodiques peuvent servir à mieux préciser le pronostic.

Le traitement électrique de la paralysie doit répondre à deux indications : 1° s'attaquer à la lésion elle-même ; 2° prévenir l'atrophie et la disparition des muscles innervés.

Pour remplir le premier but, l'on utilise la galvanisation au travers du crâne. Des tampons de 2 centimètres environ sont placés dans chaque fosse auriculo-mastoïdienne et l'on fait passer un courant de 6 à 8 milliampères pendant cinq minutes environ, de façon que le pôle négatif soit du côté malade.

Pour remplir la deuxième on peut distinguer deux cas, suivant que les muscles sont ou ne sont pas excitables par le courant faradique.

Dans le premier cas, j'utilise la galvanisation et la faradisation de la façon suivante : Je place une électrode, reliée au pôle positif d'une source de courant continu, dans la main du malade ; et, en employant un courant de 5 à 6 milliampères, je place successivement un tampon relié au pôle négatif sur les points moteurs des trois rameaux du facial, sur les points moteurs des divers muscles qu'ils innervent, et je laisse chaque fois l'électrode en place une minute environ (bien entendu avant chaque déplacement je ramène l'intensité à zéro pour épargner au malade toute sensation désagréable) ; je relie ensuite les électrodes au secondaire à gros fil d'un appareil faradique, réglé pour donner des interruptions lentes, et, ayant rapproché l'inducteur de l'induit de façon à avoir des contractions, j'électrise, de nouveau, successivement tous les muscles du côté paralysé pendant trente secondes chacun environ.

Dans le deuxième cas, quand il y a inexcitabilité faradique, je supprime ce deuxième temps du traitement, et je n'ai recours qu'à la galvanisation, en y associant souvent des oscillations rythmées.

Je fais au début des séances quotidiennes, je me contente ensuite d'en pratiquer, seulement trois par semaine ; il faut se persuader qu'il est indispensable souvent de persévérer longtemps. Les cas que j'ai eu à traiter étaient en général de pronostic bénin, je n'en ai eu à soigner qu'un cas très grave avec dégénérescence totale ; je l'ai soigné plus d'un an avec un résultat assez satisfaisant.

Un pareil traitement met, en général, à l'abri des contractures si fréquentes avec l'emploi des appareils faradiques à fil fin, mais quelquefois la conctracture est inévitable ; pour la vaincre, on doit avoir recours à la galvanisation positive labile à intensités faibles pratiquée aux points moteurs des muscles contracturés et à l'effluvation.

B. Paralysies radiculaires du plexus brachial. — Les paralysies dues à des lésions des racines du plexus brachial peuvent être, ainsi que l'ont rappelé MM. Duval et Guillain, du type Duchenne-Erb, du type Klumpke, totales ou enfin complexes.

Dans le type Duchenne-Erb, le biceps, le deltoïde, le brachial antérieur, le long supinateur sont paralysés ; le grand dorsal, le grand rond, le sous-épineux, le pectoral, le grand dentelé, le court supinateur sont aussi altérés. Dans la paralysie du type Klumpke due à des lesions de la 7e et de la 8e racine cervicale et de la première racine dorsale, les fléchisseurs de la main, les muscles des éminences thénar et hypothénar et les interosseux sont paralysés ; dans la paralysie totale, tous les muscles du membre supérieur sont atteints, le bras pend inerte. Dans les paralysies complexes, l'on peut voir selon les racines frappées toutes les associations possibles de muscles paralysés.

La cause des paralysies radiculaires est souvent le traumatisme (blessures directes, contusion, fractures, luxation de l'épaule, tractions au moment de l'accouchement, etc.), quelquefois, mais plus rarement, des accidents infectieux déterminant des altérations névritiques.

Dans toute paralysie radiculaire, il est indispensable de pratiquer l'examen électrique ; quand les réactions électriques sont normales, le pronostic est le plus souvent bénin ; quand l'on observe le syndrome de dégénérescence au contraire, le pronostic est très grave, la guérison peut survenir, mais elle est très longue à obtenir. Le fait a été signalé et par M. Huet, qui a pu observer une trentaine de cas de paralysies radiculaires et qui a quelquefois vu après un traumatisme léger, et avec des réponses électriques peu altérées la réparation demander un temps extrêmement long et être incomplète, et par M. Glorieux et M. Allard, qui ont publié des observations concluantes de paralysies radiculaires d'origine obstétricale terminées par la guérison.

Le traitement à mettre en œuvre doit être précoce, sauf dans le cas où la paralysie est de cause interne, auquel cas il faut attendre la disparition de la fièvre.

L'on doit recourir à la galvanisation : une électrode reliée au pôle négatif est placée dans le creux sus-claviculaire, au point d'Erb, la main plonge dans un vase plein d'eau, relié au pôle positif; l'on fait passer un courant de 5 à 6 milliampères pendant dix minutes et l'on fait quelques galvanisations rythmées. Puis l'électrode supérieure restant en place on promène l'autre tampon sur chaque muscle ou chaque groupe de muscles pendant qu'on fait passer un courant interrompu de 5 à 6 milliampères.

Quand la contractilité faradique persiste on peut employer le courant d'une bobine induite à gros fil ou, même comme M. Glorieux le fait, le courant galvano-faradique.

Les séances électriques doivent avoir lieu tous les jours ou tous les deux jours.

C. PARALYSIE DU RADIAL. — Le radial est, par le fait même de sa position assez superficielle, soit dans le creux axillaire soit au tiers inférieur de l'humérus, le nerf du membre supérieur le plus fréquemment paralysé à la suite de traumatisme ou de compression. L'emploi de béquilles, le port habituel des mêmes objets, la compression pendant le sommeil sont souvent à incriminer comme facteur étiologique.

Généralement la paralysie du radial n'est pas accompagnée de syndrome de dégénérescence et la contractilité faradique subsiste aussi bien dans le nerf que dans les muscles innervés ; aussi peut-on employer les courants faradiques pour stimuler l'activité de ces derniers.

Le traitement doit donc être la galvanisation pour faire disparaître la lésion (la main dans un bain relié au pôle négatif ; électrode négative de 10 centimètres carrés au niveau du cervix ; intensité 10 milliampères ; durée dix minutes), puis la faradisation (interrupteur lent, secondaire à gros fil) en laissant l'électrode du dos dans la même position, mais en prenant comme autre électrode un tampon que l'on place successivement au point moteur de chaque muscle paralysé. La séance totale peut durer vingt minutes ; elle doit être répétée tous les deux jours.

Il est évident qu'un tel traitement ne doit être mis en œuvre que si la paralysie persiste, après suppression de la cause paralysante ; c'est-à-dire qu'il faut avant tout faire disparaître la cause de la paralysie.

D. Autres paralysies. — Il serait fastidieux de passer en revue tous les autres nerfs moteurs qui peuvent, plus ou moins souvent, être frappés de paralysies. La conduite est toujours la même, il faut premièrement rechercher la cause, la faire disparaître si on le peut ; puis faire l'examen électrique. S'il n'y a pas de syndrome de dégénérescence, l'on emploie la galvanisation et la faradisation localisées comme je l'ai indiqué pour la paralysie radiale ; si on reconnaît le syndrome de dégénérescence, on ne doit employer que la galvanisation.

4ᵉ Section. — NÉVRITES NÉVRALGIQUES ET NÉVRALGIES ESSENTIELLES

Les algies névritiques s'accompagnent généralement d'atrophies musculaires ; les algies essentielles des nerfs ne sont caractérisées au contraire que par le symptôme douleur.

Qu'il s'agisse, du reste, de névrites douloureuses ou de névralgies, la thérapeutique n'a qu'un but, assurer l'apaisement des phénomènes paroxystiques. On a proposé à cet effet une infinité de médications, une infinité de topiques. Mais analgésiants et révulsifs n'ont, maintes fois, en dernière analyse, donné que des mécomptes, alors que des applications des diverses modalités électriques judicieusement faites apportent souvent, au contraire, le remède aux situations les plus désespérées.

Actuellement, le procédé électrique de choix est la galvanisation positive à hautes intensités suivant la technique formulée par M. Bergonié. En cas d'insuccès, elle doit céder la place soit aux étincelles de hautes fréquence, soit aux tincelles frankliniques induites, soit aux étincelles statiques avec bain, soit aux applications directes de haute fréquence (procédé Denoyés).

La méthode de M. Bergonié consiste à recouvrir tout le territoire cutané, siège de la névralgie d'une grande électrode, à la relier au pôle positif, alors qu'on a rattaché au pôle négatif une électrode indifférente de 100 centimètres carrés placée sur la nuque ou entre les omoplates. L'on fait passer ensuite progressivement pendant vingt-cinq à trente minutes un courant de cinquante à quatre-vingt milliampères au plus; on répète les séances quotidiennement.

La méthode des étincelles frankliniques induites ou la méthode des étincelles de haute fréquence consiste à cribler la région douloureuse d'étincelles tirées d'une boule métallique réliée à la cloche de mon rhéostat pour franklinique induit, ou à la spire supérieure d'un résonateur Oudin monopolaire, suivant que c'est l'un ou l'autre des deux procédés qu'on applique.

La méthode du bain statique consiste, pendant que le malade est sur le tabouret isolant relié à l'un des pôles de la machine statique, à cribler la région malade d'étincelles avec une boule métallique reliée à l'autre pôle, ou à la terre, si l'autre pôle est déjà à la terre.

Toutes ces méthodes peuvent s'appliquer à tous les cas; il y a néanmoins lieu d'examiner quelques névralgies en particulier.

A. NÉVRALGIE DU TRIJUMEAU. — La méthode de M. Bergonié réussit fort souvent; elle est, en tout cas, le meilleur palliatif contre cette affection si souvent au-dessus des ressources de la thérapeutique habituelle; elle guérit les accès et les espace si bien que les rémissions qu'elle procure équivalent quelquefois à de véritables guérisons. Trois cas de ma pratique le démontrent complètement et viennent confirmer les observations nombreuses de l'éminent professeur de Bordeaux. Je cite le plus démonstratif d'entre eux.

Observation résumée. — Mlle L..., artiste lyrique, vient me consulter le 18 janvier 1899, pour des douleurs paroxystiques siégeant dans tout le côté droit de la face avec des irradiations dans les yeux.

Elle a vingt-cinq ans, elle a toujours été bien portante, ses seules maladies ont été la rougeole et la coqueluche pendant sa première enfance et des souffrances assez vives dans le bas-ventre au moment de sa formation, souffrances persistant du reste à toutes ses époques. Sa mère est très bien portante, son père est mort d'accident (chute de cheval). Elle a deux frères en parfaite santé, très actifs, sans aucune tare nerveuse.

Son affection a débuté il y a deux ans; et, depuis, elle a eu des moments d'accalmie et des crises épouvantables d'exacerbation; après avoir été soigné par l'antipyrine, l'aconitine, etc., et divers procédés révulsifs, elle s'est fait enlever trois molaires, il y a trois mois, croyant que, bien que saines, elles étaient la cause du mal.

Ces avulsions dentaires n'ont rien calmé, bien au contraire; depuis deux mois Mlle L..., souffre presque continûment, au point qu'elle ne peut chanter dans divers concerts où elle est engagée. Aussi, voyant l'inutilité des médicaments et craignant d'être obligée de demander d'une façon permanente le soulagement aux piqûres de morphine, elle se confie à mes soins.

Quand je la vois pour la première fois, elle souffre d'une façon affreuse, ce que j'attribue en grande partie au froid qu'elle dut subir en venant jusque chez moi. Ses souffrances s'accompagnent de soubresaut musculaire surtout dans les ailes du nez, l'orbiculaire des lèvres. L'œil larmoie, elle peut à peine parler et avaler; elle me supplie de la soulager.

Je fais une première galvanisation, j'emploie un courant de 40 milliampères, l'électrode est sur la face. J'augmente peu à peu l'intensité jusqu'à 50 milliampères et je fais durer l'application vingt-cinq minutes.

La première séance n'a amené qu'une sédation de deux heures; les douleurs ont repris dans la soirée avec autant de violence.

Du 19 au 26 janvier, je fais tous les jours des galvanisations suivant la même technique; la malade se trouve dès lors fort améliorée; elle constate moins de paroxysmes et surtout, dans l'intervalle des crises, la diparition presque complète de toute gêne.

Du 26 au 15 février, je continue la même technique, mais je n'hésite pas à faire passer à travers la joue de la patiente un courant continu de 80 milliampères. Le 15 février, la malade se trouve très bien ; elle n'a pas eu de douleurs depuis le 3 février.

Je continue les mêmes interventions du 15 février au 25 mars mais en ne faisant que trois séances par semaine. Pendant tout

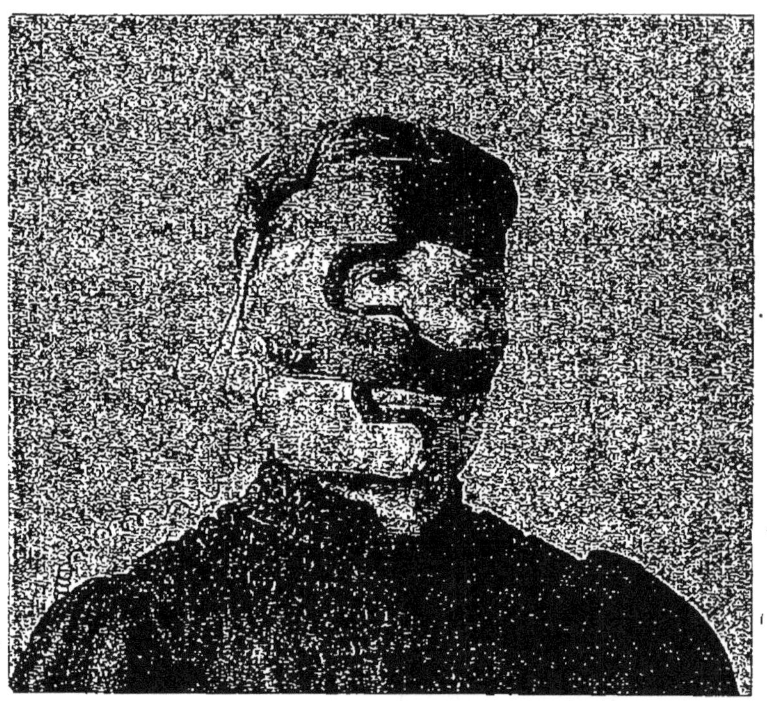

Fig. 63. — Position et forme de l'électrode dans le traitement de la névralgie faciale.

ce laps de temps, Mlle L... n'a eu qu'une petite crise très vite jugulée, le 3 mars.

Depuis le 25 mars 1899, je n'ai pas fait subir de traitement régulier à Mlle L... ; elle se considère comme parfaitement guérie. Je la vois revenir néanmoins à trois reprises différentes environ chaque année dans mon cabinet ; quelques séances galvaniques chaque fois lui redonnent le calme qu'elle sent menacé par des retours offensifs de la névralgie.

Je l'ai revue pour la dernière fois le 10 mai 1901 ; je lui ai fait du 10 au 20 mai dix galvanisations non pas parce qu'elle souffrait, mais parce qu'elle sentait une gêne dans la mâchoire. Elle m'a répété encore à ce moment que depuis le moment de la guérison que je lui ai procurée elle peut vivre de la vie normale, chanter, sortir, etc. : elle se félicite, chaque jour, d'avoir résisté aux conseils d'une personne amie qui voulait naguère lui faire subir une opération par un chirurgien très renommé.

Il faut noter que pour que le traitement soit efficace il est nécessaire d'user d'un courant de haute intensité ; aussi, est-il essentiel de bien appliquer l'électrode faciale et de la fixer soit avec des bandes de crêpe Velpeau, soit avec des bandes de caoutchouc. Le mieux est de découper, ainsi que fait M. Bergonié, pour chaque cas particulier un masque de plomb qu'on place au-dessus d'un masque de feutre moulé posé sur la peau (fig. 63). On interpose en plus de l'ouate hydrophyle mouillée sur tous les points où le masque n'adhère pas suffisamment au revêtement cutané.

B. NÉVRALGIES DU PLEXUS BRACHIAL. — Les névralgies du plexus brachial sont plus souvent des névrites douloureuses que des névralgies essentielles ; généralement elles sont accompagnées d'atrophies musculaires considérables.

Il n'y a lieu d'appliquer la galvanisation à hautes intensités que sur les malades atteints de névralgies essentielles ; dans le cas d'atrophies musculaires importantes, il faut préférer les étincelles frankliniques induites, les étincelles statiques, car les galvanisations à hautes intensités ne pourraient qu'activer la dénutrition. L'observation suivante montre de plus que les étincelles sont quelquefois plus rapidement efficaces.

Observation résumée. — Mme M..., âgée de cinquante ans vient me consulter le 27 décembre 1897, pour une névralgie très douloureuse du plexus cervico-brachial.

Ses antécédents pathologiques personnels sont peu chargés.

Au mois d'août 1897, elle a buté un jour contre une corde tendue dans son appartement par un enfant qui jouait, elle est tombée et a perdu connaissance. On l'a relevée toute contusionnée, le côté gauche couvert d'ecchymoses, le côté droit, particulièrement l'épaule, très enflé. Les contusions se sont dissipées vite, mais les mouvements de l'épaule droite légèrement douloureuse sont restées pénibles ; de plus, de temps en temps, mais rarement, il se produit dans cette épaule de véritables crises paroxystiques, peu intenses, il est vrai.

Au commencement de novembre, elle fut atteinte de grippe compliquée de pneumonie double avec lésions plus étendues à droite qu'à gauche ; dès le début de cette maladie, les douleurs du bras se sont aggravées, pour devenir absolument intolérables au bout de peu de jours ; la névralgie du plexus cervico-brachial, qu'une contusion avait déterminée, s'est donc trouvée réveillée et augmentée dans le cours de cette pneumonie, si bien qu'on peut légitimement conclure à une action de la toxine pneumococcique sur des terminaisons nerveuses devenues points de moindre résistance par suite d'attaques antérieures.

Les douleurs ont continué pendant tout le mois de décembre.

La malade se présente donc à moi après une période continue de souffrances qui vient de durer plus de huit jours ; toute la région cutanée correspondant à l'articulation scapulo-humérale est douloureuse à la pression ; il en est de même de la région de la fosse sus-claviculaire et au niveau du sterno-cléido-mastoïdien ; la douleur n'est pas uniforme et certains points sont plus douloureux que d'autres. Les mouvements du bras droit sont difficiles, presque douloureux ; M^{mo} M..., peut le lever assez haut, le mettre derrière son dos, la paume de la main en dehors, mais elle ne peut retourner cette main sans crier quand tout le bras est derrière le dos. La malade ne dort pas la nuit, il y a un redoublement du mal quand elle est couchée.

J'essaye d'abord la galvanisation à hautes intensités et le 27 décembre même, je fais une première séance.

Je recouvre la partie malade d'une vingtaine de doubles de toile fine ; je pose par-dessus une lame d'étain que je moule parfaitement sur l'épaule et je maintiens cette électrode en position par des bandes de toile : l'électrode indifférente, de 25 centimètres sur 15, est placée sur la nuque. Je relie l'électrode active au pôle positif et l'électrode indifférente au pôle négatif. Je fais passer un courant de 25 milliampères pendant vingt minutes.

Je refais les mêmes applications tous les deux jours jusqu'au

8 janvier 1898 ; chaque séance amène un amélioration extrêmement précaire et transitoire.

Devant cet insuccès, à partir du 10 janvier, j'administre à la malade un bain statique de vingt minutes de durée et je tire de la région douloureuse une série d'étincelles pendant sept à huit minutes.

Dans la nuit qui a suivi cette première application, la malade a dormi cinq heures, ce qui ne lui était pas arrivé depuis fort longtemps.

Le 12, le 13, le 14 janvier, mêmes applications. Du 12 au 13, la malade n'a presque pas souffert ; elle a dormi six heures. Du 13 au 14 elle a été parfaitement bien.

Du 14 au 17 janvier, les douleurs n'ont pas reparu ; mais dans la nuit du 17 au 18 la malade est réveillée par de légères souffrances dues probablement à la position du bras.

Le 18, nouvelle franklinisation et nouvelles étincelles ; il semble bien qu'il n'existe plus qu'un seul point douloureux à l'extrémité externe de la clavicule.

Le 19, le 20, le 22, le 24, mêmes applications : 150 étincelles environ sur le point douloureux.

Le 27 janvier, Mme M..., n'a plus eu la moindre douleur depuis deux jours. Le 1er, le 3 et le 5 février, je soumets encore la région aux étincelles, et à cette dernière date je cesse le traitement ; on peut palper, comprimer l'épaule sans causer la moindre gêne à Mme M... J'ai revu la malade deux ans après, jamais les douleurs n'ont reparu ; jamais la moindre impotence fonctionnelle ne s'est fait sentir.

C. Névralgies intercostales. — Les névralgies intercostales invétérées, accompagnées ou non de zona, retirent le plus grand bénéfice de la galvanisation à hautes intensités. J'en ai trois observations personnelles des plus démonstratives.

D. Névralgie du testicule. — Monod et Terrillon ont employé pour la combattre les courants continus (un pôle sur le scrotum, l'autre sur les lombes).

Pour appliquer cette méthode efficacement, il y a lieu de prendre, comme électrode positive, une cupule métallique faite avec une feuille d'étain ou une feuille de plomb qu'on remplit d'une grosse épaisseur d'ouate hydrophyle et qu'on applique sur le testicule malade de façon à le bien mouler. L'électrode négative de 100 centimètres carrés est sur les lombes. L'intensité doit être la plus élevée possible et les séances répétées tous les jours ou tous les deux jours.

E. Névralgies ovariennes. — Le traitement des névralgies ovariennes sera exposé au chapitre des maladies des organes génitaux de la femme.

F. Névralgies sciatiques. — Il y a lieu de distinguer au point de vue pronostique la sciatique essentielle de la sciatique névrite. La première guérit en général assez rapidement par la galvanisation à haute intensité (pied dans une cuvette reliée au pôle positif, électrode indifférente aux lombes, intensité 50 milliampères, durée vingt minutes). La deuxième au contraire est tenace et récidivante; pour en triompher il est plusieurs traitements électriques possibles : jusqu'à présent, l'on n'a point encore différencié les cas justiciables de l'un plutôt que l'autre, c'est une affaire de tâtonnement; tel cas guérit par la galvanisation à haute intensité, tel autre par le pinceau faradique le long de nerf, tel autre par les étincelles frankliniques induites, ou les étincelles de haute fréquence, tel autre par les applications directes des hautes fréquences, etc.

L'on peut pourtant fixer une ligne de conduite : Si l'atrophie musculaire n'est pas trop accentuée, la méthode électrique, que j'essaie, de prime abord, consiste en l'application des courants continus à haute intensité. Le pied est placé dans un bain relié au pôle positif; l'électrode indifférente est sur les lombes; l'intensité est augmentée progressivement jusqu'à 40 à 50 milliampères et est soutenue pendant 20 minutes environ; les séances sont quotidiennes. Si, au bout de 7 à 8 applications je ne remarque aucune amélioration, j'ai recours aux étincelles frankliniques induites; le malade est debout, les mains appuyées sur le dossier d'une chaise ; je fais éclater de véritables bouquets d'étincelles entre la peau et l'électrode, en m'attardant particulièrement aux points douloureux de Valleix.

En cas d'atrophie musculaire très marquée, j'emploie généralement d'emblée ces étincelles frankliniques induites qui en outre de leur action révulsive ont la propriété de faire contracter chaque muscle en particulier et de le soumettre ainsi à une véritable gymnastique ; quelquefois néanmoins, j'emploie *en même temps* des courants continus faibles (positif au pied, négatif aux lombes) pour combattre la lésion névritique elle-même.

Au lieu des étincelles frankliniques induites, on peut user des étincelles du résonateur monopolaire de haute fréquence ; mais je préfère les premières parce que les contractions musculaires qu'elles produisent sont plus accentuées que celles dues aux secondes.

On peut aussi employer le bain statique avec étincelles sur la colonne vertébrale et le trajet du nerf.

On peut, de même, faire l'essai dés applications directes des courants de haute fréquence, ainsi que l'a tenté avec succès M. Denoyés (le malade est en dérivation sur le petit solenoïde de liaison des armatures externes des condensateurs ; une plaque est aux lombes, l'autre au mollet).

Je cite tous ces procédés car il n'est pas démontré qu'ils ne puissent réussir dans les cas où ceux que j'emploie habituellement échouent. Sur 8 cas que j'ai traités, je n'ai pourtant eu qu'un insuccès, chez un forgeron qui du reste pendant que je le soignais, ne voulait ou ne pouvait quitter son travail.

Ce qu'il faut bien savoir, c'est que le traitement peut-être très long ; si, dès la quatrième ou la cinquième séance l'amélioration se manifeste souvent, il n'en est pas moins vrai que, dans les cas graves, la guérison totale n'est obtenue qu'après deux ou trois mois de traitement ; dans les premiers jours les séances doivent être quotidiennes ; elles peuvent n'avoir lieu que trois fois par semaine, quand la maladie a passé à l'état subaigu.

CHAPITRE III

MALADIES DU SYSTÈME MUSCULAIRE ET ARTICULAIRE

§ 1. — *Myopathie primitive progressive.*

Dans le groupe des myopathies primitives on distingue la *paralysie pseudo-hypertrophique de Duchenne* qui est une maladie de l'enfance frappant surtout les membres inférieurs, l'atrophie *du type Leyden Mœbius* qui frappe aussi les membres inférieurs mais qui n'est pas accompagnée d'hypertrophie, *l'atrophie facio-scapulo-humérale (type Landouzy-Déjerine)* qui débute en général par l'orbiculaire des lèvres et l'orbiculaire des paupières, *l'atrophie juvénile de Erb* qui débute par les muscles de la ceinture, des épaules et des bras.

A côté du massage, de la gymnastique, les modalités de l'énergie électrique doivent prendre place dans le traitement de ces affections. Ladame (de Genève) a conseillé la galvanofaradisation ; l'on peut plutôt pratiquer d'abord la galvanisation continue de toute la région atteinte et employer ensuite la faradisation, à intermittences espacées, des divers muscles en particulier (dans les myopathies il y a affaiblissement de l'excitabilité faradique, mais pas syndrome de dégénérescence).

On emploie la technique suivante, pour la galvanisation : une électrode positive de grande surface est placée sur les lombes, si l'affection siège aux membres inférieurs, au cervix si l'affection frappe la face ou les membres supérieurs ; l'électrode négative est tantôt formée d'un bain dans lequel plonge l'extrémité des membres atteints, tantôt d'une grande électrode couvrant la face ou la ceinture. L'intensité est de 8 à 10 milliampères, la durée de chaque séance vingt minutes. Pour la faradisation que l'on pratique ensuite, on laisse l'électrode du dos en place, mais l'on emploie un petit tampon comme deuxième électrode et on le promène sur les divers muscles atteints. La bobine employée est une bobine à gros fil. Les séances doivent avoir lieu tous les jours ou tous les deux jours, pendant très longtemps, mais il est bon de couper parfois le traitement par quelques interruptions.

Le pronostic en général n'est pas favorable, mais si l'on ne peut obtenir une guérison complète, il est non moins certain que souvent l'on peut avoir un arrêt dans l'évolution ; c'est ainsi que chez un enfant de onze mois, atteint de paralysie pseudo-hypertrophique des membres inférieurs qui m'avait été adressé, à la fin de l'année 1900, par le Dr Rellay, en trois mois de traitement, j'ai obtenu une diminution considérable de l'impotence fonctionnelle; l'enfant put plier ses jambes, rester assis quelques instants sans retomber en arrière, commencer à lever ses cuisses. Je ne doute pas que l'amélioration ne se fût accentuée, si malheureusement cet enfant n'était mort, peu de temps après, de bronchite capillaire.

§ 2. — *Maladies de Thomsen.*

La maladie de Thomsen est une myopathie caractérisée par une sorte de spasme, de raideur survenant au début de tout mouvement volontaire, par la lenteur de la contraction et de la décontraction musculaire, et par suite par une gêne considérable dans tous les actes de la vie de relation.

L'on a vu plus haut (voir p. 115) qu'elle est de plus accompagnée de modifications dans les réponses des muscles aux excitants galvaniques et faradiques.

Le traitement doit comprendre la gymnastique, le massage et l'électrisation. D'après M. Huet, l'on peut retirer quelques avantages de la faradisation des muscles avec des courants de quantité (bobine induite à gros fil ou à fil moyen) d'énergie modérée et à intermittences moyennement fréquentes (quinze à vingt par seconde) ne produisant qu'une tétanisation assez faible des muscles. Les excitations doivent être rythmées à l'aide d'un interrupteur de façon à ne faire agir que peu de temps le courant sur les muscles et à laisser entre chaque excitation un certain temps de repos ; à mesure qu'elles se renouvellent, la décontraction devient de plus en plus rapide et elle finit par être instantanée, comme à l'état normal, à la fin de chaque séance.

§ 3. — *Atrophies musculaires abarticulaires.*

Consécutivement aux lésions articulaires (arthrites, fractures, etc.) l'on observe fréquemment l'atrophie de certains muscles entourant les articulations malades. Cette atrophie, qui est le fait d'une irritation réflexe des centres trophiques médullaires, peut aller parfois, mais rarement, jusqu'à la disparition des muscles ; elle survient après l'immobilisation prolongée des membres, mais elle peut accompagner également les lésions les plus bénignes qui n'ont entraîné aucune impotence.

Le traitement doit comprendre à la fois, l'électrisation, la gymnastique et le massage.

A l'hôpital Trousseau où je soigne de nombreux cas d'atrophies musculaires abarticulaires, j'emploie la galvanisation continue négative de l'articulation malade suivie de faradisation (bobine à gros fil, interruptions très espacées) des divers muscles malades. Pour la galvanisation, qui a pour but de s'attaquer à la cause fonctionnelle, je place l'électrode positive sur le segment médullaire correspondant au membre malade, l'électrode négative sur l'articulation et je débite un courant de 10 à 15 milliampères, pendant dix minutes chaque fois. Pour la faradisation, je laisse l'électrode du dos en place et je promène un tampon aux divers points moteurs des muscles malades : j'utilise un flux d'induction donnant une bonne contraction ; ce qui est toujours possible car dans les atrophies abarticulaires musculaires il n'y a jamais syndrome de dégénérescence.

Les séances doivent avoir lieu trois fois par semaine ; la guérison demande quelques mois.

§ 4. — *Lumbago.*

Le lumbago est un état nettement déterminé, essentiellement caractérisé par une affection douloureuse ayant pour siège précis les muscles et peut-être les tissus fibreux de la région lombaire, se développant sous l'influence de la diathèse rhumatismale ou du froid (Desnos).

Parmi les divers traitements proposés pour s'en rendre maître, les procédés électriques doivent compter parmi les plus actifs.

Au lit du malade on doit employer la faradisation à fil fin ou même le pinceau faradique ; en tout cas, il faut produire une révulsion énergique c'est-à-dire user d'un courant très fort. On peut même, comme le fait M. Renault, faire suivre la faradisation d'une application d'un cataplasme sinapisé.

Sitôt que le malade le peut, il y a lieu de renoncer au traitement à domicile et de le soumettre soit aux bains de chaleur radiante, soit aux étincelles de haute fréquence soit aux étincelles frankliniques induites, soit au bain statique avec étincelles.

J'emploie généralement les étincelles frankliniques induites pratiquées *loco dolenti*, pendant un temps suffisamment long pour déterminer une révulsion intense tout en produisant des contractions musculaires ; l'application douloureuse au début, le devient infiniment moins, peu à peu, par suite de l'anesthésie locale due au flux d'étincelles.

Trois ou quatre séances sont généralement suffisantes pour la guérison.

§ 5. — *Pieds-bots congénitaux.*

Parmi les multiples pratiques mises en œuvre pour guérir les pieds-bots congénitaux, quand la déformation n'est pas très considérable, il y a lieu de compter la fara-

disation des muscles de la jambe qui prévient l'atrophie
musculaire et qui active leur développement à condition
que l'on emploie le courant de la bobine à gros fil et des
interruptions espacées dans le primaire, de façon à ne
jamais produire de contractions tétanisantes.

Quand l'opération a été nécessaire pour produire un
résultat définitif, on doit, de même, dès-que le membre est
sorti de l'appareil plâtré, avoir recours à la faradisation
avec la bobine à gros fil et des interruptions espacées
du primaire ; cette électrisation de chaque muscle de
chaque groupe musculaire constitue une excellente gymnastique. On peut en plus recourir à la galvanisation
continue (8 à 10 milliampères) pour favoriser la nutrition du membre (l'électrode négative formée d'un bain
où plonge le pied, l'électrode positive aux lombes). Les
séances doivent avoir lieu trois fois par semaine.

§ 6. — *Pied plat valgus douloureux.*

Selon Duchenne de Boulogne, le pied plat valgus douloureux est causé par une paralysie ou une parésie du
long péronier latéral, lésion suffisante pour que le premier
métatarsien s'élève progressivement, entraînant après
lui le premier cunéiforme et le scaphoïde et que de ce fait
la courbe de la voûte plantaire diminue peu à peu et
finisse par disparaître complètement. Mais cette étiologie
est loin d'être acceptée. « On ne voit pas bien », dit
M. Kirmisson « la raison de cette impotence fonctionnelle
limitée à un seul muscle, et ce que l'on comprend moins
encore, c'est que le même muscle, cause initiale de cet
accident par son impotence intervienne plus tard par sa
contracture, pour maintenir le pied dans l'attitude du
valgus et aggraver les phénomènes. Du reste, il s'en faut
de beaucoup qu'on retrouve dans tous les cas les caractères de l'impotence fonctionnelle du long péronier latéral
tels qu'ils ont été tracés par Duchenne. »

Aussi me paraît-il peu rationnel d'imiter la pratique de

Duchenne qui, pour guérir le pied plat, faradisait le long péronier latéral ; je crois préférable de pratiquer la galvanisation générale du pied (électrode négative dans un bain où plonge le pied, pôle positif aux lombes, intensité 10 milliampères) et de soumettre aux secousses faradiques les muscles que l'on aura reconnus affaiblis par une exploration minutieuse. Cette exploration est de règle dans tous les cas de pieds plats que l'on peut avoir à traiter.

Une telle intervention électrique complétée, s'il y a lieu, par le port d'une chaussure orthopédique est souvent efficace ; des observations de MM. Duplay, Morestin, Bergonié le prouvent.

§ 7. — *Pied creux.*

Duchenne attribuait le talus pied creux à une atrophie du triceps sural déterminant un abaissement du talon et l'inflexion de l'avant-pied sur l'arrière-pied.

Il attribuait la griffe pied creux à une action exagérée et continue des extenseurs des premières phalanges des orteils (long extenseur des orteils et extenseur du gros orteil) consécutivement à la faiblesse ou à la paralysie de leurs antagonistes (les muscles interosseux, adducteur et court fléchisseur du gros orteil).

En réalité, l'étiologie exacte de tous les pieds creux n'est point encore fixée.

Quoi qu'il en soit, la galvanisation totale du pied (pôle négatif formé d'un bain d'eau salée, pôle positif aux lombes, intensité 10 milliampères) pratiquée trois fois par semaine un quart d'heure durant, jointe à la faradisation (bobine à gros fil, interruptions espacées du courant primaire) faite sur les muscles affaiblis, paraît être avec le port d'une chaussure orthopédique le traitement de choix de ces affections, particulièrement de la griffe pied creux . Si par suite de l'extension forcée du premier orteil, l'on observe une bourse séreuse sous la tête du pre-

mier métatarsien, il y a lieu en plus d'employer la faradisation à fil fin avec un tampon sur la bourse séreuse elle-
même.

J'applique ce traitement, en ce moment, à l'hôpital
Trousseau à trois enfants atteints de griffe pied creux ;
chez l'un d'entre eux l'amélioration a été manifeste au bout
de deux mois, la griffe est moins accentuée et deux bourses
séreuses qui, au début, gênaient beaucoup la marche ont
notablement diminué.

§ 8. — *Entorse.*

L'entorse guérit en général assez rapidement par le
traitement classique, balnéation chaude, massage, compression élastique. Certains auteurs y adjoignent soit
l'emploi des courants continus de 15 à 20 milliampères
administrés par le moyen d'un bain relié au pôle positif
où plonge le membre, soit la faradisation localisée (bobine
à fil fin, intermittentes rapides), soit enfin le bain statique
avec étincelles *loco dolenti.*

Le traitement électrique est surtout indiqué contre les
atrophies musculaires consécutives aux entorses graves.

§ 9. — *Hydarthrose.*

En même temps que la révulsion et la compression, on
peut traiter l'hydarthrose par la galvanisation à hautes
intensités ; une électrode positive moule l'articulation
malade ; l'électrode négative est sur le dos ; l'intensité
est l'intensité maxima supportable ; la durée de la séance
20 à 25 minutes chaque fois. Les séances ont lieu tous les
jours.

§ 10. — *Rhumatisme articulaire.*

Contre le rhumatisme articulaire aigu, limité à une ou
plusieurs articulations, il est légitime d'essayer le bain
local de chaleur radiante lumineuse ; mais les observa-

tions de guérisons avérées par ce moyen font encore défaut.

Contre le rhumatisme chronique articulaire ou musculaire, contre les douleurs intermittentes, les gênes articulaires, qui sont quelquefois le reliquat d'attaques de rhumatisme, il y a lieu d'employer soit le bain de chaleur radiante, soit l'effluvation de hautes fréquences avec le résonateur bipolaire. Le bain de chaleur convient aux douleurs généralisées ; l'effluvation, avec l'électrode reliée à la spire supérieure d'un des résonateurs placée sur lombes, le balai relié à la spire supérieure de l'autre en face de l'articulation malade, réussit d'une façon parfaite contre les douleurs limitées.

Si les articulations sont gonflées, atteintes d'empâtements, il faut compléter le traitement par la galvanisation. L'électrode positive est formée d'une solution de chlorure de lithium à 2 p. 100 alcalinisée avec de la lithine caustique, si ce sont les extrémités des membres qui sont atteintes ; elle est constituée par une série de doubles de toile ou de gaze trempés dans la même solution, avec lesquels on entoure l'articulation malade et qu'on recouvre d'une plaque d'étain ou de plomb, si le rhumatisme chronique a frappé le coude, l'épaule, le genou où la hanche. L'électrode négative de 150 centimètres carrés, et placée sur la nuque. L'intensité doit être élevée ; on ne doit pas craindre de débiter l'intensité maxima supportable.

J'ai traité ainsi, au commencement de cette année, une dame qui avait une véritable impotence du bras droit par suite de l'empâtement des articulations du coude et du poignet, consécutifs à une attaque de rhumatisme aigu. Après 20 séances quotidiennes de vingt minutes d'effluvation, suivies de vingt minutes de galvanisation locale, elle a récupéré complètement tous les mouvements.

§ 11. — *Arthrite fongueuse.*

En 1898, M. Kirmisson a présenté à la Société de chirurgie un petit malade qui avait été atteint d'une grosse ostéo-arthrite tuberculeuse du poignet et chez lequel on avait tenté la conservation par des applications quotidiennes des rayons de Röntgen pendant huit à dix minutes chaque fois et par une compression méthodique dans l'intervalle des séances ; cette thérapeutique avait déterminé en deux mois et demi de temps une amélioration très considérable. Ce fait joint à celui que M. Bazy rapporta dans la même séance doit être rapproché des cas de péritonite chronique tuberculeuse qui, comme on le verra plus loin, furent guéris par MM. Ausset et Bédard par la radiothérapie.

§ 12. — Ankyloses.

On peut distinguer avec M. Campenon trois sortes d'ankyloses : 1° l'ankylose complète dans laquelle il y a une soudure osseuse ou une soudure fibreuse très serrée ; 2° l'ankylose incomplète très serrée dans laquelle il y a un cal cellulo-fibreux inter-articulaire ou une induration périphérique étendue avec transformation des ligaments ; 3° l'ankylose incomplète lâche où il peut y avoir des brides fibreuses interosseuses, un épaississement de la synoviale mais dans laquelle les parties extra-articulaires sont peu ou pas altérées ; dans cette dernière variété, il faut placer les raideurs articulaires.

Les applications de courant continu à travers l'article, suivies de faradisation des muscles péri-articulaires pour en prévenir l'atrophie, peuvent rendre de grands services dans la cure de cette troisième sorte d'ankylose surtout quand on les associe aux autres procédés de traitement.

La technique que j'emploie est la suivante : Je place une électrode formée soit de feutre, soit de doubles de toile, recouverts d'une lame de plomb ou d'étain, sur l'articulation de façon à la mouler et à l'embrasser dans sa totalité ; je la relie au pôle positif d'une source de courant continu. Je place l'électrode indifférente de 150 centimètres carrés sur le dos, et je la relie au pôle négatif. Je débite au courant de 50 à 70 milliampères pendant quinze minutes. Je remplace ensuite l'électrode placée sur l'articulation par un tampon et je faradise, avec le courant à intermittences espacées d'une bobine à gros fil, l'un après l'autre pendant quelques secondes, tous les muscles de la région malade.

Il serait utile de pratiquer les séances tous les jours; mais trois séances par semaine peuvent suffire.

CHAPITRE IV

MALADIES DE L'APPAREIL DIGESTIF

§ 1. — *Paralysies du voile du palais.*

La paralysie du voile du palais est souvent une complication de la diphtérie; mais elle peut exister comme manifestation d'une lésion cérébrale ou bulbaire.

Le traitement de choix est la faradisation (courant de la bobine à gros fil, interruptions lentes) ou la galvanisation rythmée. La technique est la suivante : Une électrode indifférente est placée à la nuque ; une électrode active, formée d'un tampon monté sur un conducteur courbe que l'opérateur tient à la main, est placée successivement sur la luette, les piliers, le voile, pendant que le courant passe. Les séances ont une durée de trois à cinq minutes et sont renouvelées tous les deux jours.

Quand le voile ne répond plus aux excitations faradiques, on emploie le courant galvanique à son état permanent; ce tampon actif est laissé en place dans ses diverses positions chaque fois deux minutes environ ; l'intensité maxima est de 3 à 5 milliampères.

§ 2. — *Rétrécissement de l'œsophage.*

Le rétrécissement de l'œsophage est généralement la conséquence de l'ingestion de liquides caustiques ; quand il est bien limité, le traitement de choix est la méthode électrolytique.

M. Fort a proposé et a appliqué avec succès d'ailleurs, l'électrolyse linéaire, c'est-à-dire la section électrolytique du rétrécissement ; j'estime un pareil procédé comme très dangereux, car on est obligé d'agir à l'aveugle et l'on risque aussi de léser les diverses tuniques de l'œsophage et les organes voisins.

L'électrolyse circulaire est seule recommandable ; pour la pratiquer, il est indispensable de posséder un jeu de sondes œsophagiennes munies chacune, à cinq ou six centimètres de l'extrémité antérieure, d'une olive métallique fixée à frottement dur et réunie par un conducteur métallique passant à l'intérieur à une borne placée sur l'extrémité postérieure. On place une électrode indifférente sur le dos et on la relie au pôle positif d'une source à courant continu ; on introduit, après cocaïnisation du pharynx, successivement diverses sondes en débutant par les plus fines, jusqu'à ce qu'on en rencontre une dont l'olive ne peut traverser le rétrécissement ; on maintient l'olive de cette sonde en contact avec le rétrécissement, on la relie au pôle négatif et l'on fait passer graduellement 4 à 5 milliampères ; la sonde finit alors par pénétrer d'elle-même. Dans la même séance, on peut quelquefois prendre le numéro supérieur et faire passer le courant jusqu'à ce qu'à son tour, elle pénètre librement. Les séances sont répétées tous les huit ou dix jours.

Il est évident que le traitement ne doit s'adresser qu'aux rétrécissements vrais et non pas aux cas où l'œsophage ne peut laisser passer les aliments par suite de la présence d'une tumeur voisine. Quant aux spasmes de l'œsophage, j'ai exposé leur traitement en parlant de l'hystérie.

§ 3. — *Dyspepsies.*

Les publications sur l'emploi des modalités électriques dans le traitement des diverses dyspepsies sont innombrables ; et pourtant jusqu'à présent cet emploi s'est peu répandu pour deux causes : la différenciation insuffisante qu'ont fait les électrothérapeutes entre les diverses formes de dyspepsie et la prétention injustifiée qu'ils ont eu de considérer la modalité électrique qu'ils préconisaient comme un agent curatif suffisant, à l'exclusion de toutes autres pratiques, hygiéniques ou médicamenteuses.

Si, au contraire, on regarde les diverses modalités électriques comme des adjuvants du traitement, si l'on s'évertue à préciser celles qui conviennent à la cure de telle dyspepsie, celles qui conviennent à la cure de telle autre, je suis persuadé qu'elles seront appelées à prendre une large place dans la thérapeutique, car certaines d'entre elles m'ont toujours paru être les agents les plus actifs que nous ayons pour calmer la douleur ou exciter la motricité.

Si l'on appelle, avec M. Albert Robin, les dyspepsies des troubles de la fonction, si l'on adopte sa classification, on divise les dyspepsies en trois classes : 1° les dyspepsies par exagération de la fonction ou dyspepsies hypersthéniques ; 2° les dyspepsies par insuffisance de la fonction ou dyspepsies hyposthéniques ; 3° les dyspepsies par perversion fonctionnelle ou fermentation gastrique. Ce n'est pas le lieu ici d'exposer les nombreuses subdivisions reconnues par M. Robin dans ces diverses dyspepsies ; il me suffit de rappeler les différences principales entre l'hypersthénie et l'hyposthénie gastrique qui sont les seules dyspepsies justiciables de l'intervention électrique. Dans l'hypersthénie gastrique, l'amaigrissement est la règle ; l'appétit est conservé, la soif est vive, la langue reste bonne, la constipation avec coprostate cæcale et iliaque survient. Le malade souffre avant le repas et l'ingestion des aliments amène un soulagement momen-

tané ; mais une véritable crise gastrique avec vomissements se produit souvent trois heures après le repas.
Dans l'hyposthénie gastrique, l'amaigrissement est l'exception, l'appétit et la soif sont minimes, la langue est blanche.
L'alimentation est une cause immédiate de malaise, de
pesanteur, de renvois, de bouffées de chaleur ; la douleur
disparaît en général trois ou quatre heures après le
repas.

Les auteurs donnent peu d'indications relativement
aux modalités électriques réussissant contre les diverses
dyspepsies qui rentrent dans le groupe des dyspepsies
hypersthéniques. Il est pourtant un procédé, l'effluvation de haute fréquence avec le résonateur bipolaire qui
m'a souvent donné de bons résultats. Ma technique est
la suivante : une électrode métallique reliée à la spire
supérieure d'un des résonateurs est placée dans la région
du dos correspondant à l'estomac, le disque effluvant
relié à la spire supérieure de l'autre résonateur est
placé en avant de l'estomac ; les appareils sont mis en
marche de façon à donner l'effluve maximum. Les séances
ont une durée d'un quart d'heure et ont lieu au début du
traitement, dans les cas d'hypersthénie très douloureuse
deux fois par jour, *immédiatement après le repas.* Pour
qu'elles soient efficaces, afin que la révulsion consécutive soit intense il est indispensable que le balai effluvant
soit assez près de l'estomac et surtout que les effluves
déterminent une sensation de pression et de choc. Après un
très petit nombre de séances, dans plusieurs cas de moyenne
intensité, j'ai vu les crises gastriques postprandiales s'atténuer et disparaître ; chez un de mes malades, des douleurs,
lancinantes depuis cinq jours, disparurent après une
seule application pour ne réapparaître que six heures
après et être définitivement jugulées après trois séances.

J'ai certes encore trop peu d'observations assez longtemps suivies pour formuler, dès maintenant, la légitimité
de l'emploi de l'effluvation bipolaire dans toutes les dyspepsies hypersthéniques ; mais je suis persuadé que des

recherches ultérieures ne pourront qu'en généraliser l'emploi.

Pour combattre l'hyposthénie gastrique, les modalités électriques et les procédés les plus divers ont été proposés.

Certains auteurs, à la suite de Max Einhorn, emploient soit la galvanisation intra-stomacale, soit la faradisation intra-stomacale, soit les deux procédés successivement, en utilisant une électrode déglutissable composée d'une olive, non conductrice, creuse et percée de trous sur ses diverses faces, à l'intérieur de laquelle se trouve un bouton métallique, relié au moyen d'un fil conducteur recouvert d'isolant à la source électrique. Ils font avaler l'olive au malade, s'assurent, grâce au repère placé sur le fil, qu'elle est bien dans l'estomac et placent une électrode indifférente sur l'épigastre ; pour la galvanisation ils relient l'électrode indifférente au pôle positif et débitent un courant de 15 à 20 milliampères; pour la faradisation, ils appliquent un courant supportable : « En bonne règle », dit Max Einhorn, « le courant employé ne doit jamais être douloureux.

D'autres, Ziemssen en particulier, emploient la galvanisation percutanée : ils placent dans le dos une électrode de 20 centimètres sur 10 centimètres environ, une autre de même dimension sur la région stomacale; ils relient l'électrode du dos au pôle négatif, celle de la région préstomacale au pôle positif, ils débitent chaque fois 30 à 50 milliampères et terminent les séances, de dix minutes de durée, par des intermittences rythmées.

D'autres emploient les mêmes électrodes, mais les relient aux deux pôles d'une bobine faradique, bien que Duchenne ait déclaré que l'épaisseur des parois thoraciques et abdominales ne permet pas à l'excitation électrique d'arriver jusqu'à l'estomac.

D'autres, à la suite de Beard et Rockwell, veulent tonifier le sympathique et le pneumogastrique pour rétablir le fonctionnement stomacal ; ils placent sur l'épigastre une électrode de 100 centimètres carrés environ et la relient au pôle négatif; ils placent un tampon relié au pôle positif, cinq minutes chaque fois, à droite et à gauche sur les points d'excitation du sympathique et du pneumo-gastrique, puis, pendant le même temps, de part et d'autre de la colonne vertébrale dans la région du cou. L'intensité est de 8 à 10 milliampères.

D'autres enfin, avec Glatz, associent la galvanisation de l'estomac à la faradisation générale et à la galvanisation du grand sympathique; ils terminent par l'administration de douches chaudes.

J'ai rapporté, moi-même, au Congrès de l'avancement des sciences de Boulogne, en 1899, une autre méthode qui m'a donné des résultats excellents : je veux parler des courants et des étincelles frankliniques induits. Ma technique est la suivante: je dispose la machine statique pour la production des courants frankliniques induits (voir p. 25); mais en général, pour les applications pré-stomacales je ne me sers pas de mon rhéostat. Je relie une boule métallique à la chaîne du condensateur suspendu au pôle négatif et je la place sur l'estomac; quand l'étincelle éclate entre les boules polaires, l'estomac entre en contraction; mais je fais attention à ce que la contraction ne soit pas tétanique, pour cela, je diminue la vitesse de la machine jusqu'à ce que les étincelles soient espacées et qu'à chaque alternance l'estomac se relâche et se contracte; ou bien plutôt, je mets de temps en temps l'estomac hors du circuit; je le fais en rapprochant la chaîne allant à la boule électrode d'un fil métallique relié à la chaîne du condensateur suspendu au pôle positif, car de cette façon, l'étincelle éclatant entre ces deux chaînes, le courant va d'une armature à l'autre par le chemin le moins résistant et ne passe plus dans l'organisme.

Pour toutes ces applications je place l'électrode, au niveau du cardia, au niveau de la grande courbure et enfin presque sur la rate. Au bout de dix minutes environ, j'enlève la boule électrode de l'épigastre et je la promène au-devant de lui à une distance variable (1 ou 2 centimètres), je crible la surface tégumentaire d'une série d'étincelles pendant une minute environ, c'est la seule partie douloureuse du traitement; on la supporte facilement, si l'on commence par de très petites étincelles.

Je pratiquais autrefois toujours ces séances après les repas; je les fais maintenant quelquefois avant, quand les symptômes douloureux prédominent. En tout cas, je les fais, au début du traitement deux fois par jour.

Trois des six cas dont j'ai parlé au Congrès de Boulogne, m'ont donné un résultat absolument parfait : disparition des symptômes douloureux et modification de la formule gastrique; dans ces trois cas, avant le traitement qui dura environ un mois, la quantité d'acide chlorhydrique libre dans l'estomac, la quantité d'acide chlorhydrique combinée aux matières albuminoïdes étaient notablement inférieures à la moyenne; après le traitement, dans deux cas, ces quantités étaient égales à celles que caractérisent le chimisme normal et dans la troisième elles s'en rapprochaient très sensiblement. Dans deux autres cas, j'ai eu des guérisons avec rechutes intermittentes mais légères ; dans un seul cas seulement j'ai eu un insuccès.

Depuis deux ans, j'ai continué à appliquer cette méthode et le plus souvent heureusement. J'ai été quelquefois obligé de refaire quelques séances de mois en mois, mais le plus souvent une cure de vingt à trente jours m'a donné des résultats durables et satisfaisants.

§ 4. — *Vomissements incoercibles.*

Les vomissements intermittents, qui sont le signe d'un embarras gastrique passager ou d'une affection stomacale, sont guéris soit par la diète, soit par un traitements s'adressant à la cause réelle du mal. Les vomissements incoercibles, qui surviennent surtout dans les premiers mois de la grossesse, réclament au contraire un traitement très énergique institué exclusivement pour les combattre.

Le traitement le plus actif est certainement la galvanisation des pneumogastriques suivant une pratique employée d'abord par Popper, Semmola, Althaus, Beard et Rockwell, puis par Tripier et Apostoli.

Cette galvanisation des pneumogastriques peut être réalisée de deux façons, soit par ce qu'on a appelé la méthode bipolaire, soit, par la méthode monopolaire.

La technique de la méthode bipolaire est la suivante : avant que le malade ingurgite une boisson glacée, deux électrodes égales recouvertes d'ouate bien mouillée sont placées dans l'angle interne des clavicules aux points d'excitation des pneumogastriques ; elles sont reliées aux deux pôles d'une source à courant continu ; un courant de 10 milliampères environ est lancé dans le circuit. Le malade boit ; s'il n'y a pas menace de vomissement, l'on ne modifie pas l'intensité ; mais s'il y a menace l'on fait immédiatement des variations brusques. Les séances ne sont terminées que quand tout spasme a disparu. Elles sont renouvelées plusieurs fois par jour, autant qu'il en est besoin.

La techique de la méthode monopolaire est la suivante : deux tampons, recouverts d'ouate bien mouillée, sont reliés en quantité au pôle positif d'une source à courant continu ; une électrode négative de 150 centimètres carrés est placée sur l'épigastre ; le courant est lancé ; et alors que le malade a bu, l'on pratique des variations brusques d'intensité de 0 à 10 milliampères à chaque menace de vomissements. En pratique, au lieu de mettre deux tampons au cou, on peut y placer une électrode rectangulaire, à condition d'en isoler de la peau la partie médiane, soit par un morceau de toile cirée, soit par de l'ébonite souple.

J'emploie toujours la méthode monopolaire, que je trouve supérieure à la méthode bipolaire, parce qu'avec elle le courant chemine dans toute la longueur des pneumogastriques et qu'ainsi l'effet doit être plus intense.

§ 5. — *Occlusion intestinale.*

L'occlusion intestinale est une maladie caractérisée par l'arrêt des matières dans l'intestin, que ce soit du fait d'un étranglement herniaire, d'un volvulus, d'une invagination, d'une bride péritonéale, ou simplement de l'obstruction par la coprostase, des calculs, etc.

Si la cause est un étranglement herniaire, il est évident que l'intervention chirurgicale est le seul traitement ; elle doit être pratiquée le plus tôt possible, d'autant plus qu'en général on peut diagnostiquer cet étranglement.

Mais dans toutes les autres occlusions, quelle qu'en soit la cause, les symptômes sont toujours les mêmes. Les malades ne vont pas à la garde robe ; ils ne rendent ni matières solides ni liquides, ni gaz. Leur ventre se ballonne, devient douloureux ; des vomissements se montrent, les traits se tirent, le facies prend le caractère abdominal.

Trois traitements sont possibles : le traitement médical, le traitement électrique, le traitement chirurgical.

On doit, à mon avis, procéder ainsi : après échec du traitement médical, on doit recourir au lavement électrique et après échec de ce lavement seulement, attendre de la laparotomie ou de l'anus contre nature la guérison. Certes l'intervention quand on y aura été contraint pourra montrer quelquefois, l'existence de brides et fera comprendre comment elle seule pouvait être efficace ; mais comme ces brides ne peuvent être diagnostiquées à l'avance, qu'au reste elles sont rares et que, dans presque tous les cas, il est légitime d'espérer du traitement médical ou électrique le retour du cours naturel des matières, il est rationnel de mettre toujours ces traitements en œuvre au préalable. Ces tentatives en tout cas sont sans aucun risque pour le malade, car aussi bien le traitement médical que le traitement électrique doivent être abandonnées dès que la situation s'aggrave, que des phénomènes péritonéaux nets s'annoncent, et n'être poursuivies que tant que le pouls est bon, que la langue n'est pas trop mauvaise, que les vomissements ne sont pas trop abondants.

Comme traitement électrique l'on employait naguère la faradisation intra-rectale ; mais depuis que Boudet de Paris a reconnu que le courant continu interrompu détermine plus facilement des contractions des muscles lisses de l'intestin que les courants faradiques et qu'il a for

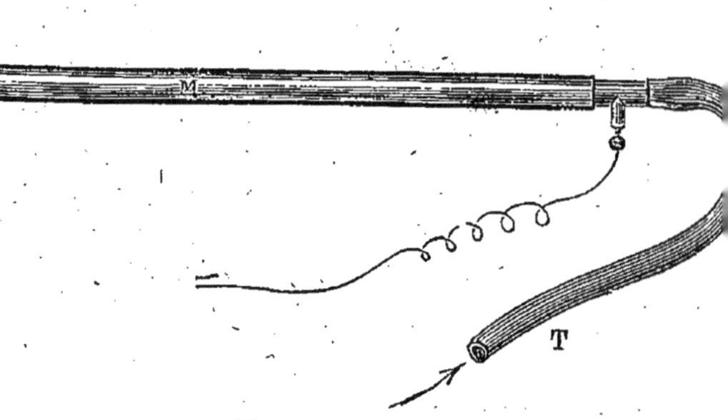

Fig. 64. — Sonde de Boudet de Paris pour le lavement électrique.

mulé sa méthode, connue sous le nom de méthode du lavement électrique ou méthode de Boudet, c'est exclusivement à celle-ci qu'il faut recourir.

Pour la pratiquer il est nécessaire de posséder la sonde rectale de Boudet : elle se compose (fig. 64) d'une sonde en gomme renfermant en son milieu un tube de plomb qu'on peut relier à l'un des pôles d'une source électrique et sur laquelle l'on peut fixer un tube de caoutchouc T qui permet de faire pénétrer dans toute la sonde le liquide d'un irrigateur.

La technique est la suivante : l'on introduit le plus profondément que l'on peut la sonde, on la relie au pôle négatif d'une source à courant continu, l'on place sur le ventre une électrode de 150 centimètres carrés environ,

reliée au pôle positif et l'on fait pénétrer à l'aide de l'irrigateur un demi-litre ou trois quarts de litre d'eau salée
tiède. L'on fait ensuite passer le courant avec une intensité progressivement croissante jusqu'à ce qu'on atteigne
30 ou 40 milliampères ; puis l'on pratique des renversements brusques en maintenant chaque fois le courant dans ses sens opposés pendant une ou deux
minutes ; chaque renversement est accompagné d'une
contraction musculaire très intense qui provoque une
envie d'aller à la garde-robe à laquelle on prie le malade
de résister. Après vingt ou trente minutes d'un pareil
traitement on s'arrête, et le malade va à la garde-robe.

S'il ne rend que l'eau du lavement, il ne faut pas conclure immédiatement que l'intervention a échoué ; il arrive
fréquemment que le malade n'émet que quelques gaz dans
l'heure qui suit le lavement et qu'il n'a une selle que deux
ou trois heures après.

Si le premier lavement a réellement échoué, *si l'état ne
s'est pas aggravé*, on doit en administrer un nouveau huit
à dix heures après. Il est des observations, et j'en possède une personnelle pour ma part, où la libération de
l'intestin ne se fit qu'après quatre lavements c'est-à-dire le
lendemain du jour où l'on a fait la première intervention.

*Ce qu'il faut bien savoir, c'est que dans la grande
majorité des cas, la débâcle ne survient pas immédiatement après un seul lavement, qu'elle lui est postérieure de
quelques heures et qu'il est souvent nécessaire de pratiquer une deuxième électrisation.*

§ 6. — *Constipation. — Paresse intestinale.*

Pour combattre l'atonie intestinale chronique, nombreux sont les procédés électriques réussissant mieux que
les divers médicaments habituels. L'on peut citer les courants faradiques, les courants continus, les courants de
hautes fréquences, les étincelles frankliniques, les courants
et les étincelles frankliniques induits.

Les courants faradiques sont employés généralement ainsi : l'on place une tige métallique dans le rectum et une électrode de 150 centimètres carrés sur le ventre ; on relie cette tige et cette électrode aux deux bornes d'une bobine à fil gros et l'on fait passer quotidiennement le courant pendant une dizaine de minutes (l'interrupteur est réglé pour donner des interruptions espacées).

Pour appliquer les courants continus, l'on place, ainsi que M. Doumer l'a recommandé, une électrode de 100 centimètres carrés environ dans chaque fosse iliaque ou une électrode sur le ventre et une autre dans le dos. On les relie aux deux pôles d'une source de courant continu ; on augmente d'abord l'intensité du courant jusqu'à 30 ou 40 milliampères, puis à l'aide du métronome interrupteur, l'on fait des renversements brusques. Les séances sont quotidiennes, de dix minutes chaque fois.

Pour l'application des courants de haute fréquence, l'on place tout simplement dans l'anus une tige métallique reliée à la spire supérieure d'un résonateur monopolaire accordé pour donner son rendement maximum ; chaque séance d'une durée de dix minutes environ est renouvelée journellement.

Les étincelles frankliniques sont employées ainsi : alors que le malade est monté sur le tabouret isolant relié à l'un des pôles de la machine statique, l'on tire, avec une boule métallique reliée à l'autre pôle, ou si l'autre pôle est à la terre avec une boule métallique non isolée, des étincelles aussi fortes que l'on peut, de toute la surface abdominale et en particulier de la fosse iliaque gauche.

Les courants frankliniques induits sont utilisés de la manière suivante : la machine statique étant disposée pour la production des courants frankliniques induits, le malade non isolé est assis sur une chaise ; l'on place une boule métallique, reliée à la chaîne du condensateur suspendu au pôle négatif sur son abdomen nu, en veillant à ne pas produire des contractions tétaniques ; pour ce faire, l'on procède comme je l'ai montré dans l'exposé du traitement de l'hyposthénie gastrique.

Tous ces procédés peuvent également réussir à guérir, si l'on continue leur emploi pendant une vingtaine à une trentaine de jours, les constipations les plus rebelles. Celui que j'estime comme le plus actif est la galvanisation percutanée ; elle m'a réussi plus souvent même que les étincelles et les courants frankliniques induits dont je suis loin de méconnaître l'utilité. Les courants de haute fréquence, à côté de quelques beaux succès, m'ont donné d'assez nombreux échecs. La faradisation m'a toujours paru être la modalité électrique la moins efficace, la plus inconstante.

§ 7. — *Péritonite chronique tuberculeuse.*

MM. Ausset et Bédard ont rapporté les observations de deux petits malades atteints manifestement de péritonite chronique tuberculeuse qu'ils ont soigné, avec succès, par la radiothérapie poursuivie pendant deux mois environ. Ils pratiquaient tous les deux jours l'exposition à l'ampoule de Crookes ; ils débutaient en plaçant le tube à 25 centimètres de l'abdomen et en ne faisant durer la séance que huit minutes. Peu à peu ils rapprochaient le tube à 15 centimètres et faisaient durer chaque séance quinze minutes.

§ 8. — *Fissure anale.*

La fissure anale, selon une définition du professeur Tillaux, est un syndrome clinique constitué par la réunion (*sine qua non*) de trois éléments qui sont : 1° une plaie qui présente une forme particulière à laquelle la maladie doit précisément son nom ; 2° une contracture du sphincter externe et du sphincter interne ; 3° une douleur particulière (au moment de la défécation et surtout une demi-heure après).

Avant de recourir à l'intervention chirurgicale (dilatation forcée) il y a lieu d'essayer le traitement imaginé par M. Doumer qui réussit très souvent, en cinq à six jours à déterminer une guérison totale.

La technique est la suivante : On introduit une électrode métallique à fourreau de verre dans l'anus, on la relie à la spire supérieure d'un résonateur de haute fréquence monopolaire qu'on règle de façon à donner un effluve supportable. On met l'appareil en marche et on fait durer la séance cinq minutes. Habituellement l'introduction est facile : mais si le spasme est très intense, on se contente au début de la séance, de placer l'électrode à l'orifice ; après quelques minutes de fonctionnement, on peut la faire pénétrer facilement.

Pour répondre à toutes les indications du reste, il est bon de posséder quelques électrodes de diverses tailles.

En général, l'amélioration survient dès la deuxième séance ; M. Doumer, a obtenu des guérisons permanentes, après cinq séances pratiquées pendant cinq jours consécutifs.

CHAPITRE V

MALADIES DE L'APPAREIL RESPIRATOIRE

§ 1. — *Asthme nerveux.*

Le bain statique soulage beaucoup les asthmatiques ; mais il faut éviter l'effluvation avec le balai de chiendent au-devant de la bouche comme le recommandent certains cliniciens ; j'ai toujours remarqué à la suite d'une telle pratique une recrudescence de la toux. Des bains statiques simples avec le pôle de la machine, qui n'est pas relié au tabouret, mis à la terre, administrés vingt minutes durant tous les deux jours, pendant un mois, sont des plus propres pour éloigner les accès ; j'en ai vu plusieurs fois des exemples des plus nets.

§ 2. — *Coqueluche*.

Les inhalations ozonées ont été recommandées contre la coqueluche par le Dr Hellet d'abord, puis par MM. Labbé et Oudin et enfin tout récemment par le Dr Vernay (de Vienne). Ce dernier auteur en faisant inhaler, une ou deux fois par jour, pendant vingt minutes chaque fois de l'oxygène, ozonisé par son passage dans un ozoneur, et chargé des principes médicamenteux par son passage dans des solutions de goudron, de menthol et de thymol, vient d'avoir une série de cas particulièrement heureux. La lecture de ses observations légitime l'emploi et la généralisation de la méthode.

§ 3. — *Tuberculose pulmonaire*.

L'idée de traiter la tuberculose pulmonaire par l'électricité n'est pas nouvelle. La galvanisation, la faradisation, la franklinisation, la radiothérapie ont été successivement proposées ; mais toutes ces modalités électriques n'ont été que panacée d'un jour, et à l'heure actuelle elles sont tombées dans un juste dédain.

L'effluve de haute fréquence du résonateur monopolaire de Oudin, seule, a donné quelques bons résultats entre les mains de MM. Doumer et Oudin, voilà déjà trois ou quatre ans.

L'effluvation bipolaire intense des fosses sus et sous-claviculaires, des fosses sus et sous-épineuses, avec un balai relié à la spire supérieure d'un résonateur, alors qu'une électrode de métal, ou de métal recouverte de feutre mouillé, fixée à la spire supérieure d'un autre résonateur accordée avec le premier, est placée alternativement dans le dos et sur le thorax, est beaucoup plus puissante et est appelée à donner des résultats bien plus satisfaisants encore, surtout quand cette effluvation pratiquée quotidiennement, pendant vingt à trente minutes, est associée à toutes les pratiques hygiéniques qui ne sauraient plus être négligées dans le traitement de la tuberculose ; elle constitue un procédé qui a merveilleusement réussi entre les mains de MM. Doumer et Oudin, qui ont eu le mérite de le préconiser les premiers.

Dans ma pratique personnelle, je l'ai expérimenté deux fois : l'une de mes observations est surtout intéressante car il s'agissait d'une tuberculose au premier degré, dont les symptômes morbides subjectifs et objectifs ont, a l'heure actuelle, complètement disparus. La voici :

Observation résumée. — M. S..., vingt-deux ans, vient me consulter le 25 février 1901.

Son père est mort d'une maladie de cœur il y a dix ans ; sa mère vient de mourir de tuberculose il y a à peine six mois ; il l'a soignée journellement, vivant dans la même chambre, sans l'emploi de précautions prophylactiques.

Il a toujours eu une santé assez délicate ; il a eu la coqueluche et la rougeole dans son enfance, fut strumeux ; on a craint, dit-il, naguère la suppuration d'une énorme glande qu'il avait à droite sous le maxillaire inférieur, il a été réformé du service militaire pour largeur insuffisante d'épaules.

Il tousse énormément en ce moment, transpire la nuit, crache tous les matins ; il est soigné depuis deux mois par son médecin par des préparations créosotées et de l'huile de foie de morue, sans qu'aucune amélioration ne survienne ; il perd de son poids, mais assez lentement.

Quand je le vois, à l'auscultation on entend des râles de bronchite dans tout le poumon droit avec une respiration soufflante au sommet et des petits craquements ; à la percussion, il existe une matité à droite et à gauche dans la fosse sus-épineuse. L'analyse du crachat du matin montre des bacilles de Koch, peu abondants. Le diagnostic est donc indubitablement, tuberculose au début.

Le traitement par l'effluvation bipolaire est commencé le 25 février et est poursuivi trois fois par semaine pendant un mois, suivant la technique exposée plus haut ; l'effluve est chaque fois d'au moins 60 centimètres (ainsi qu'on peu le constater dans l'obscurité) ; le disque étant rapproché à 15 centimètres environ de la peau, la rubéfaction consécutive est très intense.

Comme traitement médicamenteux, je ne conserve que l'absorption d'huile de foie de morue tous les matins.

Dès les premières séances, les phénomènes bronchitiques ont disparu et les transpirations nocturnes se sont atténués, si bien que le 23 mars, à l'auscultation, on n'entend plus qu'un léger souffle et de très petits craquements au sommet droit. Le malade ne crache plus tous les matins, il a engraissé de 4 livres.

Le traitement fut continué, 3 fois par semaine, pendant encore un mois et une fois toutes les semaines pendant le mois suivant jusqu'à la fin du mois de mai. A ce moment, la respiration au sommet droit est un peu plus soufflante que dans le reste du poumon ; mais il n'y a plus de craquements. La percussion donne, à droite et à gauche, la même tonalité que dans le reste du dos ; plus de crachats du matin, plus de transpiration. Le malade, quoiqu'il n'ait pas beaucoup grossi, se trouve très bien, ne tousse plus, travaille (il est placier) sans fatigue ; je le considère comme guéri.

J'ai revu M. S..., à la fin du mois de septembre 1901 ; il continue à se bien porter.

Le malade qui fait l'objet de ma deuxième observation est devenu tuberculeux à la suite d'une pleurésie ; il est encore en traitement ; mais à l'heure actuelle son état est extrêmement amélioré ; il a gagné, après trois mois de traitement, 4 kilos ; il ne tousse presque plus et il se trouve dans un excellent état de santé, bien qu'il persiste encore des rales fins et un soufle rude dans une grande partie du poumon droit.

Il serait certes prématuré de conclure déjà maintenant à l'emploi systématique de l'effluve de haute fréquence du résonateur bipolaire, dans le traitement de la tuberculose pulmonaire, quelques démonstratives que puissent paraître les observations de MM. Doumer et Oudin, les miennes et celles d'autres électrothérapeutes ; car il n'est pas un praticien qui ne sache que la tuberculose rétrocède quelquefois d'elle-même, que quelquefois l'hygiène, la suralimentation sont les seuls facteurs suffisants pour la guérison.

Il faudrait une expérimentation portant sur beaucoup de malades pour être définitivement fixé. Malgré cela, il est impossible de voir une simple coïncidence dans les heureux effets des effluvations de haute fréquence pratiquées au moyen du résonateur bipolaire. La clinique montrera plus tard dans quels cas ces effluvations sont particulièrement indiquées ; aujourd'hui, l'on peut seulement conclure que leur essai est légitime et qu'on peut fonder sur lui de grandes espérances.

§ 4. — *Pleurésie.*

De Renzi emploie les courants constants, de très grande intensité pour faciliter la résorption des épanchements pleurétiques considérables, il place une électrode reliée à un pôle positif sur le côté du thorax où siège l'épanchement et une très grande électrode indifférente en un point quelconque des téguments.

CHAPITRE VI

MALADIES DE L'APPAREIL CIRCULATOIRE

§ 1. — *Affections cardiaques.*

MM. Bruchetti, Sagretti, Gautier et Larat recommandent le bain hydroélectrique (courant sinusoïdal de 20 milliampères sous 20 à 30 volts, application quotidienne) non seulement dans la neurasthénie du cœur, les névralgies cardiaques, mais encore dans les affections du cœur à lésions organiques. « Soit par son action sur la nutrition générale », dit M. Sagretti, « soit en agissant sur les nerfs vaso-moteurs, soit par un autre mécanisme encore ignoré, le bain hydroélectrique a pour effet non seulement de soulager les souffrances des cardiaques, mais aussi de régulariser la circulation, de fortifier le cœur, en un mot d'amener la *compensation*. Cela résulte de l'examen des tracés sphygmographiques, de la disparition de l'œdème, de la régularisation du rythme respiratoire, du bien-être éprouvé par le malade, qui fait suite à l'emploi des bains. »

Il faut avouer pourtant que jusqu'à présent nulle observation probante n'a été publiée et que les bons effets des bains hydroélectriques dans les affections cardiaques n'ont pas été complètement confirmés ; pour ma part, pour le moment, je n'ai encore aucune expérience de leur emploi.

Dans l'hypertrophie cardiaque passagère qui peut survenir à la suite de blessures ou de névroses du plexus brachial, la galvanisation précordiale répétée quotidiennement quelques jours durant, avec un courant de 15 à 18 milliampères, peut faire disparaître tous les troubles et diminuer la matité précordiale ; le professeur Potain et le Dr Weber en ont publié quelques observations en 1887.

§ 2. — *Anévrysmes.*

Pétréquin, puis Ciniselli, ont été les premiers à appliquer l'électrolyse dans la cure des anévrysmes ; ils introduisaient dans le sac une aiguille de platine bien isolée reliée au pôle positif, plaçaient une électrode indifférente sur l'épaule ou dans le dos et faisaient passer un courant de 30 à 40 milliampères ; les séances étaient répétées tous les 8 jours, généralement.

Dans les petits anévrysmes des membres, cette méthode peut réussir ; mais elle me paraît inférieure à l'extirpation chirurgicale, car elle peut être suivie d'embolie. Dans les grands anévrysmes de l'aorte, elle est insuffisante, car le caillot formé est trop petit pour faire obstacle au cours du sang.

Pour augmenter la grandeur du caillot, Stewart a eu l'idée de combiner l'électrolyse à la méthode de Moore qui consistait à introduire, dans le sac, une substance filiforme qui agissait par sa seule présence pour produire la coagulation du sang. Sa technique actuelle est la suivante : on introduit dans le sac, après les précautions d'antisepsie les plus strictes, une aiguille d'acier absolument isolée pouvant recevoir à son intérieur un fil fin d'acier ou d'argent. On fait pénétrer à travers cette aiguille une longueur suffisante de ce fil fin pour obstruer complètement le sac ; on relie ce fil fin au pôle positif, on place le pôle négatif dans le voisinage et l'on fait passer un courant de 40 à 80 milliampères pendant un temps assez long, une heure à une heure et demie. Pendant cette première séance la consistance du sac se modifie et souvent la consolidation est totale. A la fin de la séance, le courant et ramené graduellement à zéro et l'aiguille est retirée, avec prudence, par des mouvements de torsion ; le fil est fixé à la peau ; une séance suffit quelquefois, pour remplacer l'anévrysme par un nodule absolument dur, car tout autour du fil fin se produit la coagulation.

Cette méthode détermine parfois, quelques jours après son application, la rupture de la poche par suite de *l'augmentation de la pression sur une paroi déjà amincie* ; c'est son plus gros inconvénient ; elle ne doit du reste être employée que dans les cas désespérés, après l'essai infructueux de la thérapeutique médicale et des injections du sérum gélatiné de Lancereux.

§ 3. — Phlébites.

Le Dr Margaret A. Cleaves a employé les courants continus pour traiter les phlébites, avec la technique suivante : Une grande électrode est placée sur les lombes et un tampon relié au pôle négatif est promené doucement sur la veine enflammée, en évitant tout heurt dans le débit du courant. (L'intensité varie entre 8 et 20 milliampères). Le traitement est quotidien, pendant les huit à dix premiers jours, puis les séances sont espacées jusqu'à ce qu'il n'y en ait plus qu'une par semaine. Dès les premières applications, il se produirait une amélioration de la circulation caractérisée par la diminution de la tension et par la disparition de la couleur pourprée de la peau ; la guérison totale serait généralement obtenue en trois mois.

§ 4. — *Angiômes caverneux.*

Les angiômes, dont il s'agit ici, sont les angiômes caverneux « dans lesquels le sang circule dans un système lacunaire analogue au tissu caverneux des organes érectiles et remplit des lacs sanguins d'un volume plus ou moins important » (Bergonié). Je parlerai des angiômes plans à télangectiasies visibles ou non, qu'on peut appeler aussi nœvi en traitant des maladies de la peau (p. 288).

Il est certes des degrés insensibles entre les angiômes caverneux et les angiômes plans ; dans nombre d'angiômes considérables, il est à la fois des parties planes et des parties caverneuses et la division est un peu artificielle ; mais néanmoins les angiômes caverneux qui peuvent d'ailleurs exister *indépendamment de toute altération de la peau* ont bien une physionomie spéciale : « tandis que dans l'angiôme simple les végétations vasculaires ne s'avancent guère dans les tissus profonds, au contraire dans l'angiôme caverneux, les tissus profonds sont envahis et l'on retrouve des loges, cavités ou lacs sanguins au milieu des muscles et dans les interstices musculaires. Les artères et les veines au voisinage de la tumeur, ont subi des modifications ; ces vaisseaux sont augmentés de volume, flexueux. » (Bergonié).

Certaines tumeurs angiomateuses peuvent même être animées de battements et simuler un anévrysme ; mais le diagnostic est en général assez facile.

Le traitement de choix est l'électrolyse, qui, dangereuse parfois dans le traitement des anévrysmes, ne l'est jamais dans la thérapeutique des lacs sanguins angiomateux, car la pression sanguine y est nulle et les parois n'en sont pas altérées.

Certains auteurs tiennent pour l'électrolyse monopolaire ; d'autres pour l'électrolyse bipolaire. En général, quand les cavernes sont considérables, l'électrolyse bipolaire, remise en honneur par le professeur Bergonié, est plus efficace que l'électrolyse monopolaire ; mais il est des cas où l'électrolyse monopolaire est seule possible quand, par exemple, la région à traiter est riche en gros vaisseaux et en troncs nerveux qu'on a peur de léser.

La technique de l'électrolyse bipolaire est la suivante : Après avoir pris toutes les précautions antiseptiques nécessaires, on introduit dans la tumeur deux aiguilles ; (les aiguilles de platine iridié, à cylindre à facettes pouvant recevoir la goupille du fil conducteur, sont les plus pratiques) ; on les relie chacune à un pôle d'une source de courant continu et on fait passer le courant graduellement ; l'essentiel est de ne jamais produire de secousses. Quand l'intensité est montée à 30 ou 40 milliampères, on ne continue pas le mouvement du curseur du réducteur de potentiel ; on maintient cette intensité pendant environ cinq minutes ; on la diminue progressivement jusqu'à la rendre nulle, puis on sort les aiguilles ; l'aiguille négative vient généralement toute seule, l'aiguille positive est extraite au moyen de légers mouvements de torsion.

Dans la même séance, on peut recommencer plusieurs séries de piqûres bipolaires.

Le professeur Bergonié ne donne jamais aux aiguilles un écartement supérieur à 12 ou 15 millimètres et les monte généralement sur l'excitateur bipolaire de Verdin usité en électrophysiologie. Je préfère introduire les aiguilles en 2 pôles opposés de la tumeur et rapprocher les pointes suffisamment pour concentrer les lignes de flux, car quand les points d'entrée des aiguilles sont très voisins, pour peu que le vernis isolant dont on les revêt crève, il peut se faire une escarre cutanée assez considérable : au contraire, en éloignant les points d'implantation, il n'est pas besoin de chercher à isoler les aiguilles jusqu'au voisinage de leur pointe ; cela supprime une grosse difficulté, l'isolement, qui ne donnait, du reste, qu'une sécurité illusoire.

Il est rare de voir des hémorragies consécutives à l'opération ; une légère compression au niveau de la piqûre négative suffit à les arrêter. L'on ne peut dire à l'avance le nombre et l'éloignement des séances qui sont nécessaires ; en général l'on peut pratiquer une séance tous les huit jours.

Dans la méthode monopolaire, l'on introduit une ou plusieurs aiguilles dans la tumeur et on les joint en quantité au pôle positif ; on place, en général, une électrode circulaire, formée de doubles de gaze recouvrant une plaque métallique, au pourtour de la lésion, et on la relie au pôle négatif. Comme dans la méthode bipolaire on débite graduellement un courant de 20 à 25 milliampères. Selon M. Brocq, quand on emploie une seule aiguille active, l'intensité la plus efficace est celle de 20 à 25 milliampères ; de 40 à 50 milliampères les effets destructeurs l'emportent sur les effets coagulants ; de 10 à 15 milliampères les résultats sont imparfaits. A la fin de la séance l'aiguille est sortie par de légères torsions : il ne faut pas, comme on l'a recommandé, faire des renversements, cela ne pourrait que détruire le caillot.

Avec les deux procédés, la guérison est presque la règle ; mais dans les angiomes à très grandes cavernes, le caillot peut se désagréger, la récidive peut survenir ; aussi est-il urgent de surveiller longtemps les malades traités pour être prêt à intervenir dès qu'une nouvelle lésion se manifeste.

Un des plus intéressants cas d'angiome caverneux que j'ai eu à traiter est celui d'un enfant atteint d'un angiome profond ayant laissé la peau complètement intacte, que je soigne encore en ce moment à l'hôpital Trousseau ; au repos, il paraissait, avant le traitement, n'avoir que la joue un peu plus grosse que l'autre ; mais dès qu'il se baissait cette joue se gonflait comme soulevée par une énorme tumeur. A la suite de dix séances monopolaires, espacées en six semaines de temps, le lac sanguin n'acquiert plus que le volume d'une prune quand l'enfant se baisse, et bientôt je compte avoir une guérison définitive.

§ 5. — *Goitres.*

L'on peut distinguer parmi les goitres, ceux qui sont dus simplement à un engorgement vasculaire, ceux qui sont dus à l'hypertrophie du tissu glandulaire et ceux enfin qui sont nettement kystiques.

Dans les deux premières variétés, la galvanisation est un traitement qui peut donner de grosses améliorations : elle est du reste moins périlleuse évidemment que l'extirpation chirurgicale et même que les injections iodées. Une électrode rectangulaire incurvée, placée sur le goitre, est reliée au pôle positif et des tampons d'ouate hydrophile servent à combler les creux qui peuvent la séparer de la peau ; une électrode indifférente de grande surface est placée dans le dos ; le courant est débité progressivement de 0 à 100 milliampères pendant dix minutes quotidiennement.

Au lieu d'user de la galvanisation simple, on peut placer sur la peau quelques doubles de gaze imbibées d'une solution à 10 p. 100 d'iodure de potassium, poser au-dessus l'électrode positive et faire passer le courant comme précédemment ; on utilise ainsi pour désagréger le goitre, non seulement la décomposition et le transport des ions qui se passent dans l'intimité des tissus, mais encore l'introduction d'iode à travers la peau ; mais il n'est pas possible encore de dire, faute d'observations comparables, quelle méthode est préférable ; et si l'électrolyse de l'iodure de potassium, s'ajoutant à l'effet propre de la galvanisation, détermine plus rapidement la guérison.

Il faut du reste signaler que *la disparition totale* du goitre à la suite du traitement est l'exception ; mais que, par contre, l'arrêt de développement et souvent une régression extrêmement importante sont la règle.

Pour déterminer une régression plus accentuée des nodules goitreux, quelques électriciens ont proposé l'électrolyse et l'usage de ponctions profondes. J'estime cette manière de faire dangereuse, en raison de la présence dans la région du goitre de gros troncs vasculaires qu'on léserait facilement.

Pour le goitre kystique, au contraire, comme on peut être certain de pénétrer dans le kyste et de ne pénétrer que dans celui-ci, la technique recommandée par le Dr Dickson (de Toronto) peut être suivie : Une électrode indifférente est placée dans le dos et est reliée au pôle positif; avec un trocart, le liquide du kyste est aspiré et est remplacé par la solution physiologique de chlorure de sodium chaude ; puis le trocart est relié au pôle négatif d'un appareil à courant continu et l'on fait passer pendant un quart d'heure un courant de 30 à 50 milliampères. L'opération terminée avec toutes les précautions habituelles en évitant les heurts et les secousses, on place un bandage compressif et un drain s'il y a lieu. L'opération peut être renouvelée une ou deux fois par semaine et complétée par des galvanisations externes pour agir sur l'engorgement périkystique.

§ 6. — *Hémorrhoïdes.*

La haute valeur des applications locales des courants de haute fréquence dans le traitement des poussées aiguës hémorrhoïdaires a été signalée, pour la première fois par M. Doumer.

La technique du traitement est la suivante : une électrode à fourreau de verre de M. Oudin, ou plus simplement, une électrode de cuivre portée par un manche d'ébonite (fig. 65) est reliée à la spire supérieure d'un résonateur Oudin monopolaire; puis bien huilée, elle est introduite dans le rectum ; et l'appareil est mis en marche : dans le cas de l'emploi de la première électrode il a été réglé de façon à donner au début un effluve supportable ; dans le cas de l'emploi de la seconde il est réglé immédiatement de façon à donner son débit maximum. La séance dure de cinq à dix minutes.

Il est indispensable de posséder un jeu d'électrodes car, dans le cas d'hémorrhoïdes très enflammées, on ne peut introduire que des tiges très minces et ce n'est que peu à peu qu'on peut en introduire de plus grosses : M. Doumer croit les électrodes métalliques aussi satis-

Fig. 65. — Électrode intra-rectale de M. Doumer.

faisantes que les électrodes à manchon de verre ; aussi comme leurs avantages (propreté, stérilisation possible) sont d'autre part indéniables, peut-on généralement s'en contenter.

Dans les cas aigus, une, deux, au maximum quatre à cinq séances, déterminent la guérison ; dans les cas chroniques, les résultats sont moins rapides et quelquefois moins complets ; mais, dès le début du traitement, on a une amélioration, moins de flux, moins de procidence des bourrelets, etc.

Selon M. Doumer il est inutile de pratiquer des séances très rapprochées : trois applications par semaine suffisent. Lorsque l'amélioration produite par les cinq à sept premières séances, semble devenir stationnaire, il vaut mieux cesser les applications pendant quinze jours ou trois semaines. Le plus souvent l'amélioration obtenue par les premières applications persiste ; dans quelques cas même, elle augmente malgré l'interruption. Quand elle ne persiste que quelques jours il faut reprendre le traitement immédiatement ; dans tous les autres cas au contraire, ce n'est qu'au bout de quinze à vingt jours, qu'on procède à une série nouvelle d'applications.

§ 7. — *Ulcères variqueux.*

Dès 1893, M. le professeur Doumer a signalé les bons effets de l'effluvation franklinique sur les ulcères variqueux. La technique recommandée par lui est la suivante : Le malade est placé sur le tabouret isolant relié au pôle négatif; la pointe effluvante reliée au pôle positif est placée en face de l'ulcère ; les séances ont une durée de dix minutes et sont répétées trois fois par semaine.

A mon avis, à l'effluve franklinique il faut préférer l'effluve du résonateur de haute fréquence bipolaire ou à son défaut l'effluve franklinique induit, qui dans les conditions où je l'emploie, est très touffu, partant très actif.

J'ai traité plusieurs ulcères variqueux par ce dernier effluve et toujours avec succès. Une de mes observations les plus démonstratives est la suivante;

M. N..., cinquante-cinq ans, demeurant impasse Montferrat, est vu par moi le 10 juin 1899.

Il est atteint d'un ulcère siégeant à la face interne de la jambe droite au niveau de la cheville ; cet ulcère date de huit ans et est toujours resté suppurant et ouvert quoiqu'avec des alternatives d'amélioration et de recrudescence : la jambe est couverte de varices et le malade se rappelle très bien que sa plaie a succédé à une dilatation variqueuse.

Au moment où je le vois, l'ulcère est ovalaire : il a 3 centimètres dans son plus grand diamètre et 1 centimètre et demi dans son diamètre perpendiculaire; les bords en sont taillés à pic et déchiquetés ; son fond est gris sale, couvert de pus et de fongosités. Tout autour de la plaie, la surface cutanée est luisante et très pigmentée. Elle est le siège d'un prurit extrêmement douloureux.

Je décide de supprimer les pansements au vin aromatique faits par le malade, de ne lui prescrire que des pansements humides avec de l'eau bouillie boriquée, imbibant des compresses de gaze stérile, et de lui faire des effluvations frankliniques induites suivant la technique formulée plus haut (p. 24).

Le 12, le 14, le 16 et le 20 juin, je pratique ces séances (dix minutes à chaque fois).

Le 20 juin, la plaie est déjà plus propre ; ses bords s'affaissent et sont bornés par un liséré blanchâtre qui est formé par de l'épiderme de nouvelle formation.

Pour aller plus vite, j'emploie mon électrode à fourreau de verre muni du disque à pointes, et je termine la séance d'effluvation par une minute environ d'étincelles. Le 21, le 22, le 23, le 25, le 27 et le 28, je pratique le même traitement. A ce moment le prurit a complètement disparu et la plaie est presque cicatrisée. Je supprime les pansements humides : la plaie qui est à peu près circulaire et qui n'a plus que 5 à 6 millimètres de diamètre, est saupoudrée de dermatol.

Des séances d'effluves et d'étincelles frankliniques induites ont encore lieu le 30 juin, le 3, le 5 et le 8 juillet. A cette date la lésion est complètement guérie et la guérison s'est toujours maintenue.

CHAPITRE VII

MALADIES DE L'APPAREIL LYMPHATIQUE

§ 1. — *Lymphangiomes.*

Le traitement des lymphangiomes est le même que le traitement des angiomes ; on emploie soit l'électrolyse bipolaire, soit l'électrolyse monopolaire.

§ 2. — *Macroglossie.*

La macroglossie est en général due à l'existence de kystes lymphatiques dans l'épaisssur de la langue, le traitement doit être l'électrolyse bipolaire. M. Howlett en a guéri un cas des plus graves, dans l'espace de huit mois par vingt-six applications faites sous l'anesthésie chloroformique.

§ 3. — *Adénites chroniques.*

Le Dr Labat-Labourdette a proposé la galvanisation pour le traitement des adénites chroniques simples, des adénites chroniques tuberculeuses avant la période de ramollissement; il place le pôle négatif sur la tumeur, le pôle positif dans le dos, et il fait passer un courant de 15 à 20 milliampères trois fois par semaine. Il a eu plusieurs succès complets dans le service du professeur Bergonié, à Bordeaux.

J'ai essayé plusieurs fois la même technique et je dois avouer que je n'ai obtenu aucun résultat.

Dans les cas d'adénites fluctuantes, surtout chez les femmes, quand l'on veut éviter à tout prix une cicatrice, on peut ponctionner la petite tumeur avec une fine aiguille à parois enduites d'un vernis isolant jusqu'à un ou deux millimètres de l'extrémité, injecter ensuite de l'eau salée ou une solution iodurée et faire passer, pendant dix minutes, un courant de 10 à 15 milliampères, en reliant le *pôle négatif* à l'aiguille et en réitérant les séances trois à quatre fois, selon les cas.

J'ai eu ainsi chez une jeune fille de dix-huit ans, qui m'avait été amenée par une de mes clientes, à la fin de l'année 1900, un succès complet.

§ 4. — *Œdèmes éléphantiasiques.*

Les œdèmes éléphantiasiques sont des syndromes et peuvent reconnaître les causes les plus variées. Parmi elles on peut reconnaître avec MM. Besnier et Doyon « toutes celles qui sont capables de produire l'irritation du réseau lymphatique, qu'elles émanent du dehors ou proviennent du dedans, de même toutes les lésions aiguës répétées ou chroniques du tégument, quelles qu'elles soient, lichen, eczéma, lymphangites, érysipèles, érythèmes répétées, etc., etc., toutes les lésions tuberculeuses de la peau et les lésions syphilitiques..., toutes les causes indirectes d'obstacle à la circulation lymphatique... telles que les adénopathies chroniques, les varices, la phlébite des membres, la stase circulatoire veineuse prolongée, d'origine locale ou centrale »; on peut y ajouter encore certaines influences nerveuses de mécanisme encore ignoré.

Au point de vue thérapeutique, la pathogénie si complexe des états éléphantiasiques est certes de très grande importance ; sa connaissance permet, en chaque variété particulière, de supprimer le facteur étiologique, d'éviter les nouvelles infections dans l'éléphantiasis streptococcique, de lever les obstacles mécaniques dans l'éléphantiasis passif, et d'éloigner ainsi de nouvelles causes à de nouveaux dommages ; mais elle ne saurait intervenir pour déterminer le moyen de lutter avec avantage contre les lésions déjà provoquées.

Ces lésions sont toujours identiques à elles-mêmes ; aussi le traitement des états éléphantiasiques peut-il être envisagé d'une façon générale.

On a proposé contre eux les interventions les plus variées. Silva de Araujo et Moncorvo emploient la galvanisation associée à la faradisation avec de petits tampons ; quelquefois même ils font des électropunctures quand les tissus sont très indurés et très résistants.

Pour moi, la galvanisation (pôle négatif sur l'œdème, pôle positif dans le dos, intensité 50 à 60 milliampères, dix minutes de durée) me paraît le traitement de choix au moins pour les œdèmes éléphantiasiques qu'on peut observer en Europe. J'ai publié en 1898 une observation démontrant des plus nettement l'efficacité d'un pareil traitement répété trois fois par semaine et sa supériorité sur la compression employée seule. La voici très résumée :

Mᵐᵉ B..., âgée de cinquante-sept ans, vient me consulter, le 15 mars 1897.

Née en Franche-Comté, elle est blanchisseuse depuis l'âge de dix-sept ans et a toujours habité la Haute-Saône, ou la Seine.

Ses antécédents héréditaires sont nuls; son père est mort à soixante-seize ans, sa mère à quatre-vingt-quatre ans. Elle avait trois frères, un seul survit : l'un est mort fou à la suite de la guerre de 1870, l'autre d'une affection peu déterminée. Elle a une sœur qui a actuellement soixante-huit ans et qui est très obèse. Ses antécédents personnels ne sont point très chargés. Elle n'a pas été malade avant l'âge de quatorze ans où elle a eu la fièvre typhoïde; à quinze ans elle a été réglée; à dix-sept ans, à son arrivée à Paris, elle commence à travailler comme blanchisseuse, a un premier enfant à vingt et un ans, un deuxième à vingt-trois; ces deux enfants sont morts.

Ses jambes ont commencé à grossir quand elle eut vingt ans, mais d'une façon pour ainsi dire passive; jamais elle n'a souffert à leur sujet; jamais cet accroissement n'a été accompagné de la moindre poussée inflammatoire ou douloureuse. Quand elle eut trente ans, on pouvait déjà voir aux deux jambes un bourrelet très net qui commençait à déformer la cheville et, deux ans plus tard, devait l'empêcher pour toujours de pouvoir se chausser autrement qu'avec des pantoufles.

De 1872 à 1897, Mme B... s'est assez bien portée. En 1887, pourtant, a débuté une hernie ombilicale qui persiste toujours; en 1889, elle a été atteinte d'influenza qui lui a laissé comme résidu une légère oppression. Durant cette période, Mme B... a beaucoup grossi et ses jambes ont continué à s'œdématier. Obésité et œdème évoluèrent parallèlement et avec une rapidité plus considérable en ces quatre dernières années depuis que la malade n'est plus réglée.

Actuellement la malade pèse 128 kilos. Les jambes (fig. 66), qui présentent, surtout la droite, quelques varices au niveau du genou, ont un aspect caractéristique qui rappelle celui d'un pantalon de zouave : un gros bourrelet qui va jusqu'au sol, forme un repli au niveau du cou-de-pied et dessine un sillon entre le pied et la cheville. Les jambes, de grand diamètre déjà au-dessous du genou, vont en s'élargissant jusqu'au-dessous du bourrelet. A la partie supérieure des deux jambes, immédiatement au-dessous du genou, on voit un sillon fort accentué à droite qui est l'empreinte de la jarretière; un même sillon se voit au-dessus du genou, mais moins accentué, car Mme B... mettait plus souvent ses jarretières sous le genou qu'au-dessus. De ce sillon sous-rotulien jusqu'au milieu de la jambe, il n'y a rien d'anormal à signaler. La jambe est forte et grosse; par la pression digitale, on a une sensation molle tout à fait normale chez une femme obèse ; mais à peu près vers le milieu de la

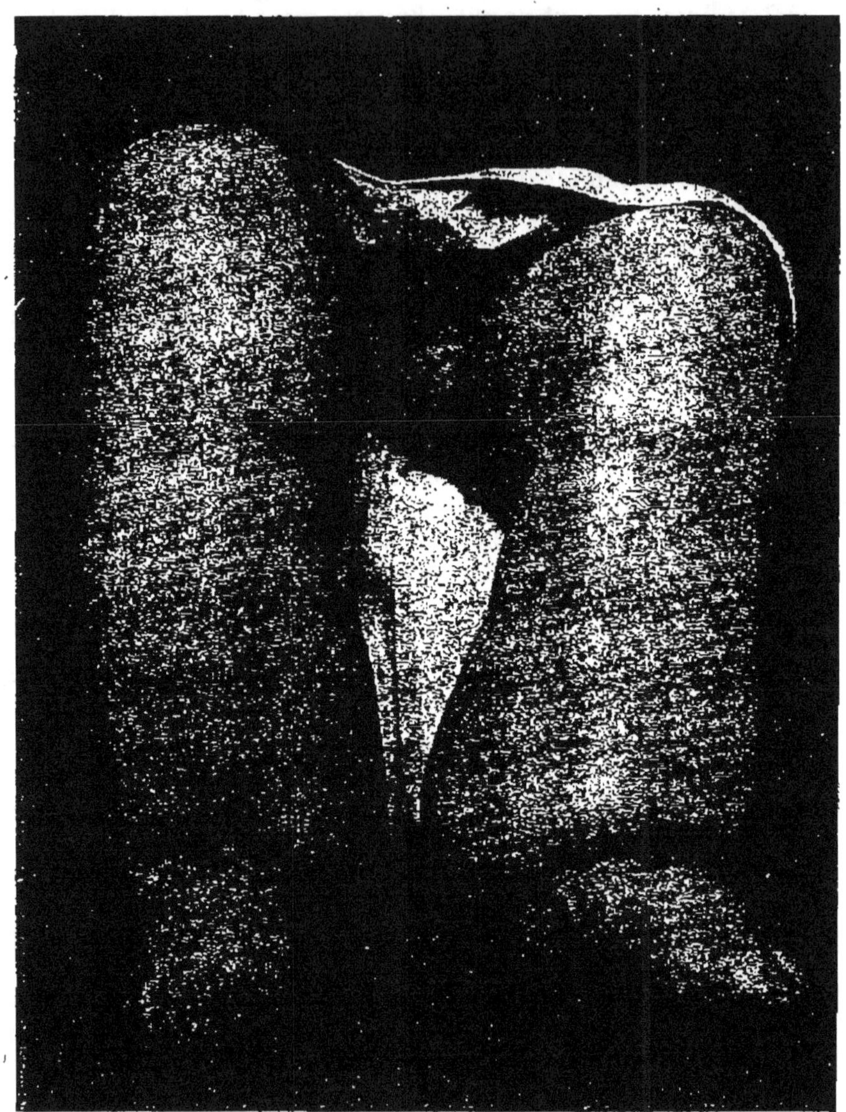

Fig. 66. — Œdème éléphantiasique des membres inférieurs.
Photographie faite le 25 mars 1897 avant tout traitement électrique.

jambe, on voit une ligne, ou plutôt un relief plus accentué sur la jambe gauche que sur la droite, qui sépare la partie inférieure, œdématiée, de la partie supérieure qui est grosse et très peu œdémateuse. Au-dessous de cette ligne, en effet, la pression digitale accuse sur les deux jambes une sensation dure, la peau

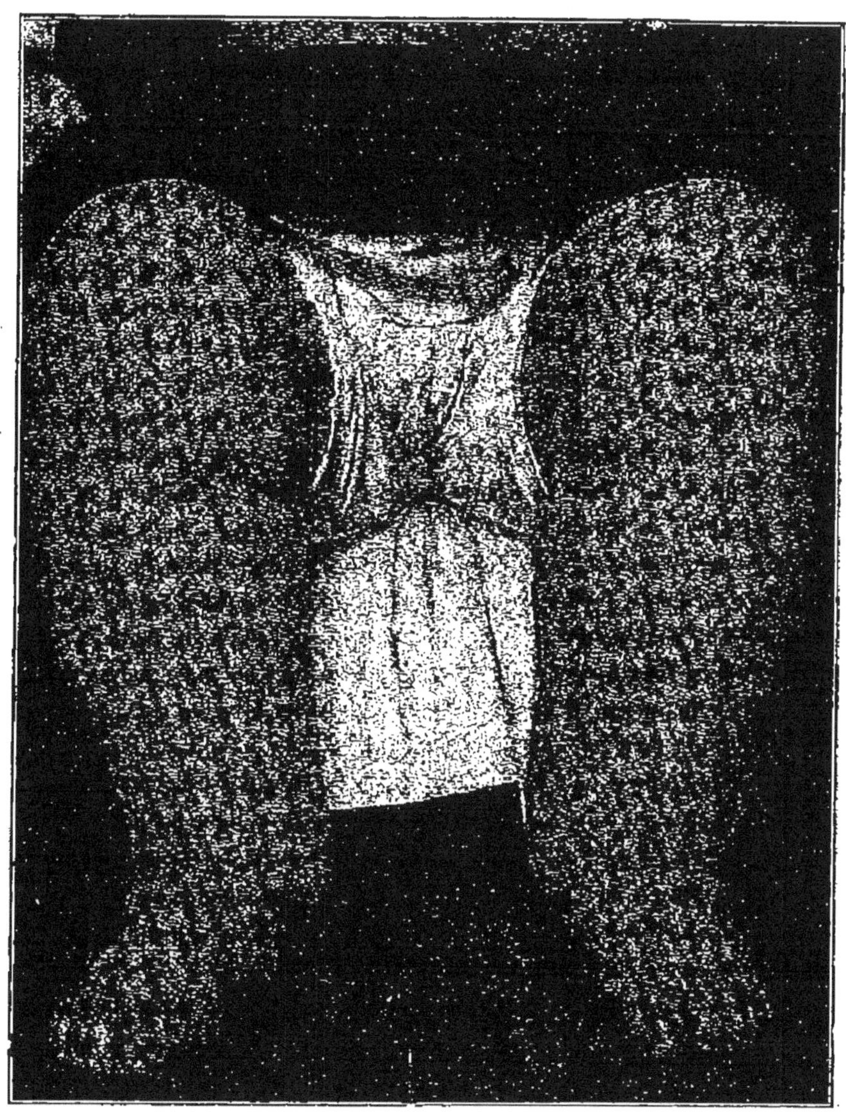

Fig. 67. — Œdème éléphantiasique des membres inférieurs.
Photographie de la même malade faite le 18 octobre 1897 après le traitement électrique.

du reste y est tendue, rose, luisante, mais sans aucune autre lésion que l'infiltration. La jambe gauche a une largeur de

57 centimètres au niveau inférieur du bourrelet, une largeur de 51 centimètres au niveau du léger relief séparant la partie œdématiée de la partie grasse ; la hauteur de la partie œdématiée est de 17 centimètres. Les dimensions correspondantes de la jambe droite sont 55, 50 et 14 centimètres.

Surtout sous la jambe gauche, on sent à la partie supérieure du creux poplité un petit bourrelet adipeux souple, à l'intérieur duquel on sent rouler comme un paquet de ficelles, ce qui paraît être des vaisseaux lymphatiques variqueux. Sur le devant de la jambe gauche également, au-dessus du relief séparant la partie œdématiée de la partie grasse, on sent quelques cordons indurés qu'on ne peut faire glisser sous la peau.

Les cuisses sont assez variqueuses, particulièrement la cuisse droite.

Il n'y a pas de ganglions dans les aines, ni dans le creux poplité. Le cœur est normal. Malgré ces énormes déformations, la marche est possible. Il n'y a qu'un léger balancement rappelant un peu la démarche du canard.

Du *15 avril* au *25 mai*, j'essaie de faire diminuer les jambes par la compression ; en même temps j'ordonne des prises quotidiennes d'iodothyrine.

Le *25 mai*, devant l'inutilité des moyens employés jusqu'à présent, je me décide à essayer la galvanisation sur une jambe seulement, la gauche.

A cet effet, je courbe, en forme de demi-cylindres, deux électrodes métalliques recouvertes de peau de chamois de 16 centimètres de large sur 26 centimètres de haut, je les applique aux deux extrémités d'un plan diamétral de la jambe, de façon à recouvrir plus de sa moitié inférieure ; je les relie au pôle négatif d'un appareil à courant constant et je place l'électrode positive de 10 centimètres de large sur 12 centimètres de long sur la nuque. Séance d'un quart d'heure, 20 milliampères ; puis compression avec une bande de toile. J'enveloppe de même la jambe droite.

Jusqu'au 10 juillet 1897, je pratique 18 galvanisations pendant dix minutes chaque fois, avec des intensités variant de 40 à 50 milliampères sur la jambe gauche ; et je me contente de comprimer la jambe droite.

Le 10 juillet, les largeurs inférieure et supérieure de la partie qui étaient le siège de l'infiltration sur la jambe gauche ont 40 et 45 centimètres. La jambe droite a comme dimensions correspondantes 54 en bas, 50 en haut ; elle a donc peu diminué, alors que la gauche diminuait beaucoup. L'effet du traitement est donc manifeste.

A partir du 10 juillet, j'électrise successivement les deux jambes de la même façon.

Du 10 juillet au 20 octobre, je pratique 28 galvanisations.

Le 20 octobre, les mensurations prises aux mêmes endroits que précédemment sont : 38 et 33 centimètres pour la jambe gauche, 40 et 34 pour la droite. Galvanisation négative, 50 milliampères à gauche, 60 milliampères à droite, un quart d'heure pour chaque membre ; compression comme de coutume.

La malade se trouve guérie, car elle peut marcher et se chausser sans difficulté ; quand les jambes sont bandées et revêtues de bas, elles ne présentent rien d'anormal chez une femme de telle corpulence. Il persiste néanmoins un léger bourrelet à la partie interne des chevilles (fig. 67) ; mais en somme le résultat est très satisfaisant, surtout quand on se rappelle que les circonférences inférieures étaient, au début, d'une longueur de 57 centimètres à gauche et de 55 centimètres à droite.

1er *février* 1901. La guérison s'est maintenue : les jambes ont à peu près les mêmes dimensions qu'en octobre 1897.

CHAPITRE VIII

MALADIES DE L'APPAREIL GÉNITO-URINAIRE DE L'HOMME

§ 1. — *Rétrécissements de l'urèthre.*

Il existe deux procédés de traitement électrique des rétrécissements de l'urèthre, le procédé de l'électrolyse linéaire et le procédé de l'électrolyse circulaire.

L'électrolyse linéaire pratiquée pour la première fois par Jardin, perfectionnée considérablement par M. Fort, est une méthode extrêmement rapide ; cinquante secondes suffisent pour sectionner le rétrécissement le plus étroit avec la lame de l'électrolyseur ; mais, c'est à mon

avis une méthode dangereuse et souvent inefficace. Les
expériences et les observations cliniques que M. Desnos a
apportées en 1899 au *Congrès pour l'avancement des
sciences tenu à Boulogne*, ne peuvent laisser de doute sur
ce point. La condamnation qu'il a prononcée me paraît définitive ; et, comme il le dit, l'électrolyse linéaire, brillante
en apparence puisqu'elle soulage instanément les malades,
est à rejeter car elle « détermine dans les tissus uréthraux

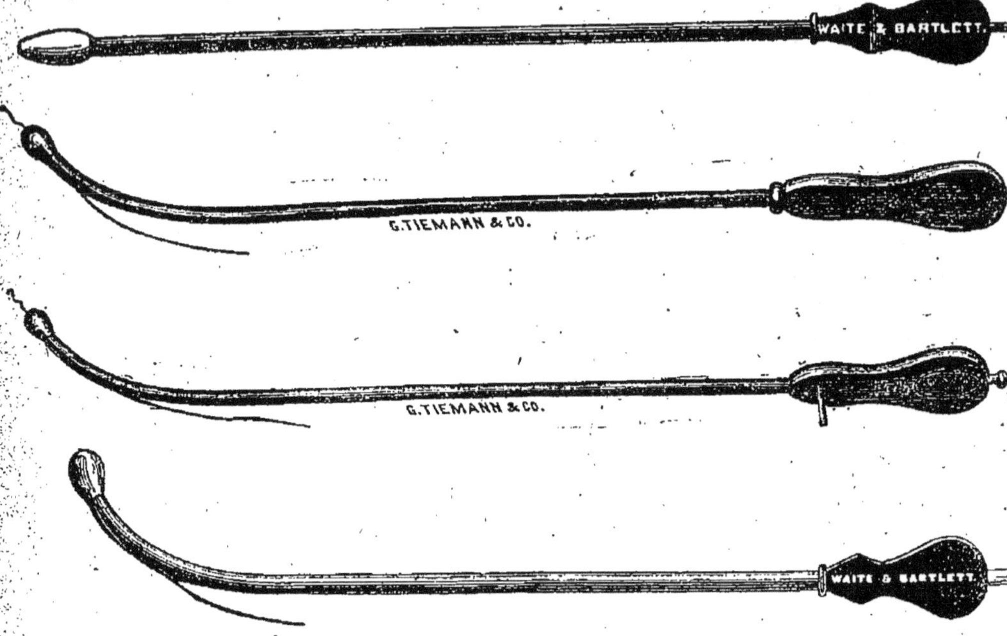

Fig. 68, — Électrodes de Newman pour l'électrolyse circulaire des
rétrécissements uréthraux.

et péri-uréthraux un travail de sclérose qui se traduit par
la production d'un véritable tissu de cicatrice dont la principale propriété est la tendance à la rétractilité ».

L'électrolyse circulaire préconisée pour la première fois
par Mallez et Tripier, perfectionnée à un très haut degré
par Newman et appliquée par lui, en un très grand nombre
de cas, est au contraire une méthode sûre et inoffensive,
mettant, en général, le malade à l'abri de toute récidive.

Pour la mettre en pratique on peut utiliser les quatre séries d'électrodes de Newman (fig. 68), la série ovalaire qui se compose de bougies isolantes recourbées, surmontées d'olives métalliques, reliées par des fils passant en leur milieu à des bornes fixées à leurs autres extrémités, série qui comprend les numéros 11, 14, 17, 18, 20, 21, 23, 25 de la filière Chairière, la série à forme de glands pour les rétrécissements qui siègent dans les quinze premiers centimètres du canal et qui comprend les numéros 15, 17, 20, 22, 25, 27 de la filière, la série comprenant les numéros 9, 11, 14, 17, 20 et 21, série dont l'olive est perforée pour recevoir un fil guide et qui doit être employée dans les rétrécissements infranchissables, et enfin la série combinée qui comprend des électrodes perforées combinées à des cathéters.

Pour les urèthres tortueux ou dans les cas de rétrécissements très courts, il est préférable de recourir à d'autres modèles, soit aux électrodes de M. Debédat et de M. Vernay dont l'olive est mi-partie ivoire, mi-partie métal, soit aux sondes souples de M. Gaillard (fig. 69), portant l'olive à quelques centimètres de l'extrémité à introduire, soit aux sondes de M. Bordier, qui ne sont, au reste, qu'une modification de celles de M. Gaillard[1].

A mon sens les meilleures électrodes sont celles de M. Gaillard : elles constituent une série complète avec laquelle l'on peut traiter tous les rétrécissements, même ceux qui paraissent les plus difficiles à franchir.

La technique doit être la suivante :

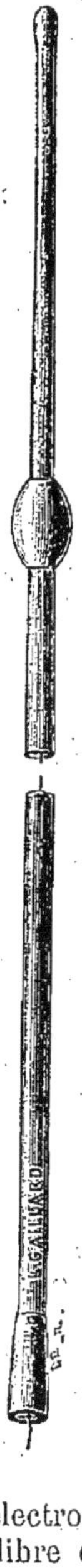

Fig. 69. — Électrode de M. Guillard pour l'électrolyse circulaire des rétrécissements uréthraux.

[1] Dans les électrodes de M. Bordier, l'olive creuse des électrodes Gaillard est remplacé par un cylindre creux de même calibre que le conducteur.

On prend d'abord à l'aide de la bougie à boule une topographie très exacte de l'urèthre; on mesure les rétrécissements et on établit le plan de l'intervention. Puis le malade est couché sur le dos; l'électrode uréthrale, choisie légèrement supérieure au diamètre du rétrécissement à franchir, est introduite jusqu'à ce qu'elle butte contre la partie rétrécie; puis elle est reliée au pôle négatif; l'électrode indifférente fixée au pôle positif est placée sur l'abdomen.

Lorsque les deux pôles sont ainsi en place, on donne le courant avec précaution, en faisant varier lentement et graduellement son intensité, jusqu'à ce que le malade éprouve une sensation de chaleur et un léger picotement (5 à 10 milliampères au maximum); l'on tient l'olive strictement appliquée contre le rétrécissement; l'on sent bientôt alors que ce dernier cède et que l'olive pénètre et que peu après elle a franchi le point rétréci. L'intensité est enfin ramenée à zéro progressivement, après qu'on a laissé l'électrode en place une vingtaine de minutes. S'il y a plusieurs rétrécissements on recommence la même technique en s'arrêtant à chaque rétrécissement. Les séances ont lieu tous les 8 ou 15 jours jusqu'à ce qu'on puisse faire passer facilement le 20 de la filière Charrière.

En différents cas particuliers il peut être nécessaire de modifier légèrement la ligne de conduite que je viens de formuler; pour bien le montrer, il me suffit de reproduire ici une partie d'une observation de MM. Vernay et Chapuis publiée dans un excellent mémoire de M. Vernay sur l'électrolyse circulaire, paru dans le numéro 1 des *Annales d'électrobiologie*, en 1901.

M. B..., soixante-huit ans, passé blennorrhagique assez chargé, souffre depuis quinze ans d'un rétrécissement de l'urèthre pour lequel il a fait un séjour prolongé à l'Antiquaille, il y a une douzaine d'années, et subi là une uréthrotomie interne qui n'a donné que des résultats très passagers et insuffisants.

Depuis plusieurs années, il existe une fistule urineuse sur le périnée, à la base de la bourse droite, à la suite d'un gros abcès urineux qui reparaît à l'état aigu dès que cette fistule se ferme, ce qui s'est produit un grand nombre de fois. L'un de nous le vit pour la première fois, le 3 septembre 1898 et assiste à la suppuration d'un abcès très volumineux...

Pendant quelques jours on fait le nécessaire pour la désinfection de l'abcès urineux à l'aide de lavages légèrement sublimés ou de permanganate à 0,50/1000, de pansements iodoformés, etc. Régime lacté, salol, purgation, caféine. Sous l'influence de ce traitement, l'état général se relève, la fièvre diminue, et le 7 septembre on peut l'amener en voiture dans le cabinet de l'un de nous pour tenter de détruire le rétrécissement par l'électrolyse. Nous faisons là de nouvelles explorations qui nous révèlent l'existence d'un rétrécissement absolument infranchissable.

Première séance, 9 septembre 1898 : devant l'impossibilité d'introduire une bougie quelconque, nous employons d'emblée l'appareil de Newman... Nous choisissons l'olive la plus petite que nous ayons en notre possession et correspondant au n° 8 de la filière Charrière, et nous l'introduisons dans l'urètre jusqu'à ce qu'elle vienne buter sur l'obstacle, comme l'ont fait les diverses bougies ordinaires qui avaient servi à l'exploration. Nous maintenons l'appareil autant que faire se peut dans l'axe du canal et nous faisons passer un courant de 10 mA sans essayer de franchir pendant huit minutes, tout en exerçant une légère pression pendant les deux dernières minutes de la séance, et l'obstacle est franchi. Le rhéostat étant ramené à 0, on fait, au retour, pendant trois minutes environ, passer un courant de même intensité.

Le 12 septembre, soit trois jours après la première séance d'électrolyse, on peut passer une sonde en gomme n° 12, puis successivement un 14 et un 16, et faire alors un lavage prolongé de la vessie avec une solution de permanganate de potasse très faible.

Même traitement les jours suivants.

L'urine s'éclaircit, perd progressivement son odeur ammoniacale, sort en partie par le méat (phénomène inobservé depuis longtemps), pour la plus grande joie du malade.

16 septembre, deuxième séance. Nous nous servons alors de la bougie électrolytique du docteur Bordier, et nous introduisons successivement les n°s 15, 17 et 19, jusqu'à ce que la bague métallique où se fait l'électrolyse soit en plein rétrécissement avec une intensité de 10 milliampères, pendant une durée de

trois à cinq minutes, suivant la résistance qu'éprouve la bague de chaque bougie à passer dans le rétrécissement.

Le lendemain de cette dernière et deuxième séance, on passe facilement une sonde en gomme n° 19. Les lavages faits pendant deux semaines amènent la désinfection parfaite de la vessie et des urines. La fistule est insignifiante. Les forces se sont relevées, le malade peut bientôt sortir et se promener tout seul.

Un an après, le résultat ne s'est pas démenti. Les urines sortent normalement par le méat. L'abcès urineux ne s'est pas reproduit.

§ 2. — *Paralysies vésicales.*

J'ai exposé le traitement des parésies ou des paralysies résultant de la neurasthénie au chapitre où j'ai traité de cette maladie. Ici il s'agit de parésies ou paralysies vésicales primitives dues, soit à une diminution de la contractilité des muscles, soit à la dégénérescence granule-graisseuse.

La faradisation, ainsi que l'a montré M. Laruelle, peut amender et guérir les premières. La technique du traitement est la suivante : une électrode reliée à l'un des pôles d'une bobine à fil fin est placée sur l'abdomen, une sonde traversée par un fil conducteur terminée par une olive métallique est introduite dans la vessie ; elle est reliée à l'autre pôle de la bobine ; l'on débute par débiter un courant donnant une faible sensation.

Le traitement est continué quotidiennement ; ses bons effets se traduisent rapidement par ce fait que la vessie se vide de plus en plus complètement par la miction volontaire.

§ 3. — *Blennorrhagie.*

M. Sudnik (de Buenos-Ayres) a signalé, en 1898, les bons effets de l'application directe des courants de haute fréquence contre la blennorrhagie (malade en dérivation sur le petit solénoïde : une plaque reliée à une de ses extrémités dans le dos ; une plaque réliée à l'autre fixée dans un

verre plein d'eau tiède dans lequel plonge la verge malade).
Plus récemment M. Doumer a repris cette étude et a
traité plusieurs blennorrhagies soit en promenant sur la
verge, le long de l'urèthre une électrode à manche de
verre reliée à la spire supérieure d'un résonateur de façon
à donner un bel effluve, soit en promenant simplement,
sur cet urèthre, un tampon d'ouate mouillée relié de même
à la spire supérieure du résonateur. Il a constaté une action
très rapide sur les phénomènes douloureux, moins rapide,
mais très marquée, sur les phénomènes inflammatoires et
l'écoulement.

Ces faits sont bien intéressants et permettent d'utiliser
les courants de haute fréquence au moins contre le symptôme douleur.

Avant de reconnaître à ces courants une valeur curative
il faudra évidemment apporter des observations avec
examens baccériologiques, et étudier s'ils ont un effet
sur les uréthrites chroniques, les seules importantes
à traiter, parce qu'elles sont si souvent rebelles.

§ 4. — *Orchites.*

L'effluvation avec une électrode reliée à la spire supérieure d'un résonateur Oudin, ou l'application directe,
des courants de haute fréquence, au dire de M. Doumer,
réussit fort bien contre les orchites aiguës.

Contre les orchites chroniques, on peut employer les
courants continus (une électrode positive moulant le testicule et une électrode négative sur l'abdomen) avec des
intensités de 15 à 20 milliampères ; on doit répéter les
séances deux à trois fois par semaine.

§ 5. — *Inflammation et hypertrophie de la prostate.*

Les prostatites aiguës, d'après M. Doumer, sont très
améliorées par des applications intra-rectales des courants de haute fréquence, pratiquées avec une technique

tout à fait identique à celle qu'il a recommandée contre la fissure sphinctéralgique ou contre les hémorroïdes.

Les prostatites chroniques, sont justiciables également de certaines interventions électriques. Une des plus efficaces est la galvanisation rythmée associée au massage, suivant la méthode de M. Hogge (de Liège) :

L'opérateur revêt son index droit d'un doigtier de caoutchouc (fig. 70) à l'extrémité duquel se trouve encastrée une mince feuille de platine, dans laquelle vient s'épanouir un faisceau de fils conducteurs et qui est recouverte de peau de chamois (fig. 71). Il relie les fils du doigtier à l'un des pôles d'une source de courant continu, place une électrode

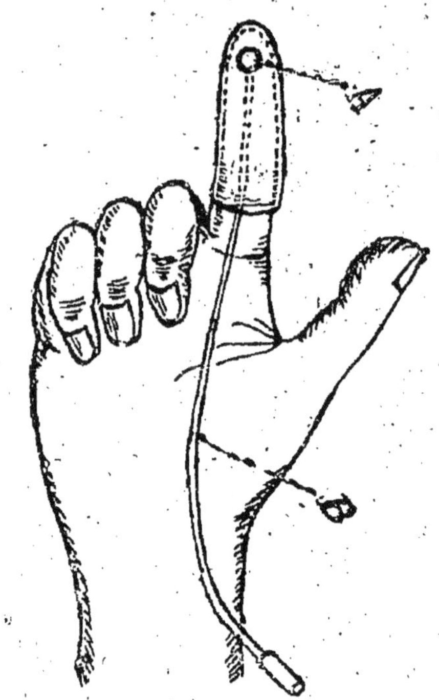

Fig. 70. — Doigtier de Hogge pour galvanisation et massage de la prostate.

reliée à l'autre pôle sur le périnée, règle les appareils de façon à avoir une série d'intermittences rythmées, introduit l'index dans le rectum jusqu'à la prostate et enfin masse les divers lobes pendant que passe un courant de 5 à 10 milliampères.

Les séances durent de cinq à dix minutes et ont lieu deux ou trois fois par semaine.

J'expérimente actuellement sur un malade, ancien blennorhagique, dont la prostate est fort congestionnée, et qui ressent de ce fait des troubles dans la miction et une pesanteur périnéale assez douloureuse, les applications de courants frankliniques induits avec massage suivant la technique suivante : j'introduis un excitateur relié à la pièce fixe de mon rhéostat dans le rectum contre la prostate, et après avoir réglé les appareils de façon à donner le courant maximum, je masse de ma main libre le périnée très profondement ; après un très petit nombre de séances, j'ai déjà obtenu une très grosse amélioration ; aussi je crois qu'on peut concevoir de légitimes espérances de cette méthode plus simple à appliquer que celle de Hogge.

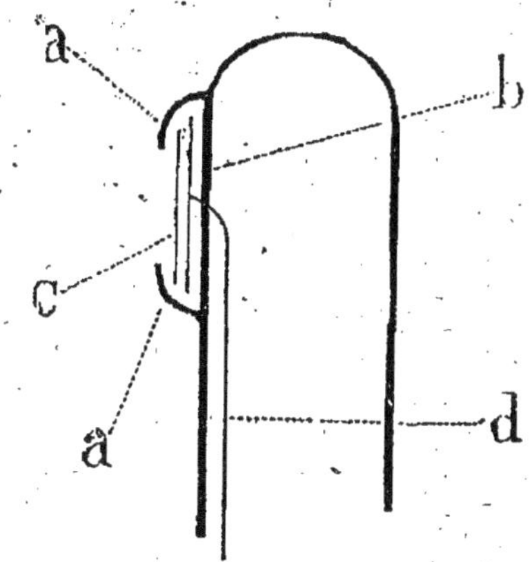

Fig. 71. — Coupe du doigtier de Hogge montrant la position de la lame de platine.

C, représente la lame de platine recouverte de peau de chamois et D, le fil conducteur.

Contre l'hypertrophie prostatique *à ses premières périodes*, la métode de Hogge ou celle que je viens de formuler peuvent être employées ; mais en général il faut y associer les applications de courants continus à l'état permanent. Une sonde de Newman reliée au pôle négatif est placée dans l'urèthre, une électrode positive est placée sur le périnée : l'intensité varie de 8 à 10 milliampères, les séances durent cinq minutes et doivent avoir lieu, au début du traitement, quotidiennement. M. Vautrin (de Nancy) en n'employant que cette application de courants continus à l'état permanent, a eu d'assez nombreux succès : quelquefois deux séances lui ont suffi pour guérir complètement des rétentions urinaires.

§ 6. — *Incontinences d'urine.*

Il ne s'agit ici que de l'incontinence nocturne ou de l'incontinence diurne essentielles de la deuxième enfance et de l'adolescence, et nullement des incontinences qui peuvent être chez l'adulte le fait de paralysies vésicales, de lésions sphinctériennes, et chez l'enfant, le fait d'une balanite, d'adhérences préputiales, etc., toutes lésions qu'on n'a qu'a guérir pour guérir l'incontinence elle-même.

Chez certains adolescents, l'incontinence tient à ce que le contrôle cérébral des centres automatiques lombaires est défectueux et disparaît quand le sommeil atteint un certain degré d'intensité : le mécanisme de la miction est resté chez eux, comme le dit M. Lewis Jones, à l'état infantile, par défaut d'éducation des centres supérieurs de contrôle. Chez d'autres, l'incontinence est causée soit par l'atonie du sphincter, soit par l'irritabilité vésicale sans aucune altération, soit par l'irritabilité de la portion membraneuse de l'urèthre ou contracture du spincter ; cette dernière étiologie quelque paradoxale qu'elle paraisse existe. « Les enfants qui la présentent, comme dit M. Sonrel, sont des névropathes, des émotifs, préoccupés tout le jour de leur fonction urinaire, interrompant à chaque instant leurs jeux et leurs travaux, ce sont des polyuriques et des poliakuriques. Cette obsession urinaire ne les quitte pas la nuit. Lorsqu'ils dorment, ils mêlent à leurs rêves l'envie d'uriner, comme ils la mêlent dans le jour à leurs jeux. »

Contre toutes ces formes d'incontinences d'urine, divers procédés électriques agissant directement sur le sphincter font merveille; le tout est de les bien appliquer.

L'un d'eux, celui du professeur Guyon, consiste à employer les courants faradiques. Une électrode de Newman, de petit diamètre, est introduite dans l'urèthre et mise en contact avec le sphincter. Cette électrode est reliée à l'un des pôles d'une bobine à gros fil; une autre électrode reliée à l'autre pôle est placée sur le pubis. L'on règle l'interrupteur de façon à avoir des interruptions très lentes; l'on débite un courant faible et l'on fait durer la séance de deux à cinq minutes; on la renouvelle tous les deux jours.

Un autre consiste à utiliser les courants frankliniques induits; formulé pour la première fois par M. Bordier, ce procédé n'est vraiment pratique que si l'on emploie mon rhéostat à courants frankliniques induits (fig. 19), car seul il permet une augmentation graduelle du courant, une mise en place de l'électrode, sans étincelles ou contacts désagréables pour l'opérateur. La technique est alors la suivante : une électrode de Newman est introduite comme dans le procédé de Guyon au contact du sphincter ; elle est reliée à la pièce mobile du rhéostat placé d'abord à la position de résistance maximum ; l'on donne à l'étincelle polaire de la machine statique une longueur moyenne de 15 à 20 centimètres et l'on rapproche peu à peu la pièce mobile de la pièce fixe du rhéostat de façon à avoir un courant supportable facilement. Les séances ont une durée de cinq à dix minutes et sont répétées tous les deux ou trois jours. Il est bon du reste de les compléter par la production d'un flux d'étincelles frankliniques induites, sur le périnée et sur les centres médullaires génito-urinaires, en remplaçant la sonde de Newman par mon électrode à fourreau muni de la boule C ou du disque à pointes E (fig. 47).

Je ne cite pas le procédé de Steavenson (application externe de courants continus) ; son emploi m'a généralement paru inefficace.

Il est difficile de déterminer actuellement lequel du procédé par les courants frankliniques induits ou du procédé par les courants faradiques est préférable ; j'ai employé les deux, le plus souvent, avec succès.

Les courants frankliniques induits ont réussi entre mes mains avec une grande rapidité sur plusieurs enfants ou adolescents que j'ai eus à traiter : avec 8 ou 10 séances, en général, la guérison a été obtenue. Il m'est arrivé, même une fois, ainsi que le montre l'observation suivante, de n'avoir besoin que de 6 séances pour atteindre le but :

Observation. — M. D..., dix-neuf ans, adressé par mon distingué confrère le Dr Sangline, vient me consulter le 13 juillet 1900 pour une incontinence nocturne d'urine qu'il désire voir disparaître, surtout parce que devant partir au régiment il a peur d'être molesté à ce sujet.

Ses parents sont fort bien portants ; son père est peut-être légèrement alcoolique.

Dans son enfance, il n'a pas eu d'autre maladie que la rougeole. Il a toujours été tranquille, peu tapageur, légèrement taciturne ; à l'école, il a été élève moyen ; il possède néanmoins une instruction suffisante. Il a été renvoyé successivement de plusieurs institutions de province, à cause de son incontinence d'urine qu'on voulut surtout corriger par des menaces ou des affronts (promenade dans la cour avec le drap sur les épaules, etc., etc.). Les railleries dont il a été l'objet de ce fait l'ont profondément affecté ; aussi est-il d'une timidité extrême, bien que depuis quatre ans, resté dans sa famille ou placé chez des parents, il n'ait plus été grondé pour son infirmité.

A l'examen, le corps est bien développé ; les organes génitaux sont plutôt gros.

Au moment où il vient me consulter il urine toutes les nuits dans son lit, et dans la journée ne peut retenir ses urines plus de deux heures.

Le 13 février, je pratique une première séance.

Le 14 février, il m'annonce qu'il n'a pas uriné au lit la nuit précédente et que de plus il a gardé son urine plus de quatre heures dans la journée. Je fais une application de courants frankliniques induits.

Le 15, le 16, je fais de nouvelles séances.

Je ne revois le malade que le 12 mars : depuis le commencement du traitement, il n'a pas uriné au lit et actuellement il urine quatre à cinq fois dans la journée au maximum ; il se considère comme guéri. Je refais néanmoins une application.

Le 30 mai, la guérison s'est complètement maintenue, et je fais une dernière application.

J'ai eu des nouvelles du jeune D..., au printemps de 1901 ; le bon résultat a entièrement persisté.

Les courants faradiques ont été utilisés tout récemment par moi sur quatre enfants de 5, 7, 8 et 9 ans dans mon service à l'hôpital Trousseau. Je n'ai eu, qu'une fois un insuccès partiel. Je crois donc qu'ils peuvent suffire à procurer la guérison, aussi bien dans l'incontinence nocturne que dans l'incontinence diurne, mais il faut bien savoir que c'est à condition *qu'en aucun cas on ne pratique la faradisation après avoir fait traverser le sphincter par l'olive*. Quelques auteurs recommandent en effet d'introduire la sonde dans la vessie et de la retirer de la quantité suffisante pour qu'elle vienne en contact avec le sphincter ; il faut bien savoir que cette technique est défectueuse ; chez les jeunes enfants j'ai toujours eu, en l'employant, des interruptions dans l'amélioration [1].

§ 7. — *Spermatorrhée*.

La spermatorrhée est tantôt le fait d'une névrose, tantôt de l'onanisme, tantôt de la constipation, tantôt de vices de conformation etc., etc.; pour la faire disparaître, il faut toujours au préalable traiter la cause originelle.

On peut en plus agir localement pour réveiller la contractilité des canaux éjaculateurs.

Un des meilleurs procédés est la galvanisation, à l'état permanent (5 à 10 milliampères) pendant cinq minutes, suivie de cinq minutes de galvanisation à intermittences rythmées ; une électrode de Newman est enfoncée jusque dans la portion prostatique de l'urèthre; elle est reliée au pôle négatif d'une source à courant continu; l'autre pôle est sur le périnée. Les séances ont lieu tous les deux jours.

Les courants de haute fréquence (électrode reliée à la spire supérieure d'un résonateur monopolaire, dans le rectum), appliqués suivant la même technique que dans le traitement des hémorrhoïdes, donnent également de bons résultats, au dire de M. Cassan.

§ 8. — *Impuissance*.

J'ai parlé de l'impuissance de la neurasthénie ; il me reste à parler ici de l'impuissance essentielle.

(1) Il faut en plus toujours employer des sondes portant l'olive à l'extrémité et jamais n'user ici des bougies de Gaillard ou de Bordier.

On peut en reconnaître avec Althaus deux sortes ; l'impuissance cérébrale, l'impuissance spinale.

L'impuissance cérébrale se montre chez des personnes d'un naturel timide et appréhensif ; elle est caractérisée par ce fait que l'érection fait défaut au moment propice, qu'il y a en quelque sorte inhibition de l'impulsion sexuelle ; c'est celle des nouveaux mariés, de tous ceux qu'une première défaillance font douter d'eux-mêmes ; c'est aussi celle de certains cérébraux absorbés par des travaux de l'esprit.

L'impuissance spinale est celle qui provient du manque de concordance dans l'action des deux centres génitaux spinaux, celui qui préside à l'érection et celui qui préside à l'éjaculation. Il y a souvent hyperexcitabilité du centre éjaculatoire, c'est-à-dire éjaculation trop rapide et parésie du centre érectile, c'est-à-dire érection incomplète ; c'est souvent celle qui résulte d'excès génitaux.

Il faut être assez réservé quand on parle du traitement de ces diverses impuissances ; pourtant il est juste de dire que de tous les traitements, seules les modalités électriques peuvent donner quelquefois une amélioration ou une guérison.

Le traitement de l'impuissance cérébrale consiste en applications générales des courants de haute fréquence (effluvation bipolaire) avec étincelles le long du rachis suivant la technique exposée plus haut, et en galvanisation de la moelle (une électrode négative sur le bulbe ou même sur le front, une autre électrode positive sur les lombes). Le courant est débité avec une intensité de 10 à 15 milliampères ; les séances ont une durée de dix minutes et sont répétées tous les deux jours.

On peut en plus à l'aide d'un appareil fort ingénieux, une pompe à effets multiples de MM. Gianoli et Lacoste (fig. 72), soumettre les bourses et la verge placées en des tubes de verre de leur forme à un *massage pneumatique*, qui produit à la fois la congestion des organes et le développement de leur musculature : ce massage, ajouté à la galvanisation, réussit surtout dans les cas où les organes génitaux sont arrêtés dans leur développement.

Contre l'impuissance spinale, il faut débuter par des flux d'étincelles sur les centres médullaires génitaux puis

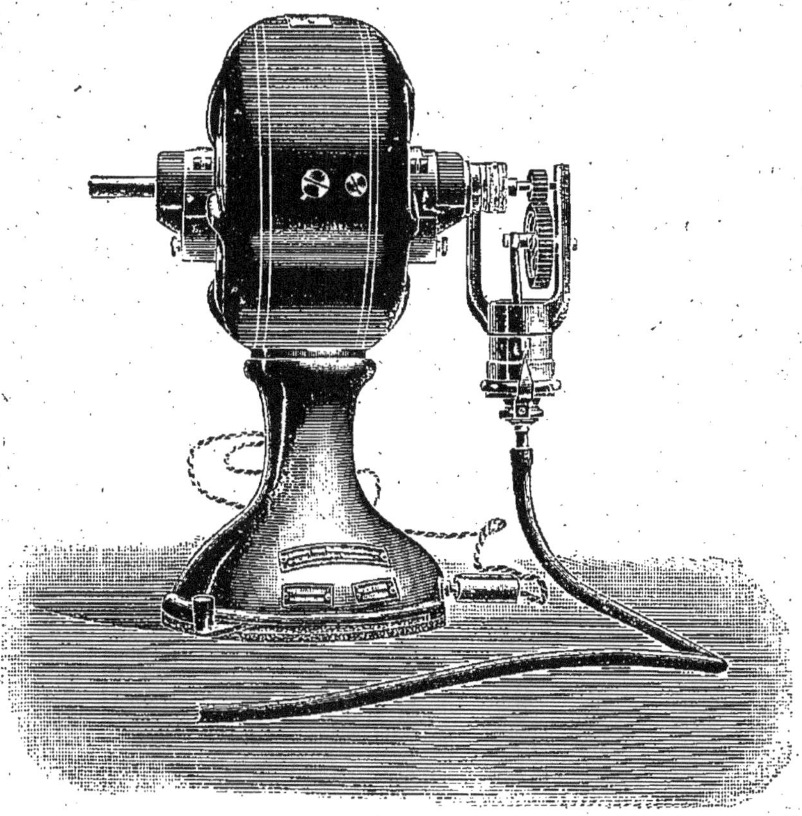

Fig. 72. — Pompe à effets multiples pour massage pneumatique.

pratiquer la galvanisation des organes. (Une grande électrode positive est placée sur les lombes, puis un tampon fixé au pôle négatif est promené sur les bourses, le périnée etc.; l'intensité est de 10 à 15 milliampères, les séances ont lieu tous les deux jours).

Il faut avouer que cette variété d'impuissance est souvent au-dessus des ressources de la thérapeutique.

CHAPITRE IX

MALADIES DES ORGANES GÉNITAUX DE LA FEMME [1]

§ 1. — *Affections de la vulve et du vagin.*

Les *folliculites*, les *furoncles*, le *molluscum contagiosum*
l'*eczéma*, les *angiomes*, les *verrues*, les *œdèmes*, le *prurit
vulvaire*, sont justiciables du traitement électrique : ce
traitement est d'ailleurs celui qui a été exposé plus haut
ou qui sera exposé plus loin au sujet de ces diverses affections, quand elles siègent en d'autres parties du corps.

Les végétations de la vulve sont justiciables des caustiques ou de l'excision ; mais elles peuvent être traitées
par l'électrolyse, comme les verrues.

VULVITES CHRONIQUES. — La vulvite est une affection
caractérisée par l'inflammation des multiples glandules
qui viennent s'ouvrir à la surface des petites lèvres et au
pourtour de l'orifice uréthral.

Quand les glandes enflammées sont en nombre limité et
font une saillie visible sur la muqueuse sous forme d'un
piqueté rougeâtre, quand l'inflammation est profonde, le
traitement le plus efficace est l'électrolyse positive intra-
folliculaire avec la technique qui sera exposée plus loin
pour le traitement de l'hypertrichose : Le point difficile
est de bien cathétériser la glandule ; on y arrive facilement
avec un peu d'exercice.

Si l'inflammation est généralisée et plus superficielle
que profonde, le traitement le meilleur est l'effluvation de
haute fréquence avec le résonateur monopolaire ou l'effluve
statique induit (séances quotidiennes cinq à dix minutes).

(1) Cette partie est traitée en détail dans mon *Guide pratique
d'électrothérapie gynécologique* (J.-B. Baillière, éditeur, 1900).

BARTHOLINITES. — Le traitement de la bartholinite fluctuante peut être celui que j'ai exposé en parlant des adénites fluctuantes.

URÉTHRITES. — Dans les uréthrites très rebelles on peut essayer l'effluvation de haute fréquence avec mon électrode à fourreau relié à la spire supérieure d'un résonateur monopolaire. La partie active est constituée par la tige B (fig. 47).

VAGINITES. — La vaginite rebelle est traitée par l'effluvation de haute fréquence ou l'effluvation statique induite ; on introduit d'abord, quand l'inflammation est intense, l'électrode à manchon de verre, sans spéculum ; puis quand l'intromission du spéculum est possible on utilise cet instrument, et on effluve successivement toutes les parois du canal.

RÉTRÉCISSEMENT DE L'URÈTHRE. — C'est une affection assez rare chez la femme ; on la traite comme on a traité cette affection chez l'homme ; on utilise les bougies ordinaires de Newman ou les bougies de Gaillard.

VAGINISME. — Le vaginisme causé par une plaie, une fissure, une imperforation de l'hymen etc., cède quand on fait disparaître la lésion déterminante.

Le vaginisme purement nerveux est défini par Cunning « un spasme qui varie de caractère, allant de la simple contraction énergique fermant l'embouchure du vagin par les muscles constricteurs du canal et quelquefois aidée par les muscles du rectum, jusqu'à celui d'une crampe sérieuse et presque tétanique, marquée par une douleur qui au premier abord, peut n'être considérée que comme un malaise, et qui se change en une intense douleur persistante associée à des sentiments de frayeur et de terreur pouvant se terminer en une sorte de défaillance d'esprit ».

La thérapeutique de choix pour le supprimer est la

faradisation employée concurremment à des sédatifs généraux, car souvent l'affection est symptomatique de l'hystérie.

La technique, qui m'a réussi tout récemment encore d'une façon absolument remarquable dans un cas fort grave est la suivante : Je place une électrode indifférente sur le ventre ; je la relie à l'un des pôles d'une bobine faradique à fil fin ; j'introduis une fine bougie métallique dans le vagin et je la relie à l'autre pôle de la bobine ; je fais passer graduellement le flux d'induction maximum que la malade peut supporter pendant une durée de 5 minutes : cette opération suffit à diminuer suffisamment le spasme pour que je puisse introduire dans la même séance une bougie un peu plus grosse ; je fais de nouveau passer le flux d'induction et ainsi de suite. Le lendemain je recommence les mêmes interventions mais en débutant, si cela est possible, immédiatement par la dernière bougie qui a été introduite la veille. Quinze jours de traitement peuvent souvent améliorer ou guérir les cas les plus graves.

2. — *Métrites cervicales.*

Les métrites exclusivement cervicales sont toujours accompagnées de lésions visibles du museau de tanche ; tantôt la muqueuse intra-cervicale étant éversée, cette lésion est l'ectropion ; tantôt la portion vaginale du col étant lésée, cette lésion constitue l'ulcération. L'ectropion est l'indice d'une infection profonde glandulaire ; l'ulcération est la marque d'une lésion encore assez superficielle ; entre l'ectropion et entre l'ulcération vraies, il y a tous les degrés intermédiaires.

Les gros cols bourgeonnants, avec ectropion, sont le plus souvent justiciables de l'intervention chirurgicale, c'est-à-dire de l'amputation ; ce n'est que dans le cas de lésions moyennes que les caustiques (entre autres le caustique Filhos recommandé par M. Richelot, les galvanoponctures, l'électrolyse intra-glandulaire (aiguille positive dans chaque orifice glandulaire visible, électrode négative abdominale) peuvent être employés successivement ou concurremment.

Les métrites cervicales avec ulcérations du col, au contraire, sont guéries très rapidement par l'effluvation frankliniques induite dans le cervix et par des flux d'étincelles frankliniques induites sur l'ulcération. J'ai décrit la technique que je suis, dans une note, à l'Académie de médecine, qui a été l'objet d'un rapport de M. Laborde le 7 juin 1898.

Je fixe au préalable la tige B sur la tige d'ébonite de mon électrode à fourreau de verre (fig. 47) ; j'amorce la machine après avoir donné à mon rhéostat la position qui correspond à l'effluve minimum. J'introduis un spéculum dans le vagin ; puis je fais pénétrer dans le col l'extrémité de la tige B de l'électrode. Je rapproche les deux pièces du rhéostat jusqu'à ce que je vois au fond du spéculum, l'effluve se dégager suffisamment autour de la tige métallique centrale et je fais durer cette application dix minutes environ. Ensuite après avoir redonné à la pièce mobile du rhéostat la position qui correspond à la résistance maximum, j'enlève la tige B qui termine l'électrode et je la remplace par le disque à pointes E. Je descends ou je monte le fourreau de verre de façon à régler la longueur de l'étincelle, et enfin j'applique l'orifice H de ce fourreau sur l'ulcération. Je rapproche la pièce mobile de la pièce fixe du rhéostat de façon à avoir un flux ininterrompu d'étincelles et je fais durer cette dernière partie de la séance dix minutes encore, en prenant bien soin de traiter successivement les diverses portions de la surface ulcérée.

A l'heure actuelle j'ai soigné douze malades par ce procédé et j'ai eu constamment des succès, même à la suite d'un petit nombre de séances.

En général, je pratique trois séances dans la première semaine du traitement, deux dans la seconde et la troisième. Il est rare que le traitement dure plus d'un mois à six semaines.

§ 3. — *Métrites totales chroniques.*

A la suite de M. Richelot, je distingue deux sortes de troubles inflammatoires de l'utérus, ceux qui sont des troubles trophiques liés à l'état nerveux, à l'arthitisme et ceux qui sont dus à l'infection. Les premiers constituent une maladie qu'on peut appeler la sclérose utérine; les seconds constituent *les vraies métrites*.

Les vraies métrites se divisent en métrites aiguës et en métrites chroniques.

Les métrites aiguës sont justiciables du repos, des injections chaudes etc., et nullement des modalités électriques qui ne pourraient qu'exacerber les phénomènes douloureux.

Les métrites chroniques peuvent être divisées en deux catégories, suivant que l'hémorragie ou la leucorrhée est le symptôme prédominant.

Le traitement de choix de la métrite hémorragique, quand elle n'est pas causée par des fongosités très considérables ou la rétention de débris placentaires, est la galvanisation intra-utérine, au moyen de tiges de métal ou de charbon fixées au pôle positif et introduites dans toute la profondeur de l'endomètre, alors que le pôle négatif est relié à une électrode indifférente placée sur l'abdomen.

Certains électrothérapeutes tiennent pour l'emploi de tiges de métal inoxydable (platine, or) ou de charbon (fig. 73) et ne craignent pas d'user d'intensités très élevées ; ils pratiquent dans toute son intégrité la technique formulée naguère par Apostoli. D'autres au contraire — dont je suis — préfèrent, avec M. Gautier, les tiges de métal attaquable et l'usage d'intensités moyennes, 50 à 60 milliampères (fig. 74). J'estime cette technique préférable, car avec elle, en outre des effets caustiques dus au passage du courant et de la décomposition électrolytique des tissus au

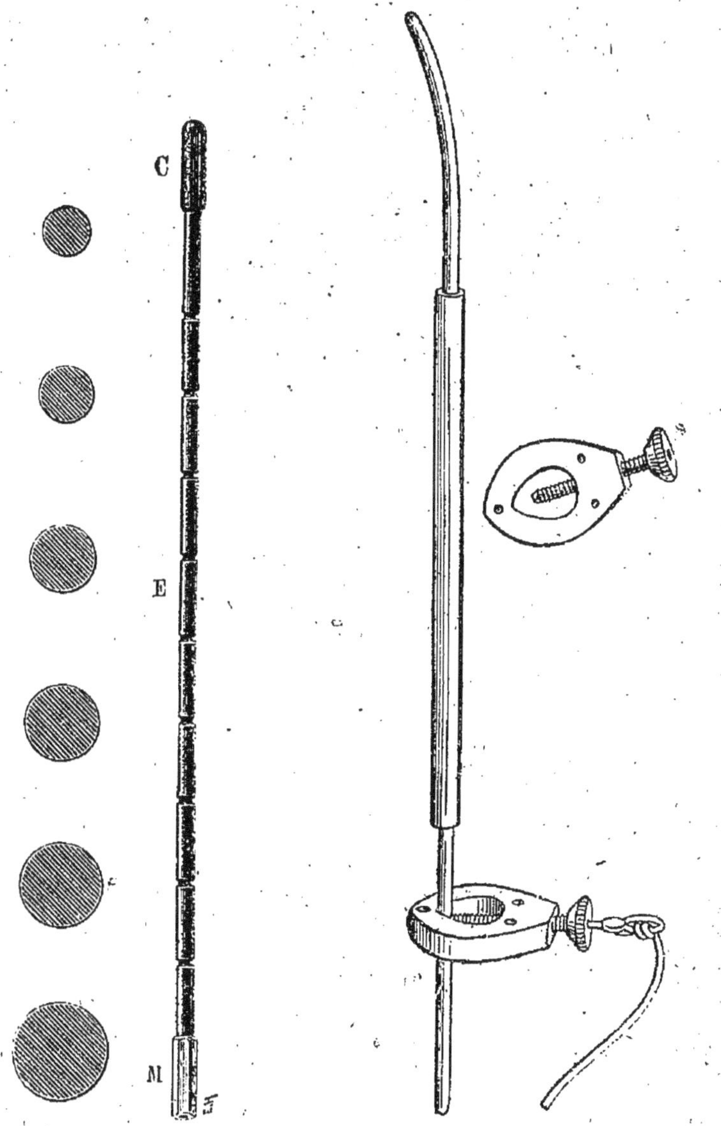

Fig. 73. — Électrode intra-utérine
de charbon de M. Apostoli. —
Coupe d'électrodes de divers
diamètres.

Fig. 74. — Électrode intra-utérine
de métal et électrodophore. (Ce
dernier instrument est représenté deux fois.)

contact de la tige métallique, il y a pénétration de l'anion métal en profondeur et par suite cautérisation des cryptes glandulaires. Théoriquement, l'on devrait se servir d'une électrode intra-utérine faite du métal dont la vitesse de pénétration est la plus considérable. Dans la pratique, ce sont les électrodes de cuivre et d'argent qui sont les plus recommandables ; j'utilise une dizaine de simples tiges de cuivre rouge, de diamètres différents auxquelles je puis donner toutes les courbures que je veux ; je puis ainsi quel que soit l'utérus à traiter, y introduire une tige qui en obstrue toute la cavité.

Ma technique est la suivante : je mets en place un spéculum convenablement asepsié ; j'introduis ensuite la tige intra-utérine avec toutes les précautions antiseptiques ; je la maintiens en place en interposant entre elle et le spéculum un tampon d'ouate ; j'y fixe un électrodophore, (fig. 74) c'est-à-dire un petit système assez ingénieux qui permet d'y adapter facilement le fil conducteur que je relie au pôle positif ; je place l'électrode indifférente sur le ventre, et je débite le courant progressivement avec une intensité de 50 à 60 milliampères pendant quinze à vingt minutes. Je termine la séance en ramenant le courant à zéro, et souvent en le faisant passer quelques minutes en sens inverse, quand je ne puis retirer l'hystéromètre retenu par une escarre adhérente. Je répète les séances deux fois la semaine.

Quand j'interviens en pleine métrorrhagie je n'hésite pas à faire des séances quotidiennes jusqu'à l'arrêt complet de la perte sanguine. A la suite de la première application, même dans les cas graves il se produit un répit de quelques heures ; à la suite de la troisième ou de la quatrième la perte est le plus souvent arrêtée.

J'ai traité à l'heure actuelle un très grand nombre de métrites hémorrhagiques et je puis dire que j'ai toujours réussi ainsi à arrêter les pertes, à empêcher leur réapparition et à maintenir les bons résultats obtenus.

Contre les métrites à leucorrhée intense, j'applique le même traitement ; mais l'expérience m'a montré qu'il fallait y adjoindre le drainage de la cavité, des cautérisations au moyen de crayons médicamenteux ou même des lavages quand il s'agit de vraies métrites purulentes. La galvanisation n'est plus alors le facteur unique de la guérison, mais un adjuvant précieux qui agit pour modifier l'irrigation utérine et pour cautériser la surface muqueuse infectée.

Quand le symptôme douleur est prédominant, on peut, pour le plus grand bien des malades, ainsi que je l'ai constaté souvent, terminer les séances électriques par des faradisations vaginales : un tampon électrode formé d'ouate mouillée enroulée autour d'une tige métallique est placé dans le Douglas ; il est relié à l'un des pôles d'une bobine à fil fin, et l'électrode indifférente est placée sur le ventre.

§ 4. — *Salpingites.*

Les salpingites catarrhales et les hémato-salpingites sont, à mon avis, les seules salpingites justiciables d'un traitement électrique prudemment appliqué, concurremment avec les soins hygiéniques, le repos et les injections chaudes.

Ce traitement consiste, d'abord, en galvanisations intra-utérines positives de très faibles intensités (15 à 20 milliampères), pratiquées pendant vingt minutes au moyen d'une électrode de cuivre, et ensuite en faradisations vaginales (courant de la bobine à fil fin) ou en applications vaginales d'ondulatoire. Les séances peuvent être répétées quotidiennement, au début du traitement : les galvanisations ont pour but d'activer la circulation, d'assurer la résolution ; les faradisations ou les applications de l'ondulatoire sinusoïdal s'adressent à l'élément douleur.

Les modalités électriques, la galvanisation en particulier ne doivent jamais être employées pour traiter les salpingites purulentes. J'ai montré en 1895 dans mon travail sur « le courant continu en gynécologie » (Shenheil, éditeur) tous les dangers que ces applications intempes-

tives présentent. Je réprouve également l'électroponc-
ture dans les grosses salpingites faisant saillie dans le
cul-de-sac; je ne vois pas bien en quoi ce procédé est
supérieur à l'incision simple et au drainage.

§ 5. — *Périmétrites.*

Les périmétrites chroniques, qui ne sont pas compliquées
de suppurations pelviennes, sont considérablement améliorées par un traitement électrique judicieusement conduit. Il n'est pas un gynécologue qui n'ait été à même
d'observer des cas, où l'utérus est comme enclavé dans le
petit bassin, où il est immobilisé par un lacis d'abdhé-
rences, où les symptômes douloureux prennent si souvent une si désolante acuité : or, en ces cas, maintes fois
des galvanisations vaginales ou intra-utérines, des applications frankliniques induites avec un tampon dans le
vagin alors que de ma main libre je massais le bas ventre
(voir p. 62) m'ont donné des améliorations équivalentes
à la guérison.

J'employais naguère des galvanisations positives intra-
utérines suivies de faradisations vaginales avec le courant
de la bobine à fil fin. Mais depuis deux ans, j'ai trouvé
plus avantageuse la technique suivante : 1° galvanisation
intra-utérine avec une électrode de cuivre recourbée de
façon à ce qu'elle pénètre facilement même dans un utérus
immobilisé en mauvaise position, et avec une électrode
indifférente, abdominale ou lombaire, selon que l'utérus est
en rétro ou antéversion ; intensité 20 milliampères ; durée
un quart d'heure environ ; 2° application de mon électrode
à fourreau de verre muni de la boule C (fig. 47) contre le
museau de tanche ; débit du courant franklinique induit
maximum ; massage pendant ce temps de tout l'abdomen
avec la main droite pendant que la main gauche maintient
l'électrode ; durée dix minutes ; séances bihebdomadaires
en général.

J'ai traité ainsi, il y a un an, une dame qui souffrait

depuis plus de dix ans ; en quatre mois de traitement j'ai réussi à faire disparaître ses souffrances et à rendre une assez grande mobilité à son utérus.

§ 6. — *Fibromes utérins.*

A propos de la conduite à tenir vis-à-vis des femmes atteintes de fibromes utérins, j'écrivais en 1895 :

« 1° Certains fibromes, n'ayant pas de symptômes gênants, ne sont justifiables d'aucune intervention ;

« 2° Les fibromes à hydrorrhée, les fibromes intra-péritonéaux, les fibromes dont les symptômes ne permettent pas la temporisation réclament l'intervention chirurgicale ;

« 3° Les fibromes interstitiels, les fibromes avec adhérences péri-utérines, les fibromes hémorragiques, les fibromes mous, surtout chez des femmes voisines de la ménopause de même que les fibromes inopérables sont justifiables du traitement électrique (galvanocaustique positive intra-utérine en général). »

Mon expérience personnelle et les nombreux travaux, qu'on n'a cessé de publier sur cette question tant discutée du traitement électrique des fibromes utérins, n'ont fait que me démontrer, à nouveau, la légitimité de ces conclusions.

Mais un point essentiel reste à préciser : ce serait une erreur considérable de croire qu'il n'y a qu'un traitement électrique des fibromes utérins : il en est au moins cinq, sans parler des décharges de condensateurs à courants continus qu'avait préconisé M. Chéron et qu'a repris M. Moutier. Ce sont, la galvanisation intra-utérine, au moyen d'une électrode positive inoxydable de charbon ou de platine avec de hautes intensités (100, 150 milliampères et plus), c'est-à-dire la méthode de M. Apostoli ; 2° la galvanisation intra-utérine au moyen d'électrodes positives attaquables et des intensités moyennes ; 3° la galvanisation positive vaginale au moyen de tampons d'ouate mouillée ; 4° la faradisation intra-utérine ou vaginale à intermittences assez rapides en utilisant une bobine secondaire de fil moyen, 5° la faradisation vaginale avec comme pôle actif un tampon d'ouate mouillée, en ne donnant au courant que des intermittences très lentes.

Une étude intéressante à faire serait l'indication exacte des cas où un de ces traitements convient plutôt que tel autre; malheureusement, la plupart des expérimentateurs insistent sur les cas heureux qu'ils ont eu avec celui qu'ils préfèrent, au lieu de mettre en lumière leurs échecs, et de tenter l'utilisation successive des diverses méthodes possibles.

Dans l'état actuel des faits pourtant, j'estime que la galvanisation intra-utérine avec une électrode de cuivre reliée au pôle positif, une électrode indifférente sur l'abdomen, des intensités de 60 à 80 milliampères, des séances bihebdomadaires de vingt minutes, constitue la méthode de choix quand l'endomètre peut être cathétérisée, et quand les phénomènes douloureux ne prédominent pas.

Quand le col est inaccessible ou quand l'hystéromètre électrique ne peut être introduit, tant l'endomètre est tortueux, il faut recourir à la galvanisation vaginale, mais ne pas craindre alors d'employer les plus fortes intensités que le malade peut supporter : Dans toute galvanisation en effet, le courant se propage, d'une électrode à l'autre, en se partageant, d'après les lois de Kirschoff, entre les divers tissus ; pour que des corps aussi résistants que le sont certains fibromes durs soient traversés par une quantité de courant appréciable, quand un des pôles n'est pas en son intérieur, il faut donc, nécessairement, qu'en le circuit extérieur l'intensité soit assez élevée. Il convient d'ajouter que dans la pratique de la galvanisation vaginale, le traitement pour être efficace doit être fait au moins tous les deux jours.

Quand le fibrome détermine surtout des irradiations douloureuses, outre les galvanisations intra-utérines ou vaginales, il faut pratiquer la faradisation intra-utérine ou vaginale, dix ou quinze minutes, chaque fois à chaque séance, suivant la technique qui a été formulée par M. Veyrier à la suite de ses expérimentations dans la clinique du professeur Bergonié à Bordeaux[1].

Quand un polype fibreux fait saillie hors du col, le mieux est de le sectionner au galvano-cautère ; mais s'il existe plusieurs polypes et si au lieu d'être pédiculés, ils ont une large base d'implantation, on peut employer contre eux la galvanisation intra-utérine à très hautes intensités en utilisant la courte électrode de charbon d'Apostoli qu'on promène successivement dans toute la longueur du canal, en faisant dans chaque position, passer le courant pendant environ cinq minutes.

Comme conclusion, il faut dire qu'on ne peut guère compter obtenir par un traitement électrique conduit ainsi que je viens de l'exposer, une disparition des tumeurs, ni même souvent une très grosse diminution.

La diminution de volume que l'on observe est le fait de la décongestion, de la mobilité plus grande de la tumeur qui sont les symptômes primordiaux de l'amélioration. En tout cas, le symptôme hémorragie est le plus souvent jugulé ; je possède une série d'observations personnelles des plus nettes qui le démontrent surabondamment.

Le traitement doit toujours être prolongé plusieurs mois, même quand l'amélioration est rapidement considérable ; il m'est arrivé dès le deuxième mois de ne plus faire qu'une séance tous les dix ou quinze jours ; mais ce sont des cas particulièrement heureux et exceptionnels.

§ 7. — *Cancers utérins.*

Un cancer utérin au début doit toujours être opéré : l'on ne peut parler de traitement électrique que pour les cas inopérables.

Deux procédés ont été recommandés à l'étranger, l'un

[1] M. Veyrier recommande la faradisation seule, mais je crois indispensable d'y associer la galvanisation.

par M. Betton Massey, l'autre par MM. Videbeck et Max Melchior ; ils ne peuvent être appliqués que sous l'anesthésie chloroformique.

M. Betton Massey introduit dans le néoplasme une longue aiguille d'or dont le bout inférieur est amalgamé ; puis il injecte au travers d'elle du mercure de façon à ce que son extrémité baigne véritablement au milieu de lui ; il la relie au pôle positif ; il place l'électrode indifférente négative sur le ventre. Il fait passer un courant, de 600 à 1000 milliampères, pendant un temps suffisant pour produire une nécrose apparente autour de l'aiguille.

M. Videbeck et Max Melchior pratiquent d'abord un grattage et ensuite procèdent à l'électrolyse dans l'intérieur de la cavité, pour porter la cautérisation au delà des points accessibles, grâce à l'action interpolaire qu'ils escomptent.

§ 8. — *Scléroses utérines.*

Dans le groupe des scléroses utérines, il faut placer avec M. Richelot les gros utérus non infectés des arthritiques, qui sont caractérisés, soit par des cols durs, scléreux, hypertrophiés, de conformation normale, sans érosion, avec un mucus clair, soit par des cavités agrandies à parois lisses ou munies de fongosités polypeuses, soit par des corps volumineux, lourds, droits ou rétrodéviés, sans qu'il y ait trace d'infection antérieure, aucun souvenir d'accidents fébriles et qui sont accompagnés de congestions fréquentes, de métrorragies ou de règles profuses et de crises névralgiques souvent très violentes.

Le traitement, outre le traitement général (douches, toniques, hautes fréquences suivant la technique que j'ai exposée en parlant du traitement de l'arthritisme), comprend toutes les pratiques qui peuvent décongestionner l'utérus ; parmi celles-ci, il faut placer les galvanisations vaginales positives, les faradisations vaginales (tampon d'ouate mouillée, relié par une tige métallique à l'un des pôles d'une bobine à gros fil, électrode indifférente abdominale, intermittences lentes). Les séances électriques preuvent avoir lieu tous les deux jours, mais il faut être très prudent dans leur exécution ; car les malades atteintes de sclérose utérine sont très sensibles, et des applications trop fortes pourraient créer des douleurs qui n'existaient pas, rendre même les malades complètement impotentes.

Quand l'hémorragie, qu'il y ait ménorragie ou métrorragie, est le symptôme principal, on peut recourir à la galvanisation positive intra-utérine et appliquer la méthode que je recommande dans le traitement des métrites hémorragiques. Mais il faut bien savoir que le *succès n'est plus ici la règle*. Il suffit pourtant qu'il puisse survenir quelquefois pour légitimer cette tentative thérapeutique.

§ 9. — *Hématocèle.*

MM. Apostoli et Doléris ont publié, en 1885, l'observation d'une malade atteinte d'hématocèle qui fut guérie par la galvanoponcture positive. Je ne crois pas cette pratique recommandable, et je préfère pour les gros hématocèles faisant saillie dans les culs-de-sacs, comme c'était le cas dans l'observation de MM. Apostoli et Doléris, l'incision, le tamponnement de la poche et le drainage, s'il y a lieu.

§ 10. — *Atrésie utérine.*

L'atrésie utérine peut être congénitale, c'est-à-dire résulter d'un arrêt de développement de l'utérus, ou être au contraire acquise, consécutive à un curettage à une opération sur le col (amputation, section de Schrœder, etc.) Elle se traduit toujours par des irrégularités menstruelles par un flux peu abondant survenant au milieu de très vives douleurs comparables à celles de l'accouchement.

Dans le premier cas, il faut avant tout instituer un traitement général (fer, toniques, ozone, etc.). Chez les femmes déflorées on peut en même temps recourir au traitement local qui est celui de l'atrésie acquise.

Ce traitement local de choix est la galvanisation négative intra-utérine au moyen d'une électrode de cuivre. Sa technique est la suivante :

Si l'orifice du col est visible, on y fait pénétrer une tige de cuivre extrêmement fine à laquelle on a donné au préalable la courbure correspondante à celle de l'utérus à soigner : on la maintient en place, en la soutenant avec un tampon d'ouate au milieu de la lumière du spéculum, de façon à ce qu'elle ne soit pas en contact avec ses parois. On la relie, au moyen de l'électrodophore, avec le pôle négatif d'une source de courant continu, et l'on place l'électrode indifférente positive sur l'abdomen. On fait passer le courant pendant dix minutes avec une intensité de 40 à 50 milliampères. On recommence la même opération, trois jours après, avec une tige plus grosse qu'il est alors assez facile d'introduire.

En général, trois à quatre séances consécutives donnent une guérison définitive, à condition de faire pendant quelques mois une séance avant l'époque présumée des règles.

Quand l'orifice du col n'est pas visible, il faut attendre pour intervenir la fin de la période menstruelle ; à ce moment le col s'est dilaté, au prix de nombreuses douleurs, pour laisser couler le flux ; et son orifice se remarque grâce à la gouttelette de sang qui s'en échappe. On y introduit une laminaire et l'on attend au lendemain pour procéder à la galvanisation.

J'ai traité deux cas d'atrésie survenus à la suite d'amputation du col et de curettage, et j'ai eu, dans les deux cas la guérison. Dans l'un des cas elle se maintient depuis plus de quatre ans.

§ 11. — *Déviations et flexions utérines.*

Il y a deux sortes de déviations ou de flexions utérines suivant que l'utérus qui en est atteint est mobile, c'est-à-dire réductible temporairement de sa position anormale à sa position normale ou qu'il est fixe, immobilisé par un lacis d'adhérences.

Les déviations ou les flexions, mobiles d'emblée, qui ne sont pas symptomatiques d'une métrite et qui ne sont accompagnées d'aucuns troubles circulatoires dans le petit bassin, ne peuvent être guéries que par l'usage des pessaires ou par l'intervention chirurgicale. Les électrothérapeutes qui attribuent, en ces cas, à la galvanisation ou à la faradisation une valeur vraiment curative, me paraissent s'être trompés. Dans ma pratique personnelle, jamais je n'ai obtenu la guérison, par un traitement électrique, de déviations mobiles caractérisées par le simple allongement des ligaments suspenseurs.

Les déviations ou flexions, en arrière ou en avant, qui résultent au contraire de la périmétrite et qui sont *adhérentes* sont grandement améliorées, souvent même guéries par des applications galvaniques, associées ou non aux applications frankliniques induites, suivant la technique que j'ai décrite en parlant des périmétrites. La seule difficulté est souvent, pour la galvanisation, l'introduction de l'électrode dans l'utérus dévié. On y réussit, en donnant une courbure convenable à la tige de cuivre et en pratiquant parfois cette introduction sans spéculum en se guidant sur le doigt introducteur. J'ai six observations de guérisons absolues, à la suite d'applications pratiquées deux fois par semaine, pendant des laps de temps variant de six semaines à quatre mois ; par contre, sur un assez grand nombre d'autres malades, j'ai eu la suppression de tous les phénomènes congestifs et douloureux, mais je n'ai pas obtenu complètement le retour de l'utérus en bonne position ; le résultat du reste est de peu d'importance : l'essentiel est d'obtenir la guérison symptomatique.

§ 12. — *Ptoses.*

Contre les ptoses au début, colpocèle, rectocèle, prolapsus, des applications vaginales du courant d'induction d'une bobine à gros fil à intermittences lentes réussissent maintes fois à redonner des forces aux parois affaiblies, surtout quand le plancher périnéal existe.

Pour la commodité des applications, on peut, comme je le fais, constituer l'électrode active par un spéculum ouvert; selon que l'on a à traiter un colpocèle ou un rectocèle on appuie sur la valve antérieure ou la valve postérieure pour avoir un contact parfait avec la paroi. Les séances doivent durer dix minutes et être répétées au moins tous les deux jours.

§ 13. — *Aménorrhée.*

L'aménorrhée est une maladie caractérisée par la suppression des règles : son traitement est général et local.

A côté du fer, de l'exercice, des bains de mer, les bains statiques méritent une place importante dans ce traitement général; en même temps qu'ils apportent la sédation des phénomènes nerveux qui compliquent si souvent l'aménorrhée, ils ont la propriété, ainsi que l'a constaté M. Doumer, d'augmenter les flux menstruels et de prolonger leur durée. On commence leur administration quotidienne, pendant quinze minutes chaque fois, vingt jours avant la date de l'apparition présumée des règles, et on les interrompt chaque mois, pendant environ sept à huit jours, pendant les jours qui suivent leur cessation. Le traitement local qui ne peut être employé, à moins d'indications spéciales, que sur des femmes déjà déflorées, consiste en galvanisations intra-utérines négatives pratiquées un ou deux jours avant l'époque présumée des règles. En général après la deuxième galvanisation de 30 à 50 milliampères, qu'on peut pratiquer à douze heures d'intervalle de la première, le sang apparaît.

§ 14. — *Dysménorrhée.*

La dysménorrhée peut être le fait d'une tumeur, d'une métrite, d'une lésion quelconque, même extrêmement banale; elle est guérie quand on fait disparaître la cause qui la détermine.

Mais il est une dysménorrhée qu'on peut qualifier d'essentielle, car elle n'est accompagnée d'aucune lésion anatomique : par le fait de la diathèse arthritique les règles sont douloureuses.

Le traitement de cette dysménorrhée est général seulement, ou général et local à la fois.

Le traitement général le plus efficace est l'effluvation bipolaire : une plaque, reliée à la spire supérieure d'un résonateur Rochefort, est placée sur les reins, une électrode effluvante réliée à la spire supérieure de l'autre résonateur est placée au devant du pubis. Les séances sont quotidiennes pendant les vingt jours qui précèdent l'époque; et elles ont vingt minutes de durée chaque fois.

J'ai traité exclusivement par cette technique, en mai dernier, une jeune fille de dix-neuf ans qui souffrait énormément à chaque époque, depuis sa puberté. Après une première série de 20 séances les règles furent presque indolores, après une deuxième série, elles furent normales, et depuis elles n'ont jamais été douloureuses bien que je ne fasse plus que de loin en loin quelques applications.

Souvent pourtant le traitement général ne suffit pas, il faut recourir à des applications locales. Selon M. Marquès, les plus actives sont des applications ondulatoires intracervicales. Je n'ai pas l'expérience de ce mode de traitement ; j'emploie dans le même but la faradisation intra-utérine (bobine à fil fin, intermittences très rapides); je pratique des séances quotidiennes de vingt minutes pendant les dix jours qui précèdent les règles; et l'on peut quelquefois les continuer même pendant la durée des règles. J'emploie le flux d'induction maximum.

§ 15. — *Névralgies pelviennes.*

Le traitement électrique des grandes névralgies pelviennes est général (effluvation avec le résonateur bipolaire) et local (faradisation intra-utérine avec le courant de tension). Il peut être associé aux calmants généraux et à l'hydrothérapie ; mais le plus souvent à lui seul, s'il est appliqué quotidiennement, il peut produire une sédation considérable des douleurs et même leur disparition. Il faut toujours y recourir avant de se décider à la castration [1].

(1) Diverses modalités électriques ont été essayées, dans l'art obstétrical, soit pour accélérer les contractions utérines, favoriser l'expulsion du fœtus, soit pour arrêter les hémorragies du post partum.

Saint-Germain, Tipjakow, Wilson, Ludlow, etc., recommandent la faradisation contre l'inertie utérine ; un des procédés les plus pratiques consiste à placer une des électrodes sur la région sacrolombaire, l'autre sur l'abdomen, à utiliser la bobine à gros fil et des intermittences lentes ; on rend inutile ainsi la pénétration d'une électrode dans le vagin et par suite on évite la possibilité de l'infection. On suspend les applications dès que l'utérus se remet à entrer en contraction de lui-même, et on les reprend dès que ces contractions s'espacent de nouveau.

Pour calmer les douleurs trop vives de la période expulsive, on peut aussi, selon MM. Kilner et Ludlow, employer la faradisation ; mais il faut donner à l'interrupteur une grande fréquence et n'utiliser qu'un courant à peine perceptible pour la paturiente.

Pour arrêter les hémorragies du post partum, on peut de même recourir à la faradisation selon M. Grand ; pour réussir il faut utiliser des intermittences lentes, et déterminer à chaque fois une contraction de l'utérus.

J'ajoute ici pour mémoire que récemment M. Bédart de Lille vient de recommander la faradisation de la glande mammaire, ou son excitation au moyen du souffle ou de l'aigrette franklinique pour rétablir la sécrétion lactée : de telles pratiques détermineraient même la sécrétion et du côté électrisé et du côté opposé. On peut dans le même but utiliser la pompe à effets multiples (fig. 72) munie d'hémisphères de verre qu'on applique sur les seins et pratiquer le massage pneumatique.

CHAPITRE X

MALADIES DE LA PEAU

§ 1. — *Hypertrichose.*

L'électrolyse intrafolliculaire est actuellement le procédé classique de destruction des poils, dits anormaux parce qu'ils ont envahi des régions où l'on n'en voit pas à l'ordinaire.

La technique opératoire que j'emploie est la suivante : la patiente — l'on a généralement à traiter des femmes présentant un développement exagéré des poils du menton, des joues ou des lèvres — est assise dans un fauteuil, la tête bien appuyée. Un cylindre de charbon recouvert de peau de chamois ou de gaze hydrophile, bien imbibée d'eau, est relié au pôle positif d'un appareil à courant constant et est placé sur ses genoux au-dessus d'une serviette. Je me place en arrière, entre elle et la source électrique ; je prends dans ma main droite une aiguille de

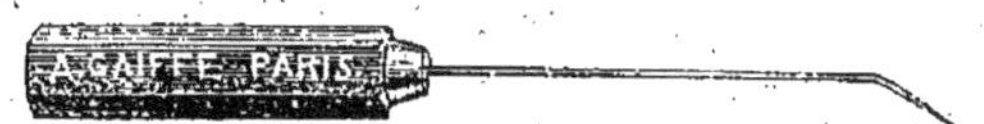

Fig. 75. — Aiguille de platine iridié pour l'électrolyse.

platine iridié, recourbé à 45° à 6 millimètres environ de sa pointe, portant, à sa partie supérieure, un cylindre à facettes (fig. 75) dans lequel vient s'emboîter le fil qui la relie au pôle négatif. Je la tiens comme une plume à écrire ; puis prenant un point d'appui sur le dossier du fauteuil ou sur la région à opérer, je l'introduis le long du follicule pileux, m'arrêtant quand je viens buter au fond du cul-de-sac glandulaire ; ceci est un point délicat, car il est indispensable de pénétrer dans la racine du poil. Pour certains duvets très légers, je m'aide d'une loupe ; mais pour les poils gros et moyens, je crois la loupe plutôt une gêne.

Puis après avoir recommandé à la patiente de saisir le cylindre, je déplace le curseur du réducteur de potentiel de façon à avoir 2, 3, 4 ou même 5 milliampères, selon la tolérance de la malade, la nature du poil et la région ou j'opère ; je laisse passer le courant pendant un temps variable, dont la longueur, du reste, est déterminée par l'expérience, 5, 10, 15 et même 20 secondes ; autour de l'aiguille il se produit un petit dégagement de mousse, quelquefois un érythème circulaire qui, devient rouge-brun quand la destruction est trop avancée. Je dis alors à la malade de lâcher le tampon progressivement ; je retire l'aiguille et j'enlève le poil avec la pince à épiler : si l'opération a été bien faite il doit venir tout seul. M. Brocq recommande de ne saisir le poil pour l'enlever que dix minutes après ; je crois que c'est une complication inutile qui ne peut que retarder une opération méthodique.

Je passe ensuite à un deuxième poil ; je le choisis un peu éloigné du premier pour ne pas avoir d'escarres confluentes, je refais les mêmes manœuvres et je continue ainsi successivement, sans modifier, il est vrai chaque fois la position du curseur du réductenr de potentiel ; ce n'est que quand je change de région, quand, après avoir électrolysé les poils du menton, j'enlève les poils des lèvres que je touche aux curseurs, car l'intensité supportable au menton ne l'est plus aux lèvres ; ou, quand après avoir enlevé des poils durs, je m'attaque à de fins duvets, car l'on conçoit que des duvets nécessitent une moins grande intensité que des gros poils : la pratique, du reste, montre mieux que toutes les explications à quel moment il faut augmenter ou diminuer cette intensité.

L'absence de porte-aiguilles, l'introduction de l'aiguille non armée (puisque la malade ne saisit le cylindre que lorsque le poil est cathétérisé) caractérisent cette manière d'opérer, qui permet d'enlever 50 à 60 poils en une séance, et qui, du reste, est fort peu douloureuse quand elle est bien appliquée, à moins qu'il y ait une hyperesthésie spéciale de la malade ; certaines régions seules, les coins de la lèvre supérieure, sa partie médiane au voisinage du nez surtout, sont particulièrement douloureuses à traiter.

Je fais des séances quotidiennes, quelquefois même biquotidiennes chez les femmes particulièrement pressées de guérir ; mais, en général, je préfère les espacer tous les deux jours pour que l'inflammation déterminée par une séance ait eu le temps de s'atténuer.

En tout cas, il faut bien savoir que la longueur de ce traitement est considérable ; quand l'on a opéré tous les poils et les duvets d'une région d'une façon correcte, il y a toujours un certain nombre de poils traités qui repoussent, parce que le bulbe a été incomplètement détruit ; il faut compter ainsi sur une récidive de 20 p. 100 au moins ; de plus il se produit toujours une véritable repousse de poils de remplacement ; quelquefois même quand on a détruit cette deuxième poussée de poils il peut s'en produire une troisième, plus rarement une quatrième [1] ; il semble bien que la destruction de gros poils favorise parfois la pousse des duvets voisins, si bien que, parfois, lorsqu'on croyait avoir encore très peu de poils à détruire l'on est tout surpris d'en voir toujours augmenter le nombre.

L'on comprend donc que M. Brocq dise que par ce procédé on n'arrive à épuiser les poils d'une figure qu'au bout de plusieurs années, qu'il faut toujours faire revenir la malade deux mois environ après qu'on a fini d'enlever tout ce qui est visible, enlever à nouveau tout ce qui a pu se développer, puis faire revenir la malade de deux mois en deux mois pour recommencer s'il y a lieu ; que pour

[1] Sur le bras et les jambes la repousse est l'exception ; sur la figure elle est la règle.

enlever une barbe entière le nombre des poils à détruire varie de 12 000 à 20 000[1] ; que quand on commence un traitement par l'électrolyse, il faut toujours aller jusqu'au bout car, si sur 5 000 poils on n'en enlève que 4 000, l'aspect n'est pas plus beau qu'au début du traitement.

Malgré ce nombre considérable de piqures, un traitement par l'électrolyse bien fait ne laisse que peu de traces : c'est une erreur néanmoins de dire *qu'il n'en laisse pas*. Si plusieurs de mes clientes, à qui j'ai enlevé plus de 10 000 poils, n'ont, pour ainsi dire pas de cicatrices et si, avec un peu de poudre de riz, leurs visages ne portent nullement la marque des opérations faites, d'autres cas sont moins heureux ; il reste alors sur la peau des dépressions cupuliformes, des stries blanchâtres, quelquefois chez les brunes même un peu de pigmentation ; ces pigmentations et ces dépressions disparaissent souvent au bout de six mois ; mais il est parfois nécessaire de les traiter par des électrolyses négatives légères.

M. Brocq s'est longuement étendu sur l'indication et les contre-indications du traitement par l'électrolyse intra-folliculaire : il conseille de ne traiter les hommes que dans les cas de folliculite, ou dans le cas de développement exagéré des poils de la face dorsale du nez ; et les femmes que dans le cas d'hypertrichose du visage accentuée ou dans les cas d'hypertrichose commençante quand, il est manifeste que ces poils ont une tendance à grossir, ou dans les cas d'hypertrichose très légère quand l'affection est une cause d'obsession pour la malade. Dans les cas de poils isolés volumineux, il déclare qu'on n'est pas autorisé à refuser la destruction mais qu'il faut prévenir

---

(1) M. Dubreuilh a montré que, parmi les poils de la deuxième couche, il y avait des poils morts fixés par la kératinisation des gaines épithéliales et que pour les reconnaître il suffit de raser ou couper cette deuxième couche ; les poils morts ne s'allongent pas ; il est donc inutile de les traiter à nouveau, il suffit de les arracher ; on gagne ainsi du temps.

les malades que tous les six mois ou tous les ans elles
auront à enlever quelques poils qui se seront développés ;
que sur les seins et la poitrine, on peut presque toujours
opérer car il n'y a pas de repullulation ; que sur les jambes
il en est de même, mais qu'en ce dernier cas il est nécessaire que la malade garde le repos sans quoi les piqûres
peuvent devenir purpuriques.

Il y aurait évidemment intérêt à substituer, au traite-
tement de l'hypertrichose par l'électrolyse intrafolliculaire, un traitement qui permette d'attaquer toute une
région en même temps.

Il y quelques années, me rappelant qu'Hertzmann avait
produit la destruction du follicule pileux, en arrachant le
poil et en injectant dans le bulle un liquide caustique,
(acide chromique ou teinture d'iode), j'avais pensé à faire
pénétrer, électrolytiquement, des cathions dans les follicules des poils préalablement arrachés.

Des expériences récentes de M. Leduc, démontrant l'introduction des ions médicamenteux dans la peau par l'intermédiaire des orifices glandulaires, sont venus montrer
toute la légitimité des essais, que j'ai rapportés à la Société
française d'électrothérapie, le 21 mars 1901, essais qui du
reste ont été couronnés de succès. Après avoir enlevé avec
la pince à épiler tous les poils de deux régions, larges
comme une pièce de cinquante centimes, sur mon avant-
bras et ma cuisse, j'ai mis en contact avec ces régions, dans
un premier essai, une solution de nitrate d'argent et dans
un second une solution d'acide chromique diluée ; j'ai fait
passer le courant en reliant ces solutions au pôle positif et
en fermant le courant par une plaque négative indifférente.
Je comptais que les cathions, argent et chrome, pénétre-
raient facilement dans les follicules pileux, mis à nu, se
combineraient au chlore ou à l'oxygène des tissus pour
former dans les bulbes des composés insolubles et que par
suite ils amèneraient la destruction des poils. Le résultat
a répondu à mon attente ; les poils n'ont pas repoussé ;

mais j'ai eu de très petites escarres superficielles. Je reprends actuellement ces recherches et j'espère pouvoir bientôt formuler une méthode pratique, inoffensive et rapide de traitement de l'hypertrichose.

A l'heure actuelle, il n'existe qu'une seule méthode rapide de traitement de l'hypertrichose, mais elle n'est exempte de dangers que si on la manie prudemment.

Cette méthode, due à MM. Schiff et Freund, consiste essentiellement à exposer la région atteinte d'hypertrichose aux rayons X, émanés d'une ampoule en fonctionnement, pendant que le primaire de la bobine est actionné par un courant de 2 ampères sous 12 volts avec seize interruptions à la secoude : on place cette ampoule à 20 ou 25 centimètres de la région à traiter et l'on protège les parties saines par un masque de plomb. Une séance préalable de courte durée est faite pour juger si le sujet n'a pas une idiosyncrasie particulière qui le rendrait très sensible à l'exposition aux rayons X ; si cette séance n'a entraîné au bout de trois semaines aucuns phénomènes inflammatoires ou douloureux, c'est l'indice que le traitement peut être employé sans danger [1].

Une douzaine de séances amènent une première chute des poils ; il y a quelquefois repousse, mais alors deux à trois séances suffisent pour les faire tomber à nouveau.

Voici deux observations de MM. Schiff et Freund ; elles peuvent servir à indiquer la marche à suivre :

(1) Schiff et Freund, cherchent à employer dans toutes leurs opérations des rayons X d'intensité identique ; ils évaluent cette intensité par la distance limite de l'ampoule à laquelle un écran fluorescent permet de voir encore les os de la main.

MALADES	RÉGIONS traitées.	DURÉE du traitement.	DISTANCE du tube en cent.	VOLTS	AMPÈRES	INTENSITÉ des rayons.	RÉACTIONS
1. Femme de 45 ans. Poils noirs et raides sur le menton et sur la lèvre supérieure.	Menton.	Du 4 au 31 janvier 1898, 17 séances de 10 minutes.	15 à 20	10 à 11 1/2	1 1/2 à 2	Moyenne 30 cent.	Au 29 janvier la plupart des poils sont devenus d'un blanc de neige. Le 30 janvier chute des poils. Le 3 février la peau est lisse, glabre, aucune trace d'érythème ni de couleur brune. Le 21 mars on constate que 20 petits poils sont repoussés.
	Menton.	21 et 22 mars 1898, 2 séances de 10 minutes.	20	11 1/2	1 1/2	Forte 60 cent.	23 mars, les poils blanchis tombent spontanément. Le 23 avril on aperçoit encore 5 poils environ.
	Menton.	23 et 24 avril 1898, 2 séances de 10 minutes.	25	11	1 1/2	Forte 60 cent.	Le 25 avril les poils tombent. A la fin de mai il n'y avait pas de récidive.
2. Femme brune de 32 ans. Poils très nombreux à la lèvre, au menton et aux joues. Peau chagrinée, cicatrice. Traitée auparavant par l'électrolyse.	Menton.	Du 14 février au 28 mars 1898, 29 séances de 10 minutes.	20	11 1/2	1 1/2	Moyenne.	21 mars, léger brunissement de la peau ; 22 mars, commencement de la chute des poils ; 28 mars, peau pâle, aucune trace d'érythème.
	Joues droite et gauche.	Du 28 mars au 6 avril, 16 séances de 10 minutes pour chaque joue.	»	»	»	»	16 avril, commencement de la chute des poils, léger brunissement ; 18 avril, la pigmentation disparait ; léger érythème de la joue gauche ; 29 avril, la peau du visage est extrêmement lisse. A la fin de mai, pas de récidive.
	Menton.	3 mai, 1 séance de 10 minutes.	»	»	»	»	Nulle part trace de récidive.

Dans leur rapport au Congrès d'électrobiologie,
MM. Schiff et Freund ont signalé que la radiothérapie
pouvait laisser de petites dépressions sur la peau, qu'elle
nécessitait au minimum dix-huit mois d'applications, mais
que dans ces dix-huit mois il n'y avait guère que le premier
traitement qui demandait un certain nombre de séances,
qu'à la suite, il suffisait de trois à quatre séances tous les
deux ou trois mois ; c'est, on le voit, de multiples avantages sur l'électrolyse intrafolliculaire.

§ 2. — Nævi.

Les nævi se divisent en deux grandes classes : les nævi
vasculaires et les nœvi pigmentaires.

Les nævi vasculaires se divisent en nævi sanguins et en
nævi lymphatiques ; j'ai parlé des nœvi sanguins saillants
érectiles, des angiomes en traitant des maladies du système
circulatoire, des lymphangiomes en traitant des maladies
du système lymphatique. Reste à parler des nævi plans.

L'électrolyse réussit admirablement contre les nævi
plans à télangectiasies visibles ; on peut employer la méthode monopolaire : on utilise alors une électrode circulaire positive, formée de doubles de gaze recouvrant une
lame métallique, et une aiguille droite, reliée au pôle négatif, qu'on enfonce dans le trajet d'un vaisseau et qu'on
laisse en place quelques secondes avec des intensités de 3 à
5 milliampères : on fait successivement la même opération sur divers vaisseaux, mais on a soin de ne pas traiter
deux vaisseaux voisins dans la même séance.

On peut aussi employer la méthode bipolaire : on prend,
comme électrode positive, une aiguille fixe placée au centre
de la tumeur et comme électrode négative une aiguille
enfoncée dans une télangectiasie. Cette méthode est même
la plus recommandable car elle est la plus rapide ; c'est
toujours elle que j'emploie en usant d'intensités très faibles : je fais en général d'abord des séances hebdoma-
daires et je les espace ensuite davantage.

Dans les grands nævi à telangiectasies visibles, on peut employer en même temps deux à trois aiguilles de chaque polarité.

Les nævi vasculaires en nappe dans lesquels on ne voit pas les vaisseaux peuvent aussi guérir par l'électrolyse bipolaire; mais la guérison n'est pas aussi certaine que dans le cas des nævi à télangiectasies visibles. J'emploie la technique que M. Brocq a formulée en ces termes :

« Je commence par enfoncer l'aiguille positive en un point du nævus, en me conformant toujours au précepte qui indique que l'on doit agir tout d'abord sur la périphérie de la lésion, puis j'introduis l'aiguille négative à une distance du point d'implantation de la positive qui varie de 3 à 8 millimètres; et, dès que la destruction des tissus est bien apparente autour de cette aiguille négative, je la retire et je l'enfonce à côté de la première escarre à une distance suffisante pour que les cercles de destruction ne soient pas tangents : je fais donc tout autour de l'aiguille positive une couronne de piqûres négatives. Puis je retire l'aiguille positive, je l'enfonce au centre d'une nouvelle zone d'action, et ainsi de suite. Je peux de la sorte agir avec des courants qui varient, suivant les régions, de 3 à 10 milliampères d'intensité sans provoquer trop de douleur, et j'évite les grandes destructions que produit l'aiguille négative quand on la laisse trop longtemps au même point. »

J'ai traité ainsi une dame qui avait une « tache de vin » s'étendant de la tempe droite, devant l'oreille, jusqu'au nez avec un résultat assez satisfaisant.

Les nævi pigmentaires peuvent être glabres ou couverts de poils. Quand ils sont couverts de poils nettement séparés, on commence par traiter ces poils par l'électrolyse intra-folliculaire suivant la technique indiquée : quand tous les poils ont été détruits si toute la surface ne s'est pas affaissée, ce qui est l'exception, on traite le nævus restant, en transfixant sa base par une ou plusieurs aiguilles parallèles à la peau et en les reliant au pôle négatif, alors que le pôle positif est sur le dos ou dans la main. Les séances sont espacées de huit jours en huit jours.

Si les poils recouvrant le nævus sont très drus et très serrés, on peut employer la radiothérapie qui est une méthode plus rapide : il faut placer l'ampoule à environ 15 centimètres de ce nævus, en suivant, pour le reste, la technique préconisée par MM. Schiff et Freund, dans le traitement de l'hypertrichose simple ; on place seulement l'ampoule un peu plus près car, en outre de la destruction des poils, on demande ici à la radiothérapie la cautérisation de la surface verruqueuse.

Les nævi pigmentaires lisses, sans poils sont traités par l'électrolyse monopolaire ou bipolaire ; ils ne sont pas toujours guéris par ce procédé, car le pigment est souvent infiltré très profondément.

§ 3. — *Couperose.*

La couperose est justiciable de l'électrolyse monopolaire ; une aiguille très fine reliée au pôle négatif est introduite le long d'un vaisseau ; le pôle positif est tenu dans la main et le courant est lancé pendant quelques secondes avec une intensité de 2 à 5 milliampères. Les vaisseaux sont attaqués successivement ; mais l'on fait attention à ne point attaquer dans la même séance des vaisseaux trop voisins pour qu'il ne se produise pas d'escarres.

M. Vasticar a préconisé récemment un autre traitement, la scarification électrolytique : il relie la lame du scarificateur de Vidal au pôle négatif d'une source de courant continu, et pendant que le malade tient à la main le pôle positif, il fait une série de scarifications sinueuses, alors que l'intensité varie de 3 à 5 milliampères. Dans les cas simples, quatre à douze séances lui ont suffi pour la guérison ; dans les cas compliqués, il a été obligé d'en pratiquer un nombre bien plus considérable.

§ 4. — *Angiokératome*.

L'angiokératome est, selon Brocq, une affection caractérisée par de petites saillies cornées dont la couleur d'apparence purpurique s'efface par la pression et qui survient surtout chez les personnes qui ont eu beaucoup d'engelures. L'électrolyse monopolaire avec une aiguille reliée au pôle négatif réussit parfaitement pour produire la guérison.

§ 5. — *Verrues*.

Je traite les verrues pédiculées par l'électrolyse monopolaire; une aiguille négative transfixe la base et le pôle positif est dans la main ou le dos. Je fais passer un courant de 7, 8 ou 10 milliampères et j'arrête la séance quand le pédicule est devenu entièrement blanc : il ne faut pas manquer de placer l'aiguille au ras du derme.

Contre les verrues sessiles, j'emploie la méthode bipolaire en transfixant la base d'implantation de la verrue avec deux aiguilles, l'une reliée au pôle positif, l'autre reliée au pôle négatif. Après la séance, la verrue noircit et finit par se détacher; s'il en reste des fragments, je les traite selon les cas par la méthode bi ou monopolaire.

§ 6. — *Kératose pilaire*.

La kératose pilaire est justiciable du même traitement que l'hypertrichose.

§ 7. — *Molluscum contagiosum*.

Le traitement du molluscum est le même que celui des verrues pédiculées; on utilise l'électrolyse monopolaire.

§ 8. — *Kéloïdes*.

Le procédé classique de traitement des kéloïdes est l'électrolyse monopolaire dont la technique a été formulée par M. Brocq. Le malade tient l'électrode positive ; l'électrode négative est une aiguille fine qu'on introduit pendant le passage du courant, car la dureté de la kéloïde ne permettrait généralement pas son introduction directe : un cran d'arrêt, placé en un point variant avec l'épaisseur à traverser et fait avec de la cire, limite son introduction.

On fait passer un courant de 5 à 6 milliampères, et on retire l'aiguille après avoir ramené le courant à zéro, dès qu'elle joue librement dans la piqûre. On fait au voisinage de nouvelles piqûres assez éloignées pour que les tissus électrolysés ne se rejoignent pas. Les séances sont espacées tous les huit jours et complétées par des enveloppements d'emplâtres de Vigo.

M. Deville a signalé les bons effets que donne une pluie d'étincelles statiques sur le tissu kéloïdien ; c'est une méthode qu'on peut également essayer.

§ 9. — *Prurits.*

Les professeurs Leloir et Doumer ont indiqué les premiers les bons effets de l'effluvation dans les prurits généralisés ou localisés ; ils ont recommandé le bain statique négatif et l'effluvation avec un balai de chiendent relié à l'autre pôle de la machine.

On peut employer, pour traiter les prurits généralisés, soit leur tchnique, soit plutôt l'effluvation franklinique induite, soit plutôt encore l'effluvation avec le résonateur bipolaire de haute fréquence.

En général, le succès vient couronner le traitement ; mais il ne faut pas oublier qu'il demande souvent quarante séances quotidiennes d'une demi-heure de durée pour le moins : c'est ainsi que, dans un cas de prurit véritablement féroce siégeant sur le dos et les reins dont était atteint un négociant de province qui était venu se faire soigner par moi, je n'ai vu d'amélioration qu'à la vingt-cinquième séance ; et que chez une dame qui m'avait été adressée par mon ami le Dr Sangline j'ai eu un insuccès, car elle renonça au traitement après un très petit nombre de séances d'effluvation franklinique induite.

Les prurits locaux limités sont très améliorés par l'effluvation, administrée au moyen de l'électrode à manchon de verre reliée à la spire supérieure d'un résonateur Oudin monopolaire, ou par l'effluvation bipolaire. Les résultats sont en général bien plus rapides que dans les prurits généralisés.

Pour le prurit anal, il est indispensable d'introduire l'électrode à manchon de verre dans l'anus, car la démangeaison est le plus souvent intra-anale.

Le prurit vulvaire se traite de même par l'introduction intra-vulvaire de l'électrode à manchon de verre ; j'ai rapporté ailleurs les cas de prurits vulvaires que j'ai traités, avec plein succès, par l'effluvation franklinique induite[1].

§ 10. — *Urticaire.*

Dans certains cas d'urticaire, selon quelques auteurs, l'effluvation statique produit les meilleurs effets.

§ 11. — *Lichens.*

Dans le groupe des lichens, le lichen simple chronique est seul justiciable d'un traitement électrique ; mais il faut dire que c'est une affection très tenace et récidivante. Le traitement peut être l'effluvation, ou plutôt l'étincelle, dans les cas d'épaississement extrême des téguments.

J'ai traité par les étincelles frankliniques induites, avec mon électrode à fourreau donnant sur la peau un flux ininterrompu de 3 à 4 millimètres d'étincelles, un malade qui m'avait été adressé par mon distingué confrère, le Dr Katz (de Pontoise) ; pendant toute la durée du traitement qui

---

(1) *Guide pratique d'électrothérapie gynécologique.* Baillière, éditeur, 1900.

a été quotidien pendant environ deux mois, le malade n'a pas eu de démangeaisons et a vu sa peau reprendre sa souplesse, et cela, malgré toutes sortes d'écart de régime qui auraient pu être d'autant plus néfastes qu'avant le traitement électrique le malade ne mangeait que des légumes et ne buvait que du lait. Malheureusement, j'ai appris depuis que ce bon état n'a pas persisté.

À l'heure actuelle, l'effluvation avec le résonateur bipolaire est le traitement le plus énergique et c'est elle qui doit être essayée, peut-être donnera-t-elle des effets plus durables.

§ 12. — *Eczémas.*

Le Dr Brocq ne reconnaît de valeur au bain statique et à l'effluvation que dans certains eczémas très prurigineux à poussées brusques et rapides, érythémateux et érythémato-vésiculeux qui s'observent chez certains arthritiques nerveux, surmenés et neurasthéniques et qui surviennent surtout à la figure et aux mains ; il lui paraît peu probable qu'ils puissent modifier les eczémas séborrhéiques vrais.

MM. Gautier et Larat ont rapporté d'autre part des cas d'eczéma généralisés traités et guéris par le bain hydro-électrique.

M. Oudin de son côté a recommandé dans les eczémas étendus l'effluvation de haute fréquence.

J'ai communiqué moi-même au congrès de Boulogne en 1899 des cas divers d'eczémas assez étendus que j'ai guéris par les flux d'étincelles frankliniques induites.

Ces diverses méthodes peuvent chacune être employées.

§ 13. — *Psoriasis.*

On a recommandé dans le psoriasis le bain statique avec soufle (Chatzki), le bain hydro-électrique sinusoïdal (Gautier et Larat), l'effluve de haute fréquence du résonateur monopolaire (Oudin). Je crois, pour ma part, que

l'effluvation intense et les étincelles obtenues avec le résonateur bipolaire, suivant la technique indiquée page 65
doivent prendre une place importante parmi les moyens à
opposer à cette très ennuyeuse affection.

Je traite ainsi, en ce moment, un notable commerçant
parisien qui m'a été adressé par mon ami le Dr Rellay ;
il était atteint de plaques psoriasiques, en très grand
nombre, sur le dos, la poitrine, et les reins et en plus
avait sur les bras deux énormes placards très infiltrés et
très croûteux qui, depuis plus de dix ans n'avaient jamais
disparu, malgré des traitements variés (acide chrysopha-
nique, huile de cade, etc.), et des saisons répétées à
Uriage, etc. Je lui fais des séances d'effluvation générale
avec le débit maximum du résonateur bipolaire, sur le dos,
la poitrine et les reins ; puis en me servant seulement
du résonateur monopolaire je tire des étincelles nourries
de toutes les plaques, particulièrement des bras. Dès la
troisième séance du traitement, le prurit qui était insup-
portable a presque entièrement disparu ; après la trei-
zième les squames ne se sont plus reproduites ; après la
vingt-huitième les bras, le dos et le ventre sont presque
entièrement guéris.

Je ne doute pas que j'aurai un succès définitif.

§ 14. — *Impétigo.*

Le professeur Doumer recommande, dans l'impétigo, le
bain statique avec souffle positif appliqué quotidiennement
pendant un quart d'heure : huit à dix séances produiraient
la guérison complète.

§ 15. — *Acnés.*

Les acnés ont toutes pour causes une lésion des glandes
sébacées. Les acnés justiciables d'un traitement électrique
sont l'acné vulgaire, l'acné comédon et l'acné hypertrophique.

L'acné vulgaire doit être traitée par les étincelles frankliniques induites obtenues avec la technique que j'ai décrite ou avec les étincelles de haute fréquence tirées au moyen d'une électrode reliée à la spire supérieure d'un résonateur Oudin, monopolaire. Une étincelle sur un bouton moyen une série d'étincelles sur un très gros bouton, déterminent sur le moment des modifications vasomotrices, l'anémie de la lésion et ensuite son dessèchement. Les séances doivent être faites tous les deux jours. Il est rare d'être obligé d'en faire plus de trois ou quatre.

L'acné comédon doit être traitée, quand il s'agit de gros comédons par l'électrolyse monopolaire, suivant la technique du traitement de l'hypertrichose.

Dans le traitement de l'acné hypertrophique du nez, l'on commence par traiter les follicules hypertrophiés ; on emploie à cet effet l'électrolyse monopolaire négative en évitant toujours de traiter deux follicules trop voisins ; puis on traite après cicatrisation (on attend le temps nécessaire), les télangiectasies, par le procédé que j'ai décrit (cathétérisme des vaisseaux, électrolyse monopolaire négative) ; finalement, on use contre l'hypertrophie du tissu fibreux de l'électrolyse comme on l'a employé dans le traitement des kéloïdes.

La règle générale de conduite, dans le traitement par ces électrolyses successives, est la patience ; il faut attendre la parfaite cicatrisation avant de traiter à nouveau une portion déjà antérieurement électrolysée.

Si cette méthode ne réussit pas on peut en avoir recours à la photothérapie : M. Leredde vient de l'appliquer dans trois cas d'acné rosée limitée et il dit avoir eu de bons résultats en employant d'abord des séances courtes.

§ 16. — *Furoncles.*

Le traitement des furoncles isolés est celui de l'acné vulgaire. Pour guérir les indurations qui persistent souvent après la poussée de plusieurs furoncles, on peut employer l'effluvation ou les étincelles.

§ 17. — *Verrues planes juvéniles.*

Les verrues planes juvéniles sont guéries par les étincelles de haute fréquence du résonateur monopolaire. Si la peau est très irritable, on débute par l'effluvation avec l'électrode à manchon de verre.

§ 18. — *Kystes sébacés.*

Le traitement de choix des kystes sébacés est le plus souvent l'excision et l'extirpation de la poche. Mais, chez les malades pusillanimes et surtout si l'on veut éviter une cicatrice, le procédé le plus pratique est l'électrolyse suivant la technique préconisée par M. Lacaille :

Une plaque reliée au pôle positif est placée autour de la tumeur, une aiguille négative non isolée est introduite en son centre et l'on débite progressivement un courant de 8 à 10 milliampères, pendant deux ou trois minutes ; on diminue progressivement l'intensité jusqu'à zéro ; on enlève l'aiguille et l'on place un pansement occlusif.

Deux ou trois jours après, on enfonce à travers la petite escarre une aiguille isolée et l'on cherche à atteindre les parois du kyste ; on débite un courant de 8 à 10 milliampères en plaçant comme dans la première séance l'électrode positive au pourtour de la petite tumeur. Trois jours après cette deuxième séance, une légère pression suffit à faire sortir la coque par le petit orifice par lequel on avait introduit les aiguilles. On applique ensuite un pansement compressif.

§ 19. — *Engelures et brûlures.*

M. Thiellée (de Rouen) et M. Doumer recommandent le bain statique et l'effluve négatif : chaque séance amènerait une sédation des douleurs et la guérison surviendrait après un nombre de séances variant de 1 à 8.

M. Forbes Ross emploie la faradisation monopolaire, dans le même but : la guérison demanderait trois ou quatre séances.

§ 20. — *Ecthyma.*

Le traitement de l'ecthyma, des plaies atones des jambes, est celui des ulcères variqueux.

§ 21. — *Lupus vulgaire.*

« Le lupus », dit le professeur Leloir, « est une des formes de la tuberculose tégumentaire, variété peu virulente (scrofulo-tuberculeuse) dont la lésion élémentaire (lupôme) est, au point de vue dermatologique, un tubercule de volume et de dispositions très variables, de couleur rouge brunâtre rappelant plus ou moins le sucre d'orge, d'une consistance molle ; évoluant en général d'une façon lente, chronique, détruisant les tissus soit par résorption interstitielle (*lupus non exedens*) soit par ulcération (*lupus exedens*), soit par sclérose (*lupus sclérosé*). »

Pendant longtemps, cette affectiou a fait le désespoir de toutes les thérapeutiques ; sauf pour les lupus limités des membres ou les tout petits lupus des joues où l'extirpation chirurgicale était et est encore le meilleur traitement, il n'existait pas de traitement vraiment efficace.

Actuellement, au contraire, quatre modalités de l'énergie électrique peuvent lui être opposées : ce sont les radiations chimiques des lampes à arc, les rayons X, les étincelles frankliniques induites et les étincelles de haute fréquence.

De ces quatre méthodes la photothérapie, surtout depuis qu'entre les mains de MM. Lortet et Genoud elle est devenue une méthode pratique et facile à appliquer, constitue le plus souvent la méthode de choix. Sa technique a été exposée plus haut (p. 67).

Mais il est quelques précautions tenant à la nature et au siège de la lésion qu'il est indispensable de ne pas négliger. On doit éviter l'application sur les régions suppurantes ; « ces régions », dit M. le Dr Bayle élève du Dr Genoud, « ne seront traitées qu'après l'arrêt des phénomènes de suppuration que l'on s'efforcera d'obtenir par les moyens convenables. De même les surfaces croûteuses ne seront soumises au traitement qu'après avoir été préalablement décapées au moyen d'un stylet aseptique, ou mieux d'applications de compresses d'eau boriquée tiède. » De plus, comme les squames gênent le passage de la lumière, on les enduira d'essence de girofle qui donne une transparence parfaite ; on fera toujours soigneusement l'asepsie de la région à traiter. Si la lésion siège sur les joues ou les lèvres, comme la compression au niveau des mâchoires peut être douloureuse, on atténuera cet inconvénient en interposant au-devant des gencives un bourrelet d'ouate ; si elle siège sur les ailes du nez, on introduira un petit tampon d'ouate dans les narines et de plus l'on protègera les yeux par un bandeau. On veillera à ce que le compresseur soit appliqué par toute sa surface sur la partie traitée, les points appliqués directement sur cette surface étant seuls soustraits à l'action des rayons calorifiques ; si la partie à traiter est plus petite que la face du compresseur ou si sa forme ne lui permet pas d'être complètement en contact avec la lentille, on découpera dans une mince feuille d'étain une ouverture de la forme et de la dimension des points soumis au traitement, on l'appliquera directement sur la face du compresseur et l'ouverture faite sera mise en son centre : on aura ainsi une zone éclairante de la grandeur exacte de la lésion.

On fait des séances tous les jours jusqu'à ce qu'on ait soumis à l'exposition tout le lupus. Après chaque séance la surface traitée est enduite de vaseline boriquée et recouvert de lint boriqué. Après un laps de temps qui varie de quatre à huit jours, les phénomènes inflammatoires qui atteignent leur summum, vingt-quatre heures après chaque séance, disparaissent et se terminent par une légère desquamation. Il faut compter 100 à 120 séances pour avoir une guérison, définitive généralement[1].

Sur les muqueuses, la méthode est plus difficile à appliquer ; selon M. Leredde, on pourra pourtant l'utiliser dans les tuberculoses de la bouche, si l'on emploie un appareil qu'il a fait construire par M. Weilein.

La radiothérapie a été appliquée par MM. Freund et Schiff et ses succès ont été confirmés par MM. de Nobele, Albers Schonberg, Kummel. Pour l'application de cette méthode il faut comme pour l'emploi de la photothérapie bien décaper les régions à traiter ; il faut de plus tâter la susceptibilité des malades et pour cela faire une séance d'essai comme on l'a fait dans le traitement de l'hypertrichose. L'ampoule pourtant doit être plus rapprochée que dans la cure de l'hypertrichose, car on cherche ici une action sclérosante.

Les deux observations suivantes de MM. Freund et Schiff montrent la marche à suivre :

(1) Au 31 décembre 1899, sur 462 lupus tuberculeux traités à l'institut Finsen, on comptait 311 guérisons et 121 malades encore en traitement et en voie d'amélioration ; 26 avaient interrompu le traitement avant la guérison complète.

Il est difficile de dire actuellement si la récidive peut survenir, puisque la photothérapie ne date que de trois ans. Jusqu'à présent pourtant on peut la croire improbable et en tout cas peu fréquente : « On ne voit *jamais*, dit Finsen les éruptions lupiques augmenter d'étendue à partir du moment où le traitement photothérapique est constitué, pourvu qu'on ait soin de commencer par les bords du placard et de diriger la lumière de façon à agir simultanément sur la peau saine en apparence qui entoure immédiatement l'éruption... Quant aux véritables récidives, je n'en ai encore jamais observé. Mais. en admettant qu'elles existent, elles ne se présenteront assurément que sous forme de taches susceptibles de disparaître avec rapidité en les soumettant à l'action des rayons chimiques. »

MALADES	RÉGIONS traitées.	DURÉE du traitement.	DISTANCE du tube en cent.	VOLTS	AMPÈRES	INTENSITÉ des rayons.	RÉACTIONS
1. Fille de 32 ans. Lupus tumidus exfoliatif de la joue gauche de la dimension d'une main d'homme.	Joue gauche.	Du 30 décembre 1897 au 4 avril 1898, 40 applications de 10 minutes.	20	11 1/2	1 1/2	Moyenne.	Du 11 février au 1er mars, réaction inflammatoire prononcée; on interrompt les expositions pendant sa durée. Fin de la réaction au commencement de mars. Nouvelle poussée inflammatoire au commencement d'avril et terminaison comme à l'observation suivante.
2. Jeune homme de 19 ans. Lupus serpigineux du cou et des deux joues datant de plusieurs années.	Joue gauche.	Du 8 janvier 1898 au 18 février, 29 séances de 10 à 25 minutes.	10 à 15	11 1/2 à 12 3/4	2 à 3	Très intense, un mètre.	8 février, érythème; 10 février, les nodulés lupiques paraissent séparés; 18 février, la peau brunit, les nodules sont d'un rouge vif, et entourés d'une auréole; 21 février, les nodules se détachent en laissant des pertes de substances à bords taillés à pic; 28 février, diminution de l'inflammation; 6 mars, la cicatrisation est complète, cicatrice blanche et glabre. Dans le voisinage, quelques noyaux lupiques bien séparés.

Les étincelles du résonateur monopolaire ont été employées par MM. Oudin et Barthelémy. Une de leurs observations les plus intéressantes est celle d'un malade de M. Oudin qui fut presque guéri, après quatre mois d'applications, alors que les scarifications et les topiques avaient complètement échoués.

Les étincelles frankliniques induites ont été appliquées par moi avec la technique que j'ai indiquée plus haut (p. 61) et m'ont donné grâce à des séances quotidiennes plusieurs fois des succès complets. La plus démonstrative de mes observations est sans contredit celle d'un malade que j'ai présenté guéri, à la Société de Médecine de Paris en février 1900, et au Congrès d'électrobiologie de Paris en août 1900. La voici très résumée :

M. S..., âgé de dix-huit ans, m'est adressé le 23 mai 1899 par mon éminent confrère, le Dr Ladreit de la Charrière : il est atteint d'un lupus tuberculeux de la fesse, en pleine phase d'accroissement, malgré les interventions les plus variées faites sans interruption depuis un an.

Cette lésion a débuté il y a sept ans ; elle consiste actuellement en une plaque ovalaire s'étendant obliquement au-dessous du pli fessier droit, de haut en bas et de dehors en dedans. Son grand diamètre est de 7 centimètres et celui qui lui est perpendiculaire en son milieu est de 2 centimètres et demi. Cette plaque est uniformément d'un rouge violacé, très foncé ; elle est lisse sur les parties latérales, où la peau saine se continue insensiblement avec les parties malades. En son milieu au contraire la peau est très rugueuse et infiltrée ; la moitié inférieure est plus malade que la partie supérieure ; dans un espace d'une grandeur d'une pièce de deux francs environ, existent des croûtes fort épaisses et de nombreux tubercules. La lésion est manifestement un lupus tuberculeux.

Je fais immédiatement une effluvation franklinique induite avec une électrode à manchon de verre, suivie d'une pluie d'étincelles avec une électrode métallique, pendant sept à huit minutes. Et depuis le 23 mai jusqu'au 1er septembre 1899, je pratique à peu près quotidiennement (sauf le dimanche) des séances analogues, en prescrivant de temps en temps, dans l'intervalle des séances, des applications d'emplâtre rouge de

Vidal, dans le seul but, d'ailleurs, de faire tomber les croûtes.

Chaque séance est suivie d'une assez vive réaction inflammatoire ; toute la lésion enfle, mais cette congestion ne persiste que quelques heures. Dès les premères séances, les croûtes ne se reproduisent qu'en bien moins grande abondance et deviennent bien moins adhérentes ; toute la surface s'affaisse et l'infiltratioh devient moins considérable. Au commencement de septembre, toute la moitié supérieure est complètement guérie ; la peau y est lisse, mince, rose plutôt que rouge, sans croûtes et sans squames ; la moitié inférieure, dans sa portion la plus interne, se recouvre encore rapidement de croûtes et on y voit quelques tubercules.

Après une interruption du traitement, de peu de jours d'ailleurs, pendant lesquels la lésion reste stationnaire, je reprends le traitement, mais en modifiant ma manière de faire ; je renonce à l'effluve pour n'employer que l'étincelle rendue très supportable, grâce à l'interposition de mon rhéostat, que je viens d'imaginer, et l'emploi de mon électrode à fourreau de verre. Je fais depuis le 24 septembre des séances à peu près quotidiennes avec cette nouvelle technique, qui est du reste la seule que je recommande actuellement.

L'amélioration fait alors des progrès beaucoup plus rapides ; et le 15 novembre, toute la surface primitivement malade est plane, lisse, sans tubercules ; il persiste seulement, à la partie inférieure et externe, une petite croûtelle grande comme un demi-pain à cacheter, et en cet endroit la peau reste très légèrement infiltrée. Je continue des séances, à peu près quotidiennes, mais je me borne à tirer des étincelles de la petite surface croûteuse, m'abstenant totalement de toute intervention sur les autres parties primitivement malades ; la croûte tombe quand le malade prend un bain, mais se reproduit avec une très grande lenteur.

Vers le 20 décembre, j'ai idée que c'est moi-même qui, répétant tous les jours un flux d'étincelles pendant dix minutes environ, détermine une inflammation suivie d'une desquamation ; j'essaie en effet, de tirer des étincelles suivant la même technique sur un endroit sain de la peau du malade : le tégument rougit fortement et desquame légèrement après la séance. Je renonce dès lors à toute intervention. Huit jours après, il n'existe plus de croûtes, la région est entièrement guérie.

Cette guérison persiste toujours le 1er août 1901 ; la peau est absolument saine à l'endroit primitivement malade.

L'on ne saurait placer la radiothérapie et le traitement par les étincelles de haute fréquence, le traitement par les étincelles frankliniques induites au même rang que la photothérapie qui a déjà donné de si nombreuses preuves de son efficacité ; mais il est important néanmoins de connaître ces méthodes ; il est probable que l'avenir déterminera dans quels cas elles sont plus particulièrement indiquées, dans quels autres il faut d'emblée recourir à la méthode de MM. Lortet et Genoud.

§ 22. — *Lupus érythémateux.*

On peut distinguer entre les lupus érythémateux, les lupus aberrants et les lupus fixes.

La guérison des premiers, selon M. Leredde, peut être obtenue pas des topiques chimiques, des scarifications ou les courants de haute fréquence. La guérison des seconds peut être due aux scarifications, aux courants de hautes fréquences ou à la photothérapie.

Jusqu'à présent pourtant, il faut le reconnaître, la photothérapie n'a pas semblé donner grands succès ; les étincelles de haute fréquence, ou les étincelles frankliniques induites suivant les techniques formulées plus haut paraissent donner de meilleurs résultats.

§ 23. — *Cancroïdes.*

A côté de l'extirpation, la radiothérapie paraît une des méthodes de traitement des plus efficaces. On l'applique de la même façon que contre le lupus.

Les observations les plus démonstratives de cette efficacité sont celles de MM. Stenbeck et Bollaan. Voici l'une d'entre elles :

M. K. O... Pas de tuberculose dans la famille. Le malade, âgé de cinquante-huit ans, est pour le reste absolument sain.

Depuis quatre ans, une pustule sur le nez qui devenait de plus en plus grande, et à laquelle se joignit une ulcération

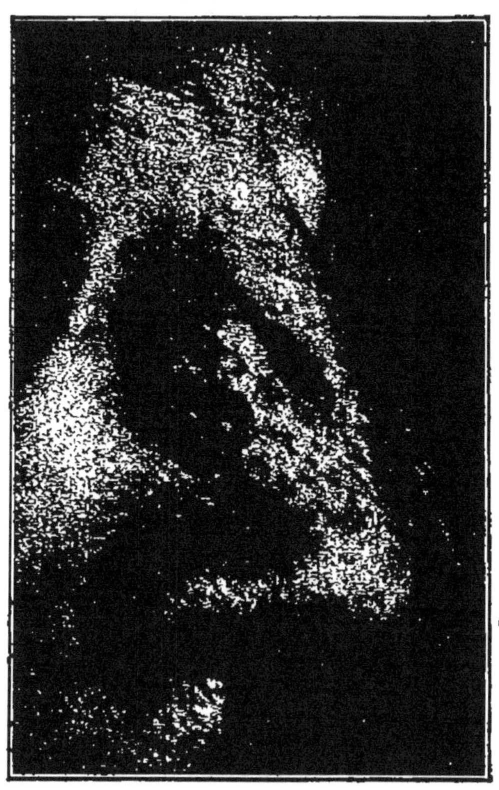

Fig. 76. — Cancroïde du nez (1re observation).

Photographie prise le 24 septembre 1900 avant l'application de la radiothérapie.

dont les bords ont un aspect perlé grisâtre. Au centre une petite tumeur élevée au-dessus du niveau de la peau.

Il n'a jamais eu la moindre douleur ni des démangeaisons. Ni l'ulcère, ni la petite tumeur n'ont jamais donné la moindre hémorragie. Pas de tuméfaction des glandes.

Commencement du traitement le 14 septembre (fig. 76). Les séances ont lieu trois fois par semaine. Durée des séances, dix minutes ; distance du tube 22 centimètres.

Déjà après la quatrième séance, on peut observer un changement; l'ulcération devient plus sèche, de même que la tumeur. Par hasard, le malade touche avec un peu de force la tumeur

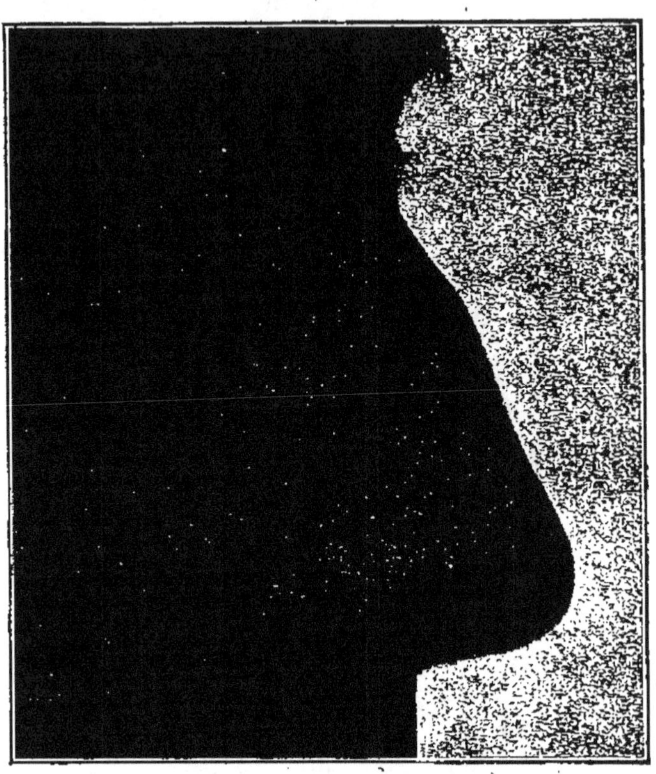

Fig. 77. — Cancroïde du nez (1ʳᵉ observation).

Photographie prise le 16 novembre 1900, le jour de la dernière application radiothérapique.

centrale qui tombe sans hémorragie et sans lui causer la moindre douleur.

Depuis lors, cicatrisation rapide. Dernière séance de traitement le 16 novembre, y compris quelques applications de haute fréquence (effluve), lesquelles j'appliquais par peur que la guérison si rapide ne causât une cicatrice déformante.

La figure 78 est une photographie prise deux mois après la guérison complète ; la figure 77 est une photographie prise le jour même du dernier traitement.

M. le Dr Van Stockum, à Rotterdam, a bien voulu se charger de l'examen microscopique d'un petit morceau excisé de la tumeur. Il n'a pas pu constater le carcinome typique, car le

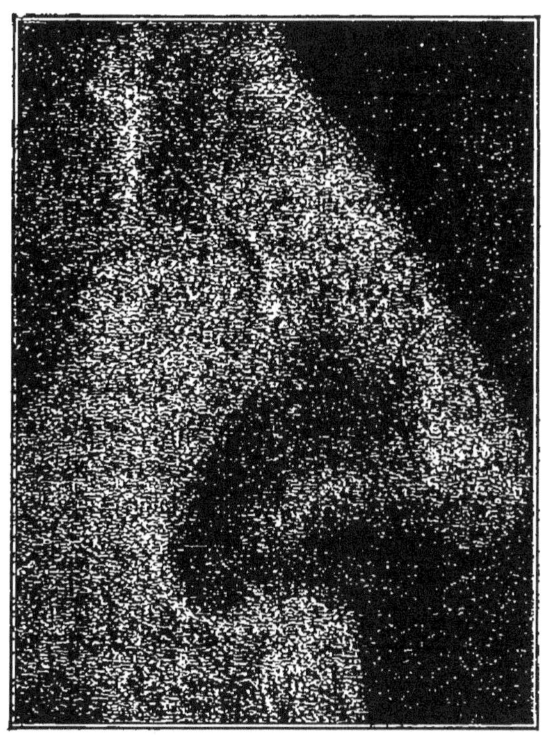

Fig. 78. — Cancroïde du nez (1re observation).

Photographie prise en janvier 1901, deux mois après la guérison complète.

petit fragment était déjà desséché. La faute commise a été l'excision faite seulement après la quatrième séance. On voit que déjà ces quelques applications avaient suffi pour changer la structure de la tumeur de telle façon que, par l'anatomie pathologique, on ne pouvait plus faire le diagnostic microscopique.

Les figures 79 et 80 montrent l'état d'une malade de soixante-douze ans de M. Thor Stenbeck, avant et après le traitement par la radiothérapie : La caractéristique de ce

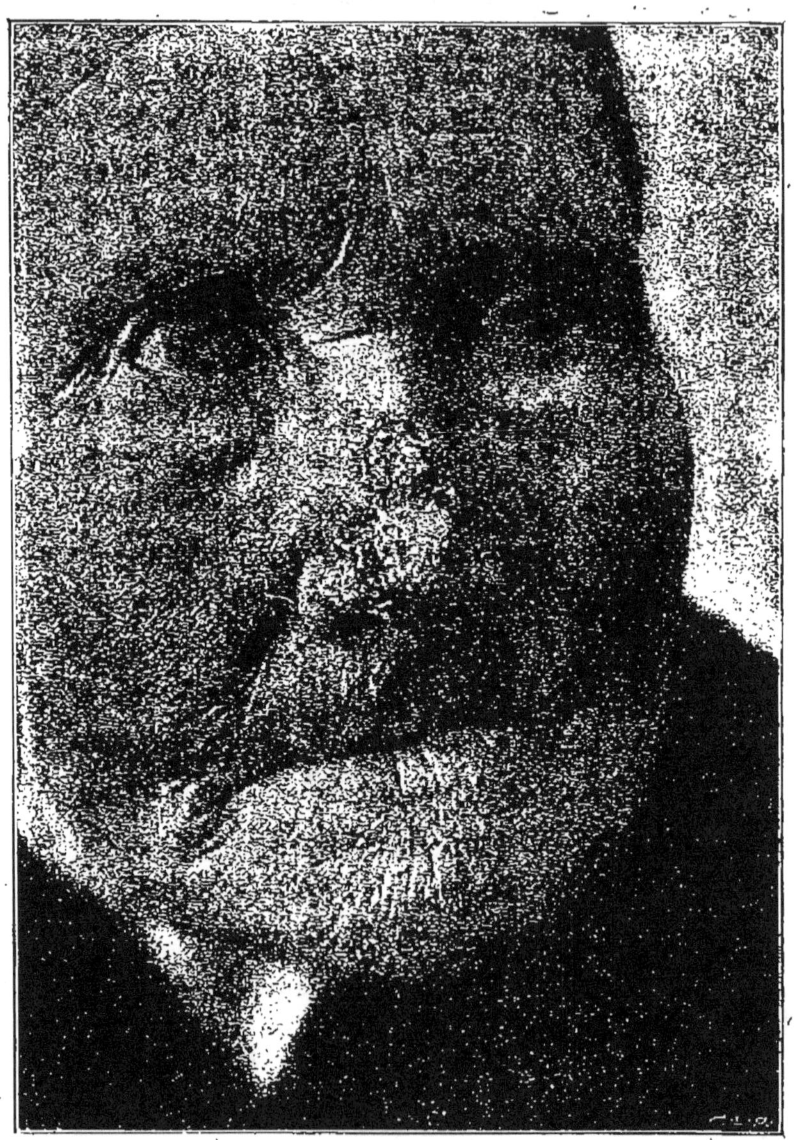

Fig. 79. — Cancroïde du nez (2ᵉ observation).
Photographie faite le 20 septembre 1899 avant l'application de la radiothérapie.

cas est que l'affection datait de neuf ans, qu'elle avait

évolué à la façon habituelle d'un ulcus rodens ordinaire

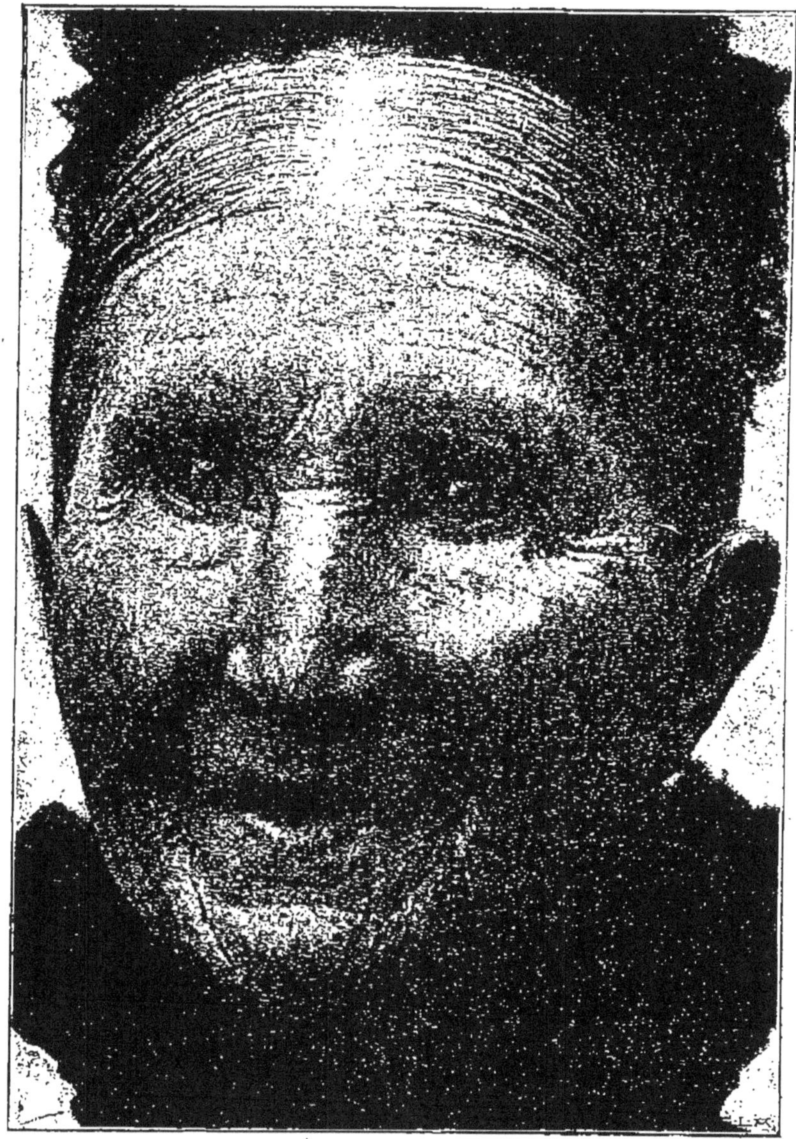

Fig. 80. — Cancroïde du nez (2º observation).
Photographie prise le 19 décembre 1899 à la fin du traitement.

et que le traitement, couronné de succès, n'a duré que trois mois.

§ 24. — *Sclérodermie.*

Le traitement de choix de la sclérodermie est l'électrolyse monopolaire pratiquée avec une aiguille reliée au pôle négatif suivant la technique que j'ai exposée pour le traitement des chéloïdes ; ce traitement est supérieur aux étincelles statiques et aux étincelles de haute fréquence et aux bains hydro-électriques.

M. Brocq insiste sur la nécessité d'employer des courants faibles, de ne pas pénétrer dans les tissus sains : pour n'y pas manquer si la plaque de sclérodermie est profonde, on pose un arrêt sur l'aiguille de façon à limiter une partie active un peu moins longue que le diamètre vertical présumé de la néoplasie ; si elle est peu infiltrée, on introduit au contraire l'aiguille recourbée parallèlement à la peau.

M. Brocq signale que l'électrolyse ne paraît pas agir par son action destructive, que, quand il y a plusieurs plaques, les plaques non traitées rétrocèdent et guérissent, en même temps que la plaque traitée.

En général, deux ou trois séances suffisent à enrayer la maladie.

§ 25. — *Pelade.*

Le traitement de la pelade comprend nombre de pratiques curatives et prophylactiques qui sont essentielles : les modalités électriques ne peuvent compter que comme adjuvant du traitement.

On a proposé la faradisation au pinceau, la galvanisation de la plaque ; mais ces pratiques ne semblent pas activer la guérison.

Les étincelles frankliniques avec bains statiques, les étincelles frankliniques induites ou les étincelles de haute fréquence du résonateur monopolaire, appliquées pendant un temps suffisant pour déterminer l'érythème de la plaque péladique, ont un effet très net et agissent ; à

la fois, comme agents de révulsion et comme agents antiseptiques.

Le Dʳ Bordier croit même à une très grande, rapidité
d'action des étincelles de haute fréquence ; il a publié
récemment quatre cas dans lesquels très peu de séances
ont amené la repousse des poils. Je n'ai jamais observé
une aussi rapide amélioration J'ai soigné, cette année,
trois cas, en reliant mon électrode à fourreau muni de
disque à pointes à la spire supérieure du résonateur monopolaire, réglé de façon à donner, des étincelles supportables, et j'ai eu trois succès ; mais il m'a toujours fallu au
moins deux mois de traitement, à raison de deux séances
par semaine.

§ 26. — *Favus.*

MM. Schiff et Freund ont publié des observations de
favus qu'ils ont guéri par des séances de radiothérapie
dont le nombre varie de sept à treize. M. Kaposi ne croit
pas que cette méthode puisse donner des résultats durables ; la question a besoin d'être étudiée.

§ 27. — *Sycosis.*

MM. Schiff et Freund ont traité par la radiothérapie des
malades atteints de sycosis ; les poils tombent après une
dizaine de séances et le processus inflammatoire ne se
reproduit plus, disent-ils, quand après la chute des poils
la lésion est traitée par des topiques.

M. Leredde de son côté prétend que la photothérapie dans
les cas étendus et chroniques peut donner des résultats.

M. Boisseau du Rocher a employé l'électrolyse positive
avec une aiguille d'argent : il a publié une observation de
sycosis grave que vingt-cinq séances, espacées en quatre
mois de temps, ont guéri radicalement (le pôle positif était
tantôt composé d'une aiguille, tantôt de plusieurs réunies
à un fil unique).

§ 28. — *Folliculites.*

Les folliculites doivent être traités par l'électrolyse monopolaire négative, comme l'hypertrichose.

§ 29. — *Alopécie.*

M. Gessner recommande, comme traitement de l'alopécie, le savonnage et les frictions à la pommade à la chrysarobine associés à la faradisation au pinceau.

§ 30. — *Chancrelles.*

M. Coignet (de Lyon) recommande dans la chancrelle l'effluvation ou l'étincelle de haute fréquence du résonateur monopolaire.

CHAPITRE XI

MALADIES DES ORGANES DES SENS ET DE LA VOIX

PREMIÈRE SECTION. — MALADIES DU NEZ

§ 1. — *Polypes nasopharyngiens.*

Les polypes nasopharyngiens sont généralement justiciables de la chirurgie; mais il en est de tellement étendus et de tellement envahissants que leur ablation nécessiterait des dégâts bien trop considérables, et pourrait provoquer des hémorragies trop abondantes; il est donc indiqué alors de les traiter par l'électrolyse, monopolaire ou bipolaire, suivant la même technique que celle qui a été employée pour les angiomes. Il est parfois nécessaire d'employer des aiguilles coudées quand le pédicule ou la base d'implantation est très difficilement accessible; il faut en tout cas toujours faire porter l'ectrolyse autant que possible sur ces points d'implantation.

L'électrolyse ne doit souvent être employée qu'après une première intervention chirurgicale, telle que l'incision simple du voile du palais et de la portion horizontale de l'os palatin qui sert à donner du jour; il en a été ainsi dans une observation de MM. Bergonié et Moure rapportée par M. Normand (*Archiv. d'élec. méd.*, 1893, p. 93).

§ 2. — *Ozène*

Préconisée par M. Gautier, appliquée un grand nombre de fois par M. Cheval, l'électrolyse interstitielle a définitivement acquis droit de cité pour combattre l'ozène : elle agit, probablement comme le croient MM. Gougenheim et Lombard, non pas tant comme agent antiseptique que comme modificateur de la nutrition.

Le manuel opératoire de ces derniers expérimentateurs est le suivant :

Le malade est couché. On procède à un nettoyage des fosses nasales, à l'enlèvement des croûtes. On met un tampon imbibé de solution de chlorhydrate de cocaïne au $\frac{1}{5}$ ou au $\frac{1}{10}$ au contact du cornet moyen et on le laisse cinq minutes en place. On introduit une aiguille de cuivre pur de 1 millimètre de diamètre, pas très pointue dans le cornet moyen. Pour éviter toute fausse route, « il faut avoir soin au moment de l'introduction dans le cornet moyen de faire baisser légèrement la tête du malade, tout en relevant autant que possible l'extrémité de l'aiguille qui recevra le fil conducteur. En d'autres termes, on ne doit jamais enfoncer l'aiguille de bas en haut mais bien dans une direction presque horizontale, tout au moins en essayant de suivre le bord inférieur du cornet moyen. Ce temps est délicat. C'est, en somme, la manœuvre difficile de l'opération. On peut la rendre plus aisée en opérant de la façon suivante : le spéculum étant mis en place, l'aiguille est enfoncée de quelques millimètres dans le cornet (tête ou bord inférieur). On abandonne le spéculum et l'on relève avec le pouce de la main gauche, le lobule du nez, de manière à présenter en avant l'orifice de la narine. On achève en ce moment d'enfoncer l'aiguille. Cette dernière ne doit pas pénétrer au delà de 2 centimètres et demi chez l'enfant, 3 à 4 centimètres chez l'adulte ». (Gougenheim et Lombard.)

On introduit une autre aiguille d'acier soit dans le cornet inférieur soit dans une crète de la cloison du même côté. L'aiguille de cuivre est reliée au pôle positif, l'aiguille d'acier au pôle négatif de la source à courant continu. En augmentant l'intensité progressivement, soit avec un rhéostat, soit avec un réducteur de potentiel, on débite, pendant une dizaine de minutes, un courant de 10 à 15 milliampères ; à la fin de la séance après retour à zéro, l'on fait une inversion dans le sens du courant pour pouvoir facilement détacher les aiguilles. Les séances peuvent avoir lieu tous les huit jours ; une séance produit quelquefois la guérison ; parfois il est nécessaire d'en faire sept ou huit.

L'application de cette méthode détermine parfois du vertige, des névralgies dentaires ou orbitaires ; mais ces accidents disparaissent généralement très rapidement, et sont peu inquiétants. Les accidents au contraire qui résultent d'une mauvaise introduction des aiguilles, d'un arrêt brusque du courant peuvent être plus ennuyeux ; mais il appartient à l'habileté de l'opérateur de les éviter.

§ 3. — *Déviations et éperons de la cloison du nez.*

Les déviations et éperons de la cloison du nez peuvent être enlevés chirurgicalement ; mais l'électrolyse est susceptible de produire le même résultat, sans effusion de sang, tout aussi rapidement d'ailleurs. L'électrolyse monopolaire a été recommandée par M. Miot et M. Garel ;

depuis les travaux de M. Bergonié et Moure, il est indiscutable qu'il faut lui préférer l'électrolyse bipolaire ; à cause de la moins grande dispersion des lignes de flux, on peut mieux, avec cette dernière méthode, localiser l'action et on ne risque plus, en général, de perforer la cloison comme cela est arrivé à divers expérimentateurs.

La technique est la suivante : Deux aiguilles d'acier, dont le diamètre peut varier de 0,5 mm. à 1,5 mm., sont introduites parallèlement dans la partie saillante à une distance qui est variable selon les cas. Elles sont reliées aux deux pôles d'une source de courant continu. Grâce à un rhéostat ou à un réducteur de potentiel, l'intensité est progressivement amenée à 20 ou 25 milliampères. La durée de la séance est de dix à douze minutes. Une seule séance est souvent suffisante pour déterminer la guérison.

§ 4. — *Anosmie.*

Il ne s'agit ici que du traitement de l'anosmie essentielle, celle qui ne tient pas à des lésions de la muqueuse olfactive.

La galvanisation pratiquée, ainsi que le recommande M. Luc, peut souvent réussir ; un tampon électrode est appliqué à la racine du nez ; une autre électrode métallique recouverte d'ouate mouillée est introduite dans une fosse nasale et enfoncée le plus haut possible. On fait passer *sans secousses* un courant de 3 milliampères pendant dix minutes. Les séances ont lieu tous les deux jours.

On peut également essayer la faradisation, les étincelles frankliniques à la racine du nez. Au dire de M. Collet, ces moyens réussissent surtout dans l'anosmie hystérique.

2e Section. — MALADIES DES OREILLES

§ 1. — *Bourdonnements d'oreilles.*

Pour diminuer ou guérir les bourdonnements d'oreilles, survenant sans lésions anatomiques concomittantes,

M. Lewis Jones recommande la galvanisation pratiquée ainsi. Deux tampons de 2 centimètres de surface environ chacun sont placés en avant du tragus ; ils sont reliés en quantité au pôle positif ; une électrode négative indifférente est appliquée en arrière du cou ; l'intensité est élevée progressivement sans secousses jusqu'à 8 ou 10 milliampères. Une telle application détermine en général la diminution des bruits ; pourtant pour certains malades, il est préférable de placer la cathode au-devant des tragus. Quand, après un essai, en plaçant tantôt l'anode, tantôt la cathode au-devant du tragus on n'obtient pas d'amélioration, le pronostic est défavorable et il ne faut pas persister dans l'essai de thérapie électrique.

Il est à noter que la méthode de M. Lewis Jones est une modification que celle de Erb avait déjà recommandée longtemps auparavant.

§ 2. — *Surdité.*

Selon Newman, la galvanisation pratiquée ainsi que je viens de l'exposer, ou en plaçant les électrodes dans le conduit auditif, peut réussir à guérir des surdités réputées incurables.

3ᵉ SECTION. — MALADIES DU LARYNX

§ 1. — *Paralysies du larynx.*

Le traitement des paralysies du larynx est en général externe ; il est constitué par l'emploi de la faradisation (bobine à gros fil, interruptions lentes). Un pôle est tenu dans la main ; un excitateur formé de deux tampons étroits placés de part et d'autre du larynx est relié à l'autre pôle.

Dans la paralysie des muscles thyro-aryténoïdiens, des crico-aryténoïdiens latéraux et des muscles aryténoïdiens il faut placer d'après M. Gougenheim au moyen du laryngoscope dans le larynx même, un des pôles. Les séances doivent être très courtes, deux à trois minutes tous les deux jours.

§ 2. — *Aphonie nerveuse.*

L'aphonie nerveuse cède généralement au bain statique accompagné de flux d'étincelles sur la région du cou correspondant au larynx. Les séances ont une durée de cinq à dix minutes et ont lieu tous les deux jours.

§ 3. — *Fatigue de la voix.*

Dans les cas de fatigue, et même chez les chanteurs pour augmenter simplement le volume de la voix, il y a lieu d'administrer ainsi que le recommande M. Moutier, le bain statique avec balai ozoneur mis en face de la bouche entr'ouverte.

Les séances doivent avoir lieu quotidiennement ou trois fois la semaine ; il suffit d'une dizaine pour obtenir l'effet désiré.

4ᵉ Section. — MALADIES DES YEUX

§ 1. — *Trichiasis.*

Le trichiasis doit être traité par l'électrolyse des bulbes pileux du rebord ciliaire ; la technique est absolument la même que dans le traitement de l'hypertrichose.

§ 2. — *Entropion.*

M. Cirera Celse (de Barcelone) a proposé et appliqué un traitement électrique qui me paraît être rationnel et qui en tout cas lui a donné plusieurs succès : ce traitement consiste à introduire horizontalement, dans les paupières, une aiguille en acier reliée au pôle positif à 1, ou 2 ou 3 millimètres du rebord libre et à faire passer un courant galvanique continu de 5 à 8 milliampères, pen-

dant quatre à cinq minutes, alors que le pôle négatif est
tenu à la main ; cette opération détermine un trajet tubu-
laire dans l'intérieur de la paupière. Si après quinze jours,
la rectification de la paupière ne s'est pas produite grâce
au travail cicatriciel, il y a lieu de recommencer une
séance.

§ 3. — *Obstruction des conduits lacrymaux.*

Dans le cas de lésions légères, M. Tripier recommande
la faradisation bioculaire (un excitateur relié à l'un des
pôles dans le coin de chaque œil) ou le bain statique avec
souffle qui amène toujours un soulagement en moins de
deux séances.

Pour les cas plus graves, où il y a véritablement rétrécissement des voies lacrymales, l'électrolyse appliquée au
moyen d'une sonde de Bowman recouverte de vernis isolant sur toute sa longueur sauf en son extrémité, réussit
d'une façon plus durable que le simple cathétérisme. Cette
sonde est introduite de façon que la partie métallique
dénudée vienne en contact avec le rétrécissement et elle
est reliée au pôle négatif ; le pôle positif est dans la main.
L'intensité, selon M. Lagrange, ne doit pas dépasser 5 à
8 milliampères. Les séances doivent être assez espacées et
ne pas avoir une durée de plus de deux à trois minutes.

§ 4. — *Flocons du corps vitré.*

D'après M. Chevallereau, il y a lieu d'essayer pendant
un mois les courants continus chez certains malades
atteints de flocons du corps vitré.

La technique est la suivante : une électrode reliée au
pôle positif de la source est placée sous l'apophyse mastoïde correspondant à l'œil malade ; une électrode ellip-
tique dont les diamètres ont 4 et 3 centimètres, reliée au
pôle négatif, est placée sur l'œil. L'on débite ensuite,
vingt minutes durant, un courant de 2 à 3 milliampères ;
les séances ont lieu tous les jours.

§ 5. — *Hémorragies du corps vitré.*

Les courants continus, appliqués comme dans le cas précédent, donnent quelquefois de bons résultats.

§ 6. — *Corps étrangers du vitré.*

Les corps, tels que le fer ou l'acier, sont extraits à l'aide de l'électro-aimant. Il est préférable de se servir de petits électro-aimants que de très gros appareils qui peuvent désorganiser l'œil.

§ 7. — *Atrophie de la papille.*

Dans l'atrophie de la papille, indépendamment des autres procédés de traitement, on emploie les courants continus. L'électrode positive est placée sur l'œil malade; l'électrode négative sur la nuque. On fait passer un courant de 5 milliampères pendant vingt à vingt-cinq minutes. On répète la même intervention tous les jours.

§ 8. — *Glaucomes chroniques.*

Gillet de Grammont a publié naguère des observations de glaucomes chroniques guéris par des applications de courants continus avec des intensités faibles : le pôle positif était placé au voisinage ou sur l'œil malade, le pôle négatif au cou ou dans la main ; les séances avaient lieu trois fois par semaine.

M. Allard, en 1899, a rapporté dix observations de malades qu'il a améliorés par un procédé différent. La technique qu'il emploie est la suivante : une électrode positive est appliquée, au cou, le long du sympathique cervical ; l'électrode négative est dans le dos ; l'intensité 15 à 20 milliampères.

Cette dernière méthode peut être employée concurremment au traitement médical, avant de recourir au traitement chirurgical.

§ 9. — *Paralysies des muscles moteurs de l'œil.*

Dans les paralysies des muscles des yeux en plus du traitement général qui s'attaque à la cause, il y a souvent lieu d'instituer un traitement local.

Les courants continus doivent tenir une place parmi les divers moyens de traitements locaux. Leur mode d'application est le même que celui que j'ai indiqué dans leur emploi contre les troubles du vitré.

TABLE DES MATIÈRES

PREMIÈRE PARTIE

LES MOYENS D'ACTION DE L'ÉLECTROTHÉRAPIE

CHAPITRE PREMIER. — L'instrumentation de l'électrothérapie.

§ 1. — *Définition de l'électrothérapie* 1

§ 2. — *Courant galvanique.* 3
  Appareils producteurs 3
  Appareils graduateurs 6
  Appareils interrupteurs 10
  Appareils de mesure 12

§ 3. — *Courants faradiques.* 12
  Appareils producteurs 12
  Appareils graduateurs 14
  Appareils de mesure 15

§ 4. — *Courants galvano-faradiques* 15
  Appareils producteurs 15
  Appareils graduateurs 16

§ 5. — *Courants alternatifs sinusoïdaux* 16
  Appareils producteurs 16
  Appareils graduateurs 20
  Appareils de mesure 20

§ 6. — *Courants ondulatoires* 21
  Appareils producteurs 21

§ 7. — *Courants frankliniques.* 22
  Appareils producteurs 22
  Appareils graduateurs 22
  Appareils de mesure 23

§ 8. — *Courants frankliniques induits* 24
Appareils producteurs 24
Appareils graduateurs 26

§ 9. — *Courants alternatifs de haute fréquence* 27
Appareils producteurs 27
Appareils graduateurs 33
Appareils de mesure 34

§ 10. — *Ozone* 34
Appareils producteurs 34
Dosage de l'ozone 37

§ 11. — *Rayons X* 38
Appareils producteurs 38
Appareils de mesure 40
Appareils graduateurs 40

§ 12. — *Radiations calorifiques et lumineuses* 40
Appareils producteurs 40
Appareils de mesure 43

§ 13. — *Radiations chimiques* 43
Appareils producteurs 43
Mesure 47

§ 14. — *Aimants et électro-aimants* 48

CHAPITRE II. — **Les divers procédés d'application des modalités de l'énergie électrique.**

§ 1. — *Courant galvanique* 48
Constitution du circuit 48
Électrodes. Manière de les combiner 49
Technique des applications 53

§ 2. — *Courants faradiques* 53
Constitution du circuit 53
Applications locales et générales 53
Technique des applications 54

§ 3. — *Courants galvano-faradiques* 54
Constitution du circuit 54

§ 4. — *Courants alternatifs sinusoïdaux* 55
Constitution du circuit 55
Applications locales et générales 55
Technique des applications 56

§ 5. — *Courants ondulatoires* 56

§ 6. — *Applications frankliniques* 56

Divers modes de constitution du circuit   56
Technique des applications   61

§ 7. — *Courants frankliniques induits*   61
Constitution du circuit. 1   61
Technique des applications.   62

§ 8. — *Courants alternatifs de haute fréquence.*   63
Applications sans résonateur   63
Applications avec un résonateur   64
Applications avec le résonateur bipolaire   65
Technique des diverses applications   65

§ 9. — *Ozone*   65
Technique des applications   65

§ 10. — *Rayons X*   66
Technique des applications.   66

§ 11. — *Radiations calorifiques*   66
Technique des applications   66

§ 12. — *Radiations chimiques*   67
Technique des applications.   67

DEUXIÈME PARTIE

EFFETS ET INDICATIONS DES MODALITÉS DE L'ÉNERGIE ÉLECTRIQUE

§ 1. — *Courant galvanique*   70
Distribution du courant dans l'organisme   70
État permanent; état variable.   72
Transport des ions.   72
Effets polaires   74
Effets interpolaires   75
Effets électrotoniques   76
Effets sur la nutrition   76
Effets vasomoteurs   77
Effets sensitifs.   77
Effets de l'état variable sur les nerfs moteurs et les mus-
    cles striés sains   77
Effets de l'état variable sur les nerfs moteurs et les mus-
    cles striés dans divers états pathologiques   80
Effets de l'état variable sur les nerfs de la sensibilité. .   84
Indications thérapeutiques.   85

§ 2. — *Courants faradiques* 88
Effets physiologiques. 88
Effets sur les muscles striés et les nerfs moteurs dans
    divers états pathologiques. 90
Indications thérapeutiques 91

§ 3. — *Courants galvano-faradiques* 92
Effets physiologiques 92
Indications thérapeutiques 92

§ 4. — *Courants alternatifs sinusoïdaux* 92
Effets physiologiques. 92
Indications thérapeutiques. 93

§ 5. — *Courants ondulatoires* 93
Effets physiologiques. 93
Indications thérapeutiques 93

§ 6. — *Courants frankliniques* 94
Effets des bains statiques 94
Effets du souffle électrique. 94
Effets des étincelles immédiates et médiates 94
Indications thérapeutiques. . , ... 95

§ 7. — *Courants frankliniques induits* 95
Effets physiologiques. 95
Indications thérapeutiques 97

§ 8. — *Courants alternatifs de haute fréquence*. . . . 97
Effets des applications générales. 98
Effets des applications locales. 99
Indications thérapeutiques 100

§ 9. — *Ozone*. 101
Effets physiologiques 101
Indications thérapeutiques. 102

§ 10. — *Rayons X*. 102
Effets physiologiques. 102
Indications thérapeutiques 104

§ 11. — *Radiations calorifiques et lumineuses*. 104
Effets physiologiques. 104
Indications thérapeutiques 105

§ 12. — *Radiations chimiques*. 105
Effets physiologiques 105
Indications thérapeutiques 106

§ 13. — *Aimants* 106

TROISIÈME PARTIE

LES APPLICATIONS AU DIAGNOSTIC DES MODALITÉS DE L'ÉNERGIE ÉLECTRIQUE

CHAPITRE PREMIER. — Électro-diagnostic basé sur les réponses anormales des muscles et des nerfs moteurs aux excitations par les diverses modalités de l'énergie électrique.

§ 1. — *Les divers syndromes pathologiques donnés par l'exploration électrique*. 107

§ 2. — *Détermination des points moteurs* 115

§ 3. — *Technique des recherches d'électro-diagnostic* 127

§ 4. — *Interprétation de l'électro-diagnostic*. 133

CHAPITRE II. — Électro-diagnostic basé sur les réactions anormales des nerfs de la sensibilité aux excitations par les diverses modalités de l'énergie électrique. 134

CHAPITRE III. — Électro-diagnostic basé sur les réponses des nerfs sensoriels aux excitations par les diverses modalités de l'énergie électrique.

§ 1. — *Vision* 135

§ 2. — *Audition* 136

§ 3. — *Gustation. Odorat*. 138

CHAPITRE IV. — Électro-diagnostic basé sur les réactions de l'utérus aux applications galvanique et faradique . 139

CHAPITRE V. — Électro-diagnostic basé sur les variations de la résistance électrique du corps humain.

§ 1. — *Technique des mesures de résistance du corps humain*. 140

§ 2. — *Variations de la résistance dans divers états pathologiques* 145

QUATRIÈME PARTIE
APPLICATIONS THÉRAPEUTIQUES DES MODALITÉS DE L'ÉNERGIE ÉLECTRIQUE

CHAPITRE PREMIER. — Maladies de la nutrition.

§ 1. — *Diathèse arthritique*. 147
§ 2. — *Goutte* 149
§ 3. — *Rhumatisme chronique* 150
§ 4. — *Diabète*. 151
§ 5. — *Obésité* 152
§ 6. — *Rachitisme*. 153
§ 7. — *Troubles de la croissance*. 155
§ 8. — *Anémie*. 155

CHAPITRE II. — Maladies du système nerveux.

PREMIÈRE SECTION. — NÉVROSES. 156
§ 1. — *Hystérie*. 156
§ 2. — *Neurasthénie*. 158
§ 3. — *Épilepsie* 164
§ 4. — *Paralysie agitante* 165
§ 5. — *Migraines* 165
§ 6. — *Anémie cérébrale. Vieillesse prématurée* 165
§ 7. — *Maladie de Basedow* 166
§ 8. — *Chorée de Sydenham*. 168
§ 9. — *Asphyxie locale des extrémités* 169
§ 10. — *Erythromélalgie* 169
§ 11. — *Myoclonies* 170
§ 12. — *Crampes fonctionnelles* 170
§ 13. — *Crampes passagères*. 171

DEUXIÈME SECTION. — MALADIES DU SYSTÈME NERVEUX CENTRAL . . . 171
§ 1. — *Hémiplégie cérébrale*. 171
§ 2. — *Hémiplégie cérébrale infantile*. 173

§ 3. — *Paralysie labio-glosso-laryngée* 174

§ 4. — *Maladie de Little*. 175

§ 5. — *Maladie de Friedreich* 175

§ 6. — *Ataxie locomotrice* 176

§ 7. — *Poliomyélite chronique essentielle* 178

§ 8. — *Paralysie spinale aiguë de l'adulte*. 179

§ 9. — *Paralysie spinale infantile*. 180

TROISIÈME SECTION. — NÉVRITES PARÉSIQUES ET PARALYTIQUES. . . 186

§ 1. — *Névrites de causes internes*. 187

§ 2. — *Névrites de causes externes*. 189

A. Paralysie du nerf facial. 190

B. Paralysie du plexus brachial 192

C. Paralysie du radial 194

D. Autres paralysies. 195

QUATRIÈME SECTION. — NÉVRITES NÉVRALGIQUES ET NÉVRALGIES
ESSENTIELLES. 195

A. Névralgie du trijumeau. 196

B. Névralgies du plexus brachial 199

C. Névralgies intercostales 201

D. Névralgies du testicule 201

E. Névralgies ovariennes 202

F. Névralgies sciatiques. 202

CHAPITRE III. — **Maladies du système musculaire et articulaire.**

§ 1. — *Myopathie primitive progressive* 204

§ 2. — *Maladie de Thomsen* 205

§ 3. — *Atrophies musculaires abarticulaires* 206

§ 4. — *Lumbago* 207

§ 5. — *Pieds-bots congénitaux*. 207

§ 6. — *Pied plat valgus douloureux*. 208

§ 7. — *Pied creux*. 209

§ 8. — *Entorse* 210

§ 9. — *Hydarthrose*. 210

§ 10. — *Rhumatisme articulaire* 210

§ 11. — *Arthrite fongueuse*. 211

§ 12. — *Ankyloses* 212

Chapitre IV. — Maladies de l'appareil digestif.

§ 1. — *Paralysie du voile du palais.* 213

§ 2. — *Rétrécissement de l'œsophage.* 214

§ 3. — *Dyspepsies* 215

§ 4. — *Vomissements incoercibles.* 219

§ 5. — *Occlusion intestinale* 221

§ 6. — *Constipation. Paresse intestinale* 223

§ 7. — *Péritonite chronique tuberculeuse.* 225

§ 8. — *Fissure anale.* 225

Chapitre V. — Maladies de l'appareil respiratoire.

§ 1. — *Asthme nerveux* 226

§ 2. — *Coqueluche.* 227

§ 3. — *Tuberculose pulmonaire* 227

§ 4. — *Pleurésie* 230

Chapitre VII. — Maladies de l'appareil circulatoire.

§ 1. — *Affections cardiaques.* 230

§ 2. — *Anévrysmes* 231

§ 3. — *Phlébites* 232

§ 4. — *Angiomes caverneux.* 233

§ 5. — *Goitres.* 336

§ 6. — *Hémorrhoïdes.* 237

§ 7. — *Ulcères variqueux* 239

Chapitre VII. — Maladies de l'appareil lymphatique.

§ 1. — *Lymphangiomes* 240

§ 2. — *Macroglossie.* 240

§ 3. — *Adénites chroniques* 241

§ 4. — *Œdèmes éléphantiasiques.* 241

Chapitre VIII. — Maladies de l'appareil génito-urinaire de l'homme.

§ 1. — *Rétrécissements de l'urètre* 247

§ 2. — *Paralysies vésicales* 225

§ 3. — *Blennorrhagie* 252
§ 4. — *Orchites* 253
§ 5. — *Inflammation et hypertrophie de la prostate* 253
§ 6. — *Incontinences d'urine* 255
§ 7. — *Spermatorrhée* 259
§ 8. — *Impuissance* 259

CHAPITRE IX. — Maladies des organes génitaux de la femme.

§ 1. — *Affections de la vulve et du vagin* 262
   Vulvites chroniques 262
   Bartholinites 263
   Uréthrites 263
   Vaginites 263
   Vaginisme 263
§ 2. — *Métrites cervicales* 264
§ 3. — *Métrites totales chroniques* 266
§ 4. — *Salpingites* 269
§ 5. — *Périmétrites* 270
§ 6. — *Fibromes utérins* 271
§ 7. — *Cancers utérins* 273
§ 8. — *Scléroses utérines* 274
§ 9. — *Hématocèle* 275
§ 10. — *Atrésie utérine* 275
§ 11. — *Déviations et flexions utérines* 276
§ 12. — *Ptoses* 277
§ 13. — *Aménorrhée* 278
§ 14. — *Dysménorrhée* 278
§ 15. — *Névralgies velviennes* 280

CHAPITRE X. — Maladies de la peau.

§ 1. — *Hypertrichose* 281
§ 2. — *Nævi* 288
§ 3. — *Couperose* 290
§ 4. — *Angiokératomes* 291
§ 5. — *Verrues* 291
§ 6. — *Kératose pilaire* 291
§ 7. — *Molluscum contagiosum* 291

§ 8. — Kéloïdes 291
§ 9. — Prurits 292
§ 10. — Urticaire 293
§ 11. — Lichens 293
§ 12. — Eczémas 294
§ 13. — Psoriasis 294
§ 14. — Impétigo 295
§ 15. — Acnés 295
§ 16. — Furoncles 296
§ 17. — Verrues planes juvéniles 297
§ 18. — Kystes sébacés 297
§ 19. — Engelures et brûlures 297
§ 20. — Echthyma 298
§ 21. — Lupus vulgaire 299
§ 22. — Lupus érythémateux 304
§ 23. — Cancroïdes 304
§ 24. — Sclérodermie 310
§ 25. — Pelade 310
§ 26. — Favus 311
§ 27. — Sycosis 311
§ 28. — Folliculites 312
§ 29. — Alopécie 312
§ 30. — Chancrelles 312

CHAPITRE XI. — **Maladies des organes des sens et de la voix.**

PREMIÈRE SECTION. — MALADIES DU NEZ 312

§ 1. — Polypes nasopharyngiens 312
§ 2. — Ozène 313
§ 3. — Déviations et éperons de la cloison du nez . . . 314
§ 4. — Anosmie 315

DEUXIÈME SECTION. — MALADIES DES OREILLES 315

§ 1. — Bourdonnements d'oreilles 315
§ 2. — Surdité 316

TROISIÈME SECTION. — MALADIES DU LARYNX 316

§ 1. — Paralysies du larynx 316

§ 2. — *Aphonie nerveuse* 317

§ 3. — *Fatigue de la voix* 317

QUATRIÈME SECTION. — MALADIES DES YEUX 317

§ 1. — *Trichiasis* 317

§ 2. — *Entropion.* 317

§ 3. — *Obstruction des conduits lacrymaux.* 318

§ 4. — *Flocons du corps vitré* 318

§ 5. — *Hémorragies du corps vitré* 319

§ 6. — *Corps étrangers du vitré* 319

§ 7. — *Atrophie de la papille.* 319

§ 8. — *Glaucomes chroniques.* 319

§ 9. — *Paralysies des muscles moteurs de l'œil.* 320

ÉVREUX, IMPRIMERIE DE CHARLES HÉRISSEY

Hygiène de l'alimentation dans l'état de santé et de maladie, par le Dr J. LAUMONIER, avec gravures. 2e édition........ **4 fr.**

L'alimentation des nouveau-nés, *Hygiène de l'allaitement artificiel,* par le Dr S. ICARD, avec 60 gravures (*Ouvrage couronné par l'Académie de médecine*)........ **4 fr.**

L'hygiène sexuelle et ses conséquences morales, par le Dr S. RIBBING, professeur à l'Université de Lund (Suède), 2e édition.... **4 fr.**

Hygiène de l'exercice chez les enfants et les jeunes gens, par le Dr F. LAGRANGE, lauréat de l'Institut, 7e édition........ **4 fr.**

De l'exercice chez les adultes, par *le même,* 4e édition........ **4 fr.**

Hygiène des gens nerveux, par le Dr LEVILLAIN, 4e édition.... **4 fr.**

L'idiotie. *Psychologie et éducation de l'idiot,* par le Dr J. VOISIN, médecin de la Salpêtrière, avec gravures........ **4 fr.**

La famille névropathique. *Hérédité, prédisposition morbide, dégénérescence,* par le D^r CH. FÉRÉ, médecin de Bicêtre, avec gravures, 2e édition........ **4 fr.**

L'éducation physique de la jeunesse, par A. Mosso, professeur à l'Université de Turin, préface de M. *le Commandant Legros*........ **4 fr.**

Manuel de percussion et d'auscultation, par le Dr P. SIMON, professeur à la Faculté de médecine de Nancy, avec gravures........ **4 fr.**

Éléments d'anatomie et de physiologie génitales et obstétricales, par le Dr A. POZZI, professeur à l'École de médecine de Reims, avec 219 gravures........ **4 fr.**

Le traitement des aliénés dans les familles, par le Dr FÉRÉ, 2e édition........ **3 fr.**

NOTICES SUR LES VOLUMES DE CETTE COLLECTION

La Famille névropathique

Théorie tératologique de l'hérédité et de la prédisposition morbides et de la dégénérescence

Par le D^r Ch. FÉRÉ, médecin de Bicêtre.

1 vol. in-12, 2e édit., avec 25 gravures dans le texte, cart. à l'angl. **4 fr.**

M. Féré montre que les exceptions connues sous le nom d'hérédité dissemblable et d'hérédité collatérale se retrouvent dans les familles tératologiques qui, souvent, sont aussi des familles pathologiques. Ce qui est héréditaire, ce sont des troubles de la nutrition de la période embryonnaire, entraînant des effets différents suivant l'époque à laquelle ils se produisent. Les troubles du développement commandent la prédisposition morbide, de nombreux faits le prouvent. Ces troubles héréditaires ou accidentels de l'évolution réalisent une destruction progressive des caractères de la race ; la dégénérescence, quelle que soit sa cause, peut être définie une dissolution de l'hérédité qui aboutit en fin de compte à la stérilité.

Envoi franco contre mandat-poste.

Le Traitement des Aliénés
dans les familles
Par *le même*.

1 vol. in-12, cartonné à l'anglaise. 2ᵉ édition...................... **3** fr.

L'Instinct sexuel, Évolution et dissolution
Par *le même*.

1 vol. in-12, cartonné à l'anglaise, 2ᵉ édition.................. **4** fr.

L'instinct sexuel n'est pas un instinct incoercible auquel tous seraient réduits à obéir, si anormale que soit la forme sous laquelle celui-ci se manifeste. L'auteur s'est proposé de mettre en lumière la nécessité du contrôle et de la responsabilité dans l'activité sexuelle, tant au point de vue de l'hygiène qu'au point de vue de la morale.

M. Féré prouve qu'il n'y a aucune raison pour que les actes sexuels échappent à la responsabilité, et les faits montrent qu'ils n'y échappent pas ; la nature et la société éliminent les pervertis et favorisent les sobres.

L'Hystérie et son traitement
Par le Dʳ Paul SOLLIER

Cartonné à l'anglaise....,.. **4** fr.

Cet ouvrage s'adresse tout spécialement aux praticiens, à qui, depuis quelques années, on semblait dénier la capacité de traiter l'hystérie qui rentrait de plus en plus dans le domaine des psychologues.

L'auteur a eu pour but précisément, en faisant d'abord l'examen critique des théories sur la nature de l'hystérie et le mécanisme de ses phénomènes, de montrer qu'ils sont d'ordre essentiellement physiologique, et que leur traitement est par conséquent du ressort des cliniciens. Établir la pathogénie générale des troubles hystériques et partir de là pour en déduire le traitement rationnel, telle est l'idée directrice de l'ouvrage.

Aussi l'auteur a-t-il cru devoir rentrer dans les plus minutieux détails sur la conduite à tenir vis-à-vis des malades et de leur famille, sur la mise en œuvre des procédés à employer contre les divers accidents, procédés anciens et empiriques mais reconnus excellents, ou procédés nouveaux. Pour les premiers, il montre comment la pathogénie préposée les explique et les justifie ; pour les seconds, il expose comment ils découlent de cette pathogénie.

La théorie et la pratique se trouvent donc toujours intimement liées ; l'auteur ne donne aucun conseil, aucune manœuvre, aucun procédé dont il n'explique le pourquoi en même temps que le comment de leur application.

Envoi franco contre mandat-poste.

Basé sur la longue expérience de l'auteur, cet ouvrage constitue pour les praticiens le guide le plus complet et le plus pratique du traitement de l'hystérie.

Hygiène des Gens nerveux

PRÉCÉDÉE DE NOTIONS ÉLÉMENTAIRES

Sur la Structure, les Fonctions et les Maladies du Système nerveux

Par le Dr F. LEVILLAIN

Ancien élève de la Salpêtrière,
lauréat de la Faculté de médecine de Paris.

1 vol. in-12, avec figures dans le texte, 4e édition, cartonné à l'anglaise.   **4 fr.**

L'auteur a fait un choix judicieux des préceptes d'hygiène générale spécialement applicables aux gens nerveux et se livre à une étude rapide des principaux procédés de traitement usités contre les maladies nerveuses (hydrothérapie, électrothérapie, traitement psychique, hypnotisme et suggestion, médicaments).

Morphinomanie et Morphinisme

Par le Dr Paul RODET

(Ouvrage couronné par l'Académie de médecine, Prix Falret.)

1 vol. in-12, cartonné à l'anglaise..   **4 fr.**

Cet ouvrage contient d'abord un historique complet du morphinisme, en faisant assister le lecteur aux différentes étapes que cette affection a traversées avant d'être reconnue comme une véritable entité. Après avoir étudié les mœurs des morphinomanes, la morphinomanie à deux, sa propagation rapide, M. Rodet aborde la symptomatologie et la théorie de l'abstinence qui constituent deux chapitres importants de son ouvrage. Puis il continue par l'examen des intoxications coexistant si communément avec la morphinomanie, en particulier de l'alcoolisme et de la cocaïnomanie, l'étude médico-légale du morphinisme, et donne, pour terminer, une large place au *traitement*, exposant les diverses méthodes employées et appréciant leur valeur thérapeutique.

L'Idiotie

Hérédité et dégénérescence mentales,
Psychologie et éducation mentale de l'idiot

Par le Dr Jules VOISIN, médecin de la Salpêtrière.

1 vol. in-12, avec 17 gravures dans le texte, cartonné à l'anglaise.   **4 fr.**

L'auteur, choisissant ses exemples parmi différents types d'idiots étudiés dans son service d'hôpital, examine leurs instincts, leurs sentiments, leurs

Envoi franco contre mandat-poste.

lueurs d'intelligence et de volonté, ainsi que leurs caractères physiques. De là, il passe à l'éducation et au traitement qui doivent être appliqués à ces déshérités, pour qu'ils cessent d'être à charge à tous, et qu'ils deviennent utiles à eux-mêmes et à la société.

Manuel de
Percussion et d'Auscultation

Par le Dr Paul SIMON
Professeur à la Faculté de médecine de Nancy.

1 vol. in-12, cartonné à l'anglaise, avec gravures.................... **4 fr.**

Le
Phtisique et son traitement hygiénique

SANATORIA — HOPITAUX SPÉCIAUX — CURES D'AIR

Par le Dr E.-P. LÉON-PETIT

Médecin de l'hôpital d'Ormesson, secrétaire général de l'Œuvre des Enfants tuberculeux.

Préface de M. le Dr HÉRARD, membre de l'Académie de médecine.
(Ouvrage couronné par l'Académie de médecine.)

1 vol. in-12, cart. à l'angl. avec 20 grav. dans le texte, 2e éd.. **4 fr.**

Hygiène de l'Alimentation
Dans l'état de santé et de maladie

Par le Dr LAUMONIER

1 vol. in-12, cartonné à l'anglaise, avec gravures dans le texte, 2e édit.. **4 fr.**

La Profession Médicale
Ses devoirs, ses droits

Par le Dr G. MORACHE

Professeur de médecine légale à la Faculté de médecine de l'Université de Bordeaux,
Membre associé de l'Académie de médecine.

1 vol. in-12, cartonné à l'anglaise.............................. **4 fr.**

M. Morache a cherché à envisager avec la plus entière indépendance les conditions de la profession médicale. Les futurs médecins, ceux qui

---

Envoi franco contre mandat-poste.

déjà, s'engagent sur le terrain si difficile de la pratique professionnelle, recueilleront dans cet ouvrage d'excellents principes qui pourront leur servir de guide, tout au moins les aider à fixer leurs légitimes hésitations. Cet ouvrage intéresse également le grand public qui, prenant part à la vie des médecins, est curieux de connaître leurs devoirs professionnels.

L'Alimentation des Nouveau-nés

Hygiène de l'allaitement artificiel

Par le Dʳ S. ICARD

(Ouvrage couronné par l'Académie de médecine et par la Société protectrice de l'enfance de Paris.)

1 vol. in-12, cartonné à l'anglaise, avec 60 gravures dans le texte... **4 fr.**

Quelles sont les lois de l'allaitement artificiel? Quel est le lait que nous devons choisir pour remplacer celui de la mère? Le lait est-il la seule nourriture qui convienne à l'enfant? Que penser des produits industriels, présentés comme succédanés du lait? Faut-il donner le lait pur ou coupé? Quelle doit être la ration quotidienne et quels sont les meilleurs procédés pour administrer le lait? Celui-ci doit-il être cru, bouilli ou stérilisé? La contamination est-elle possible par le lait cru? Quelles sont les différentes méthodes de stérilisation du lait? Quels sont les signes d'une bonne alimentation? A quel âge convient-il de donner à l'enfant une nourriture plus substantielle que le lait et quelle doit être cette nourriture?

Telles sont les questions que l'auteur traite dans ce livre, questions capitales et auxquelles doit pouvoir toujours répondre tout médecin qui assume la responsabilité de faire élever un enfant à l'allaitement artificiel.

De l'Exercice chez les Adultes

Par le Dʳ Fernand LAGRANGE

Lauréat de l'Institut.

1 vol. in-12, 4ᵉ édition, cartonné à l'anglaise........................ **4 fr.**

Les livres de M. Lagrange ont toujours beaucoup de succès auprès du grand public, à qui nous n'avons pas craint de recommander le présent volume d'une façon spéciale. Comme il n'est personne qui ne soit, sinon arthritique, ou goutteux, ou obèse, ou dyspeptique, ou diabétique, ou essoufflé, ou quelque peu névrosé, du moins candidat à quelqu'une de ces petites infirmités avec lesquelles il faut passer une partie de l'existence, chacun voudra savoir comment il devra se comporter pour rendre cette partie la plus supportable et la plus longue possible.

(Revue Scientifique.)

Envoi franco contre mandat-poste.

Hygiène de l'Exercice
Chez les Enfants et les Jeunes gens

Par *le même.*

1 vol. in-12, 7ᵉ édition, cartonné à l'anglaise...................... 4 fr.

Les jeunes gens doivent pratiquer des exercices physiques destinés à fortifier leur santé, des exercices hygiéniques et non pas athlétiques, M. le docteur Lagrange développe cette saine doctrine en un charmant petit volume que je viens de lire avec le plus grand plaisir, et je le recommande aux méditations de toutes les mères de famille et même des pères qui ont le temps de s'occuper de leurs enfants.

Avec quel bonheur j'ai vu M. Lagrange proscrire aux écoliers la gymnastique de chambre et de gymnase, et l'escrime dans une salle d'armes, où l'on respire la sueur et l'haleine empoisonnante de ses voisins ou de ceux qui vous ont précédé. M. Lagrange veut que les exercices physiques des enfants soient effectués en plein air; que leurs poumons se dilatent pour appel du bon air.... Ce sont les jeux qui sont les plus favorables au développement des enfants et des jeunes gens des deux sexes.

Dʳ G. DAREMBERG (*Les Débats*).

La Fatigue et l'Entraînement physique

Par le Dʳ Philippe TISSIÉ

Chargé de l'inspection des exercices physiques dans les lycées et collèges de l'Académie de Bordeaux,

Précédé d'une lettre-préface de M. le Professeur CH. BOUCHARD, de l'Institut.

1 vol. in-12, avec gravures dans le texte, cartonné à l'anglaise...... 4 fr.
(*Ouvrage couronné par l'Académie de médecine.*)

M. Tissié expose les recherches qu'il a faites et les observations qu'il a recueillies sur la psychodynamie de l'entraînement physique et sur les réactions mentales provoquées par l'entraînement intensif. Dans le cours de ces études, il a été conduit à trouver dans l'émission nerveuse profonde la principale cause pathologique de l'entraînement intensif chez les sujets sains et surtout chez les débiles nerveux, qu'il désigne sous le nom de *fatigués*, considérant la fatigue comme un phénomène neurique qui se manifeste par un abaissement plus ou moins rapide et intense du *potentiel* nerveux de chaque individu.

L'auteur traite successivement de l'entraînement physique, de l'entraînement intensif, de la fatigue chez les débiles nerveux (fatigue d'origine physique, fatigue d'origine psychique, hygiène du fatigué), des méthodes en gymnastique (méthode suédoise, méthode française, méthode psychodynamique qu'il a créée et qui repose sur les réactions nerveuses de chaque groupe d'individus), de l'entraînement physique à l'école, de l'hérédité.

Envoi franco contre mandat-poste.

L'Éducation physique de la Jeunesse

Par **A. MOSSO**, professeur à l'Université de Turin.

1 vol. in-12, cart à l'angl., précédé d'une préface du Commandant LEGROS: **4 fr.**

L'auteur aborde les problèmes scientifiques et sociaux les plus variés, sans en excepter les problèmes physiologiques pour lesquels sa compétence est universellement reconnue et appréciée. La préface du commandant Legros, montrant l'importance de ces questions au point de vue militaire, complète utilement les chapitres consacrés par l'auteur à l'éducation et au développement des forces physiques du soldat.

L'Hygiène sexuelle

et ses conséquences morales

Par le **D' SEVED RIBBING**, Professeur à l'Université de Lund (Suède).

1 vol. in-12, cartonné à l'anglaise, 2ᵉ édition..................... **4 fr.**

Le livre du Dʳ Ribbing, qui effleure tous les sujets, qui prend et étudie l'homme et la femme depuis leur naissance à la vie sexuelle jusqu'au déclin de leur virilité et de leurs facultés, sera lu avec un vif intérêt aussi bien par les médecins que par les personnes qu'intéressent les problèmes sociaux.

Ce petit ouvrage contient des documents statistiques et littéraires très bien dressés, et possède une allure que la nationalité de son auteur rend particulièrement piquante.

(Le Scalpel.)

La Mort réelle et la Mort apparente

Nouveaux procédés de diagnostic et traitement de la mort apparente

Par le **Dʳ S. ICARD**

1 vol. in-12, avec gravures, cartonné à l'anglaise................. **4 fr.**

(Ouvrage récompensé par l'Institut.)

M. Icard passe d'abord en revue tous les signes de la mort connus jusqu'ici; il en discute la valeur et l'importance. Puis il expose ses recherches personnelles et décrit une nouvelle méthode dont il est l'auteur; il en démontre la certitude par des preuves expérimentales et cliniques et en fait l'application au diagnostic des principaux états de mort apparente.

Envoi franco contre mandat-poste.

L'ouvrage se termine par l'étude de la mort apparente et par l'exposé des lois et des mesures administratives qui, chez les différents peuples et plus spécialement en France, président aux inhumations.

L'Éducation rationnelle de la Volonté

Son Emploi thérapeutique

Par le Dr Paul-Émile LÉVY, ancien interne des hôpitaux.

Préface de M. le Professeur BERNHEIM, de Nancy.

1 vol. in-12, cartonné à l'anglaise, 3e édition..................... 4 fr.

L'auteur s'est proposé de montrer qu'il nous est possible de préserver de bien des atteintes notre être moral et physique et, s'il arrive quelque mal à l'un ou à l'autre, de tirer de notre propre fonds soulagement ou guérison.

Il s'agit en somme d'une éducation de la volonté, mais en spécifiant que celle-ci doit et peut agir sur les maux de notre corps comme sur ceux de notre esprit; la thérapeutique du corps par l'esprit ou thérapeutique psychique, appuyée sur l'auto-suggestion, peut rendre les plus grands services.

Les applications pratiques de ces procédés sont nombreuses, et M. P.-E. Lévy présente d'intéressantes observations de guérison, par cette méthode, de l'habitude de fumer, de l'insomnie, de troubles divers (par exemple somnolence, défaillances), de douleurs, de troubles oculaires, circulatoires, respiratoires, digestifs, sexuels, etc.

Éléments d'Anatomie

et de Physiologie génitales et obstétricales

PRÉCÉDÉS DE LA *Description sommaire du corps humain*

Par le Dr A. POZZI

Professeur à l'École de médecine de Reims, ancien interne des hôpitaux de Paris.

1 vol. in-12, avec 219 gravures dans le texte, cartonné à l'anglaise.. 4 fr.

M. Adrien Pozzi a condensé dans ce volume les matières de l'examen qui doit être subi à la fin de la première année d'études des sages-femmes. Il donne d'abord la description sommaire du corps humain, en dehors des

Envoi franco contre mandat-poste.

organes génitaux de la femme, puis l'anatomie génitale de la femme et en particulier les recherches de Farabeuf, Pinard et Varnier sur le bassin obstétrical. Enfin, il présente l'histoire du produit de la conception jusqu'au moment où, se libérant des attaches maternelles, celui-ci va vivre d'une existence indépendante.

Manuel théorique et pratique
d'Accouchements

Par *le même*.

1 vol. in-12, avec 138 grav. dans le texte, cart. à l'anglaise, 3ᵉ édit.... **4 fr.**

Ce livre s'adresse aux praticiens, aux étudiants en médecine et aux sages-femmes. Ses principales divisions comprennent : *la symptomatologie et la physiologie générale de l'accouchement, l'étude clinique et pratique de la grossesse et de l'accouchement, une étude clinique des différentes présentations, en particulier la pathologie de la grossesse, la dystocie, les complications de l'accouchement et de la délivrance, la grossesse extra-utérine, les interventions obstétricales, la pathologie des suites de couches, les soins à donner à l'enfant, la pathologie du nouveau-né.*

Il répond, en outre, aux programmes des examens des sages-femmes et, avec *l'anatomie et la physiologie génitales et obstétricales,* du même auteur, correspond à l'enseignement complet des Maternités.

Les Maladies de l'urèthre et de la vessie
chez la Femme

Par le Dʳ KOLISCHER

Traduit de l'allemand

Par le Dʳ BEUTTNER, privat-docent à l'Université de Genève.

1 vol. in-12, avec gravures, cartonné à l'anglaise............... **4 fr.**

Ce petit volume est la mise en lumière des théories de Schauta, qui voua dans sa clinique de Vienne une attention particulière aux maladies des organes urinaires de la femme. L'auteur débute par les règles générales de l'examen de l'urèthre et de la vessie, puis il étudie les diverses maladies de ces régions. Incontinence, énurésis, uréthrite, rétrécissement, calculs uréthraux, — catarrhe, œdème, inflammation, cystites gonorrhéique et tuberculeuse, calculs vésicaux, hémorroïdes, hernies, pneumaturies, ruptures, sont successivement examinées par le Docteur Kolischer, qui expose des procédés de traitement encore peu connus.

Envoi franco contre mandat-poste.

Cours de Médecine opératoire
de la Faculté de Médecine de Paris
Par M. le professeur **Félix TERRIER**
Membre de l'Académie de médecine, Chirurgien de la Pitié.

Petit Manuel
d'Antisepsie et d'Asepsie chirurgicales

En collaboration avec **M. PÉRAIRE**, ancien interne des hôpitaux de Paris.

1 vol. in-12, cartonné à l'anglaise, avec gravures.................... **3 fr.**

L'ouvrage est divisé en quatre parties : I. Méthode antiseptique telle que l'a formulée Lister, et modifications apportées à cette méthode. — II. Asepsie. — III. Méthode mixte. — IV. Application des principes antiseptiques et aseptiques à chaque région en particulier.

Petit Manuel d'Anesthésie chirurgicale
Par *les mêmes.*

1 vol. in-12, avec 37 gravures dans le texte, cartonné à l'anglaise... **3 fr.**

L'Opération du Trépan
Par *les mêmes.*

1 vol. in-12, cartonné à l'anglaise, avec 222 gravures.............. **4 fr.**

TABLE DES MATIÈRES : I. Histoire de la trépanation depuis les temps préhistoriques. — II. Description des circonvolutions et des localisations cérébrales et étude de la topographie cranio-cérébrale. — III. Manuel opératoire et description des instruments actuellement employés; opérations nouvelles destinées à remplacer, jusqu'à un certain point, l'opération du trépan, ou à la compléter. — IV. Indications et contre-indications de l'opération du trépan.

Chirurgie de la face

En collaboration avec MM. **GUILLEMAIN**, chirurgien des hôpitaux, et **MALHERBE**, ancien interne des hôpitaux de Paris.

1 vol. in-12, avec 214 gravures dans le texte, cartonné à l'anglaise... **4 fr.**

Les différents chapitres traitent successivement de la chirurgie des maxillaires, des lèvres, des joues, de la bouche et du pharynx, du nez, des fosses nasales et de leurs annexes les sinus de la face.

Envoi franco contre mandat-poste.

Chirurgie du cou

Par *les mêmes.*

1 vol. in-12, avec 101 gravures dans le texte, cartonné à l'anglaise... **4 fr.**

TABLE DES MATIÈRES : I. *Chirurgie des voies aériennes* : laryngoscopie, cathétérisme et dilatation des voies aériennes, traitement endo-laryngé et extra-laryngé des polypes et tumeurs du larynx, laryngotomies, laryngectomies, trachéotomie. — II. *Chirurgie du corps thyroïde* : thyroïdectomie, exothyropexie, indications thérapeutiques du goitre. — III. *Chirurgie de l'œsophage.* — IV. *Chirurgie des vaisseaux, des ganglions lymphatiques des muscles et nerfs du cou* : ligature des artères, anévrismes, torticolis, etc.

Chirurgie de la plèvre et du poumon

En collaboration avec M. E. REYMOND, ancien interne des hôpitaux de Paris.

1 vol. in-12, avec 67 gravures dans le texte, cartonné à l'anglaise... **4 fr.**

Les auteurs ont reproduit les leçons professées par M. Terrier à la Faculté de médecine de Paris. Ces leçons intéressent à la fois les médecins et les chirurgiens, certaines opérations sur la plèvre étant restées dans le domaine de la médecine.

Les différents chapitres sont consacrés à *la thoracocentèse*, à *la pleurésie purulente* et à *la pleurotomie*, à *la thoracoplastie*, à *la chirurgie de la plèvre pulmonaire*, aux *interventions pour les plaies du poumon*, à *la pneumotomie*, à *la pneumectomie*.

Chirurgie du cœur et du péricarde

Par *les mêmes.*

1 vol. in-12, cartonné à l'anglaise, avec 79 gravures dans le texte... **3 fr.**

Les auteurs débutent par les généralités relatives à la *chirurgie du péricarde* ; puis ils donnent le manuel opératoire de la chirurgie du péricarde, les indications et les complications de la thoracocentèse ; ils traitent ensuite de la péricardotomie avec ou sans résection des cartilages costaux, du manuel opératoire, des soins consécutifs et des indications.

Pour la *chirurgie du cœur*, ils étudient successivement le traitement des plaies, les plaies abandonnées à elles-mêmes, leur traitement sans opérations, les sutures du cœur, les interventions sur le cœur en dehors des plaies, etc.

Envoi franco contre mandat-poste.

Coulommiers. — Imprimerie PAUL BRODARD. — 722-1901.

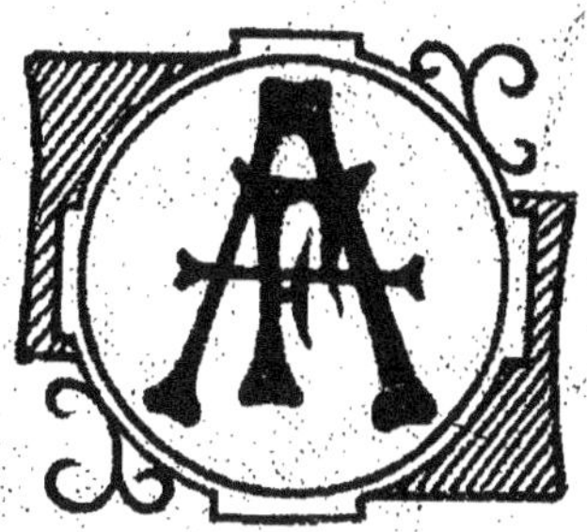